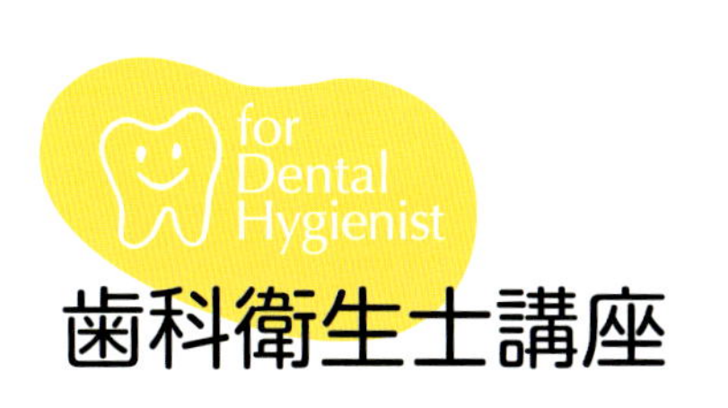

小児歯科学

編集主幹

新谷誠康

編集委員

安部晴美

飯沼光生

木本茂成

島村和宏

清水武彦

関本恒夫

永井由美子

永末書店

著者一覧

浅里　仁　神奈川歯科大学大学院歯学研究科口腔統合医療学講座小児歯科学分野 講師
阿部智子　神奈川歯科大学短期大学部歯科衛生学科 助教
安部晴美　東京歯科大学千葉歯科医療センター歯科衛生士部 副歯科衛生士長
飯沼光生　朝日大学歯学部口腔構造機能発育学講座小児歯科学分野 教授
石川隆義　大垣女子短期大学歯科衛生学科 学科長・教授
石﨑晶子　昭和大学歯学部スペシャルニーズ口腔医学講座口腔衛生学部門 講師
伊藤龍朗　日本大学松戸歯学部小児歯科学講座 専任講師
内海明美　昭和大学歯学部スペシャルニーズ口腔医学講座口腔衛生学部門 講師
神庭優衣　奥羽大学歯学部附属病院小児歯科 助教
木本茂成　神奈川歯科大学大学院歯学研究科口腔統合医療学講座小児歯科学分野 教授
近藤亜子　朝日大学歯学部口腔構造機能発育学講座小児歯科学分野 講師
櫻井敦朗　東京歯科大学小児歯科学講座 講師
佐藤治美　日本歯科大学新潟短期大学歯科衛生学科 准教授
三瓶伸也　日本歯科大学新潟病院小児歯科 准教授
島村和宏　奥羽大学歯学部成長発育歯学講座小児歯科学分野 教授
清水邦彦　日本大学松戸歯学部小児歯科学講座 診療教授
清水武彦　日本大学松戸歯学部小児歯科学講座 教授
新谷誠康　東京歯科大学小児歯科学講座 教授
関本恒夫　日本歯科大学 名誉教授
辻野啓一郎　東京歯科大学小児歯科学講座 講師
永井由美子　東京歯科大学短期大学 講師
野本たかと　日本大学松戸歯学部障害者歯科学講座 教授
弘中祥司　昭和大学歯学部スペシャルニーズ口腔医学講座口腔衛生学部門 教授
宮﨑晶子　日本歯科大学新潟短期大学歯科衛生学科 教授
保田将史　神奈川歯科大学 非常勤講師
山本裕子　神奈川歯科大学短期大学部歯科衛生学科 講師
横山三菜　神奈川歯科大学附属横浜クリニック高度先進口腔医学講座小児歯科 講師
若松紀子　朝日大学歯学部口腔構造機能発育学講座小児歯科学分野 講師

（五十音順）

序文

歯科衛生士の教育課程が３年となってから早くも８年が経過した。この変更は教育内容を充実し、豊富な知識と手技を備えた歯科衛生士を育成するためのものである。昨今は安全な歯科医療を提供することは当たり前のこととされ、歯科医療従事者には卓越した知識と技術に基づいた質の高い医療が期待されている。しかるに、教育期間が延長されただけで、その教育内容が旧態依然のものであっては質の高い歯科衛生士の育成は望むべくもない。単に知識を詰め込むだけではなく、正しいものの考え方や根拠を正確に理解できる教育が重要である。

本書は視覚からのより深い理解を促すため、多数の写真と図を掲載している。また、最も標準的な考え方や治療法を併せて理解できる内容とし、理解のための補助的な解説やアドバンスな知識に関してはコラムやメモを設けて解説がなされている。本書を使用する人たちが小児歯科を字面で覚えるのではなく、イメージで捉え理解できるような内容とするためである。また、小児歯科に特徴的な処置法の解説では、処置開始から終了までの写真を時系列で掲載し、診療手順、歯科医師の手順、補助者の手順を同時並行で解説して実際の手技を視覚的に理解できるように構成されている。まさに実践的な教本である。

小児歯科は臨床の対象が小児であることのみを基盤としており、一口腔一単位で診療を総合的に行う総合歯科であると同時に、疾患への対応だけでなく、保健学をもとに指導を通じて心身の健全な育成を図る育成医療でもある。小児歯科が歯科のなかで認知されるようになってから50年以上になり、現在ではずいぶん理解されるようになったが、う蝕を生活習慣に大きく影響される感染症ととらえ、「生活習慣指導（母親教室）」→「処置」→「定期健診と指導」という治療の流れを最初に取り入れたのは発足まもない小児歯科であった。このように、小児の正しい発育を守るために保健学に基づいて指導を中心とした診療を進める小児歯科においては、歯科衛生士の果たす役割はきわめて重要である。歯科衛生士を志された学生の皆さんには、本書を通じて小児歯科を十分に理解していただき、臨床現場に立たれる際のバックボーンを築いていただけると確信している。

小児期は社会的、文化的な成長を遂げる時期であるものの、心身ともに未熟であるため外的な要因に影響されやすく、取り巻く家庭環境や社会文化的環境が心身の発育や健康に大きな影響を及ぼす時期でもある。本書で学ばれた学生の皆さんが未来をつくる子どもの小児歯科医療に携わり、その養育に関与していくことに大きな喜びと自信をもって邁進されんことを願ってやまない。

平成30年3月

編集主幹　新谷誠康

目次

第 1 章
小児歯科学とは

1

おぼえよう

①小児とは心身の成長発達期にあるものをいう。
②小児歯科の目的は、健全な永久歯列咬合と顎口腔系器官を完成させることである。
③小児歯科学は、育成医療を行う小児保健学の一種である。
④小児の歯科診療では成長発達を十分に考慮し、治療計画を立案する。
⑤小児歯科は、歯科衛生士が最も活躍できる臨床現場である。

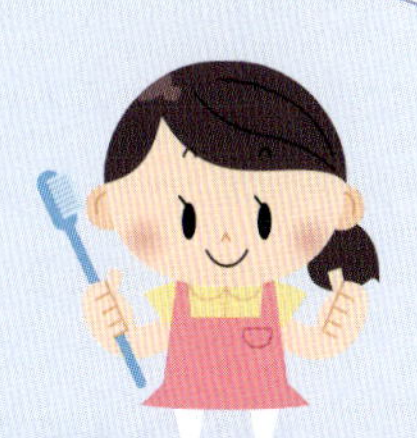

1　小児歯科学の意義と目的

1 小児とは

小児とは0歳から18～20歳未満の者を表す。つまり、心身の成長発達期にあって、成人への発育途中にある者の総称として用いられている。具体的には新生児、乳児、幼児、学童、思春期、青年期が含まれる。

2 小児歯科学の意義と目的

小児期に疾病や創傷によって正常な発育を妨げられると、永続的な欠陥や機能障害が起こるだけでなく、後の成長発達過程にも影響を及ぼすことになる。小児歯科学の目的は、発育途上にある顎口腔系器官の正常な発育を見守り、これを障害する口腔疾患や異常の早期発見に努め、その治療と予防を行うことである。これによって、健全な形態と機能を有する永久歯列および顎口腔系器官を完成させ、小児の健康に寄与する。

2 小児歯科の特徴

1 保健学としての小児歯科学

小児の医療は疾患や異常への対応だけでなく、保健学をもとに心身の健全な育成を図る「育成医療」である。小児の歯科疾患は、成育環境が発症状況に大きく影響しているものが多い。小児の健全な顎口腔系器官を育成するためには、予防や治療といった直接的な対応のみならず、小児の発育と育成環境を研究する小児保健学の概念に立脚した対応を行わなければならない。

育成医療

小児保健学

2 総合歯科としての小児歯科

小児歯科は臨床の対象が小児であることのみを基盤としており、一口腔一単位で診療を総合的に行う総合歯科である。子どもを対象に、成人では細分化されている治療（歯科保存学、歯科補綴学、口腔外科学など）を、すべて行うのが小児歯科なのである。

総合歯科

3 小児歯科と成人歯科（歯科としての特徴）

成長発達過程にある小児は、身体的、精神的、社会的に成人とは違った特徴を有し、それが小児の特殊性につながっている。これらの特徴は発育段階によって異なる。身体的な観点からは、小児の歯科治療は咀嚼器官の形態や機能を回復するだけでなく、正しい成長発達を保ち、促すものでなければならない。たとえ形態が回復し、機能が保てても、成長発達を阻害する治療をしてはならないのである。小児と成人の歯科治療は、治療術式、使用薬剤、修復物、装置に至るまで異なるものが多い。

また、精神的、社会的観点からは、治療を円滑に進めるために小児への歯科的対応が非常に重要である。そのためには、小児の発達心理学的、行動科学的な知識も必要であり、行動変容のためのテクニックも身につける必要がある。小児の歯科診療では、診断・処置に際し、身体的、精神的、社会的な成長発達を十分に考慮し、治療計画を立案するのである。

歯科的対応

4 小児歯科は歯科衛生士が最も活躍できる臨床現場

小児歯科における歯科衛生士の役割は、患児や養育者に対する保健指導、予防処置および診療補助である。小児の歯科疾患の多くを占める疾患はう蝕と歯肉炎である。保健指導には、生活習慣指導（食事指導を含む）と歯口清掃指導（プラークコントロール指導）があり、どちらもこれらの疾患に対する治療の根幹を成している。保健指導を行う歯科衛生士は小児歯科において、このようにきわめて重要な役割を担っている。また、フッ化物塗布や予防塡塞（シーラント）といったう蝕予防処置は歯科衛生士が行う処置である。さらに、診療補助においても小児歯科の歯科衛生士は重要な位置を占めている。小児の診療を行うためには、患者および養育者と歯科医師との信頼関係が構築されることが重要であるが、歯科衛生士は歯科医師が築く信頼関係を補助できるように、患者および養育者と信頼関係を構築する必要がある。

保健指導
予防処置

また、小児患者は精神も発育途上にあるため、成人とは異なった歯科治療時の対応を行う必要がある。低年齢になればなるほど、患児は歯科医院へ来院した目的を理解しておらず、初めて見る環境に不安を覚え、緊張している可能性が高い。歯科衛生士は、入室時や診療中に声がけを通じて心理的アプローチを行い、患児の不安を軽減させるように取りはからって、効率的な診療補助で診療時間の短縮を図る役割を担う。これは歯科衛生士と患児や養育者との信頼関係につながり、歯科医師と患児や養育者との信頼関係構築を後押しする。このように、小児歯科は歯科衛生士が最も活躍できる臨床現場であるといえる。

信頼関係

（新谷誠康）

第1章 やってみよう

以下の問いに○×で答えてみよう（解答は巻末）

1．小児歯科学の目的は、健全な乳歯列を完成させることである。
2．小児歯科医療は、保健学をもとに心身の健全な育成を図る育成医療である。
3．小児歯科は、対象が小児である総合歯科である。
4．小児歯科診療では、成長発達を十分に考慮して治療計画を立案する。
5．小児歯科における歯科衛生士の役割は、ほとんどが診療補助である。

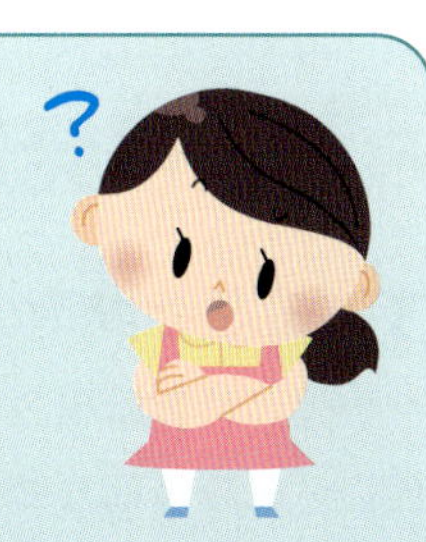

第2章 心身の発育

2

おぼえよう

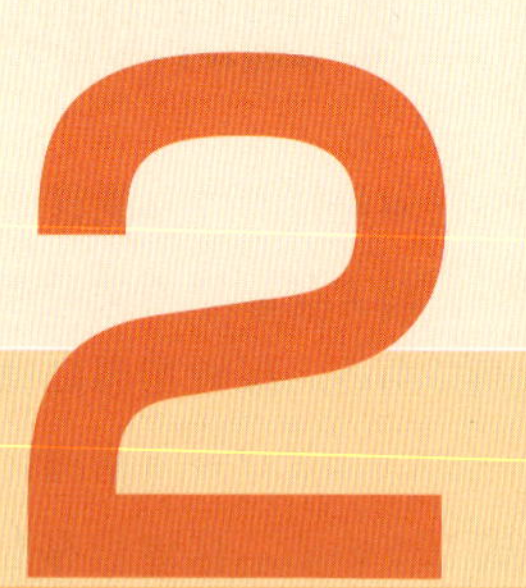
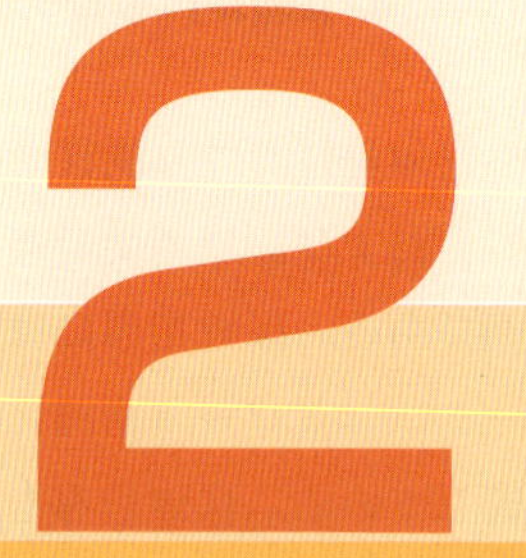

①成長は身長・体重の増加で示され、発達は精神や運動機能の進展を意味する。この成長と発達を総合的にとらえて発育という。

②身体や精神の発育とともに、小児の運動機能、感覚機能、音声言語機能、摂食嚥下機能等が互いに刺激し合い関連しながら発達していく。

③情動は年齢とともに分化し、５歳でほぼ成人と同程度になる。また、社会性は環境要因に影響され、次第に基本的な生活習慣や対人関係を獲得していく。

④小児のバイタルサイン（体温・呼吸・心拍・血圧等）は成長によって変化し、その測定・評価は全身状態の変化や異常の早期発見に重要である。

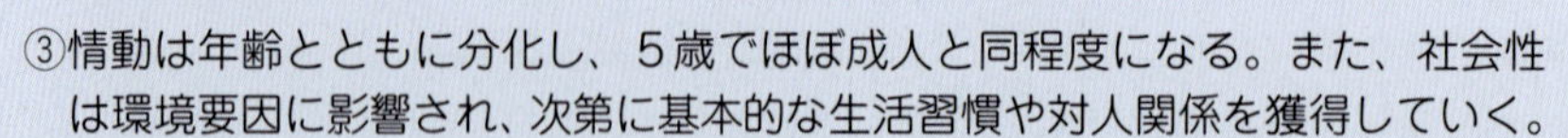
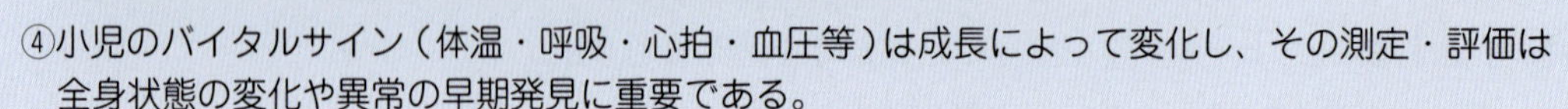

1　小児の成長発達

1 成長発達の特徴

1）成長と発達の定義

成長
発達
発育

小児の特徴は成長と発達することである。成長とは身長、体重の増大などに代表される量的な変化である。一方、発達とは精神、運動機能などに関する質的な変化を意味する。そして、成長と発達をまとめてとらえたものを発育という。

2）発育の原則

(1）順序性

発育はほぼ一定の順序で進み、例えば「首がすわる」「お座り」「はいはい」「一人立ち」の運動発達の順序で進む。

(2）連続性

発育は連続的に進むが、一定の速度で進行するものではなく臓器や年齢により異なる（「本章 1-⑤器官の発育形式」p.7 参照）。

(3）臨界期

発育を決定する重要な時期（臨界期）があり、その時期に正常な成長・発達が妨げられると、永続的な欠陥や機能障害を残すことがある。

(4）方向性

頭部に近い部分が身体下部より先に発育し、身体の中心部が末梢部より先に発育するという方向性がある。また、粗大運動から微細運動へと発達する。

(5）個体差

発育が進行するほど環境の影響を受け、個体の特性や個人差が顕著になる。

2 小児期の分類

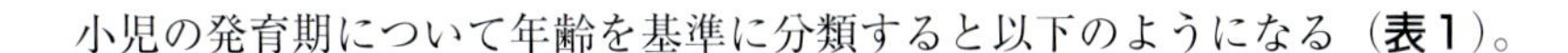

小児の発育期について年齢を基準に分類すると以下のようになる（**表 1**）。

表 1　小児期の分類

時期	年齢	特徴
胎生期	0（受精）～ 280 日（出生）	受精卵期（0～2週）、胎芽期（2～9週）、胎児期（9～40 週）の 3 期に分けられる。
新生児期	出生後 4 週間	生理的体重減少、新生児黄疸、原始反射など特異的な生理的特徴をもつ。
乳児期	満 1 歳まで	体重・身長の著しい増加、反射の消失と随意運動や感覚機能の発達の時期。
幼児期	1～6 歳	運動機能の発達に伴い、心理・社会・言語的に大きく発達していく時期。
学童期	6～12 歳	運動機能や精神機能の発達が著しく、社会性がさらに広がっていく時期。
思春期	男子（12～15 歳） 女子（10～13 歳）	身長の発育急進がみられ、男女差がはっきりしてきて第二次性徴が発現する。
青年期	思春期～24 歳	身体的成長の完了と性機能の成熟の時期であり、自我同一性が確立される。

3 身体の発育と評価

発育状態の評価には、身長と体重を用いて小児の体格や栄養状態を評価する方法として、発育指数（カウプ指数、ローレル指数）がある。

カウプ指数

ローレル指数

1）カウプ指数

6 歳未満の乳幼児の体格の評価に用いられる指数であり、以下の計算式で求められる。

カウプ指数＝［体重（g）／身長 $(cm)^2$］× 10

22 以上：肥りすぎ
19 以上～ 22 未満：優良
15 以上～ 19 未満：正常
13 以上～ 15 未満：やせ
10 以上～ 13 未満：栄養失調
10 未満：消耗症　　と判定する。

2）ローレル指数

6 歳以上の学童の体格の評価に用いられる指数であり、以下の計算式で求められる。

ローレル指数＝［体重（g）/ 身長（cm）^{3}］× 10^4
160 以上：肥りすぎ
145 以上～ 160 未満：肥っている
115 以上～ 145 未満：正常
100 以上～ 115 未満：やせ
100 未満：やせすぎ　　と判定する。

4 生理的年齢

発育には個人差があり、生物学的な成熟度の年齢的な差異が明らかな器官の成熟度を用いて、その発育の段階を年齢単位で表わしたものを生理的年齢という。骨年齢や歯齢（歯牙年齢）が一般的に用いられ、他に精神年齢、第二次性

生理的年齢

骨年齢
歯齢（歯牙年齢）

精神年齢
精神的な年齢の尺度によって知能水準を測定する方法で、知能年齢ともいう。

第二次性徴年齢
思春期の第二次性徴（外性器、乳房、恥毛、腋毛、変声等）の発現の度合いを利用した生理的年齢評価である。

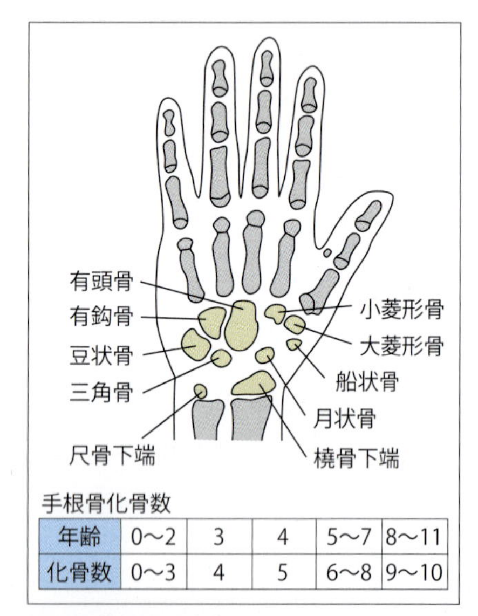

年齢	0～2	3	4	5～7	8～11
化骨数	0～3	4	5	6～8	9～10

図1　骨年齢（手根骨）
（髙木裕三ほか編：小児歯科学，第4版，医歯薬出版，東京，2011，19．より引用改変）

表2　ヘルマンの歯齢（咬合発育段階）

歯齢		定義	歯列の状態
Ⅰ	A	乳歯未萌出期	無歯期
	C	乳歯咬合完成前期	乳歯萌出期
Ⅱ	A	乳歯咬合完成期	乳歯列期
	C	第一大臼歯および前歯萌出開始期	混合歯列期
Ⅲ	A	第一大臼歯萌出完了、前歯萌出中または完了期	
	B	側方歯群交換期	
	C	第二大臼歯萌出開始期	永久歯列期
Ⅳ	A	第二大臼歯萌出完了期	
	C	第三大臼歯萌出開始期	
Ⅴ	A	第三大臼歯萌出完了期	

A:attained（完了）、B:between（途中）、C:commenced（開始）
（Hellman, M：Nutrition, glowth and dentition, Dental Cosmos, 65：1329-1344, 1928. より引用改変）

徴年齢、形態年齢などがある。

1）骨年齢

全身の骨成長と相関のある手根骨の化骨数（成人では 10 個）をエックス線写真により評価する（**図１**）[3]。

2）歯齢（歯牙年齢）

（1）ヘルマン（Hellman）の歯齢

歯の萌出を指標とした評価法であり、歯の萌出状態を段階的に分類したヘルマンの歯齢（咬合発育段階）がある（**表２**）[4]。

（2）石灰化年齢

歯の歯冠や歯根の形成状態を指標にした評価法で、一般にはパノラマエックス線写真を撮り、永久歯の歯齢を計測するものでノラ（Nolla）の方法[5] などがある。

5　器官の発育形式

個体の組織・器官は直線的に成人量に向かって増大するのではなく、組織や器官によって発育パターンは異なる。スキャモン（Scammon）の臓器別発育曲線では組織・器官別の発育を 4 つの型に分類し、20 歳時の発育を 100 とし、各年齢の値を 100 分比で示す（**図２**）[6]。

一般型は身長や体重に代表され、筋肉、骨格、呼吸器、消化器、心臓などの発育パターンを示す。緩やかな S 字状の発育曲線を描くことから、シグモイド曲線と呼ばれる。神経型は脳、脊髄、視覚器、頭蓋の発育パターンを示すもので、乳幼児期に急激に増大し 6 歳時には成人の約 80 ～ 90％に達する。特に、頭蓋底はこのパターンの発育をし、顔面頭蓋の上顎骨の一部もこの影響を受ける。リンパ型はリンパ組織、胸腺、内分泌系などの発育パターンを示し、12 歳前後で成人の約 2 倍になりその後縮小していく。生殖器型は精巣、卵巣、子宮、前立腺などの発育パターンで、思春期に急激な発育を開始する。

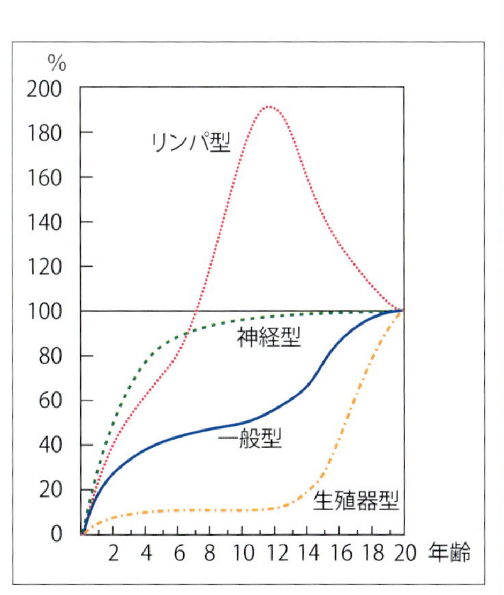

図２　スキャモンの臓器別発育曲線
（Scammon RE : The measurement of man, Edited by Harris JA, University of Minnesota Press, Minneapolis, 1930. より引用改変）

形態年齢
各年齢における身長、体重、頭囲、胸囲などの計測値の標準値と比較して発育年齢を推定する。

手根骨の化骨数
暦年齢に 1 を加えた数にほぼ等しい。

ヘルマン（Hellman）の歯齢

石灰化年齢

スキャモンの臓器別発育曲線

一般型

神経型

リンパ型

生殖器型

2 小児の機能の発達

1 運動機能

新生児期にみられる原始反射（モロー反射、把握反射、バビンスキー反射など）は乳児期から幼児期初期に消失し、反射に基づく運動から随意的（意識的）な運動へと移行していく。座る･歩く･走るなどの身体全体や体幹、四肢といった大きなものを動かす粗大運動から、手や指の細かい協調運動のような微細運動へと発達していく（**表3**）[7]。

表3　運動機能の発達

粗大運動		微細運動	
首が座る	3～4か月	物をつかむ	3か月
お座り	6～7か月	目で見て手を出してつかむ	6か月
はいはい	8～9か月	指先でつかむ	9か月
ひとり立ち	12か月	スプーンを使いコップで飲む	1歳6か月
ひとり歩き	15か月	はしを使う・ボタンをはめる	3～4歳
走る	2歳	折り紙・ひも結び	5～6歳
片足立ち	3歳		
スキップ	5～6歳		

（松井恭平ほか編：最新歯科衛生士教本 小児歯科，医歯薬出版，東京，2017，12．より引用改変）

原始反射
健康な新生児にみられる無条件反射で、大脳皮質の発育によって次第に消失する。

モロー反射
強い光や音に対して、両腕両足を伸ばして広げる。

把握反射
見えていなくても手にものを触れさせると、無意識に握ろうとする。

バビンスキー反射
足の裏を柔らかいものでくすぐると、足の指を扇のように広げる。

粗大運動

微細運動

2 感覚機能

視覚、聴覚、味覚、嗅覚、皮膚感覚、触覚について以下の発達がみられる[8]。

1）視覚の発達

新生児は生後間もなくより光、顔などを凝視または追視する。月齢が進むにつれて視覚の正確さが増し、生後6か月に成人と同程度の明瞭さで物が見えるようになる。

2）聴覚の発達

正常乳児は1～2か月で、声掛けに対し運動の静止もしくは号泣の中断をする。3か月頃には話しかけに喃語で応える。生後6か月頃より人の声と他の音の区別がつき、その後養育者の声が区別できるようになる。

喃語
乳児期のまだ言語とはいえない意味のない音声で、言語習得の最初期における発声のこと。

3）味覚の発達

新生児はすでに味覚があり、乳汁などの甘味の物は好んでよく吸うが、苦味、塩味、酸味などの味に対しては、顔をしかめて吐き出す。離乳期以降にさまざまな食物を食べることによって味覚の感受性は徐々に高まる。

4）嗅覚の発達

出生した新生児を母親の胸の上に置くと、新生児は母親の乳房をめざして吸い始める。これは母親の乳房が発する臭いをガイドとして哺乳行動が開始されると考えられている。刺激臭に対しては顔を背ける反応がみられる。

5）皮膚感覚と触覚の発達

新生児は口唇、舌、手掌、足底などの触覚はとても敏感で、原始反射の発現につながる部位で、生後３～５か月ごろに徐々に弱まってくる。温度感覚は新生児期にすでにみられ、次第に敏感になる。痛覚に対する新生児の反応では、生後数日間は敏感ではないが、その後急速に発達し、乳児の痛み刺激に対する反応の速さは成人とほぼ同じになる。

3　音声言語機能

言語発達は脳の発達と密接に関わるだけでなく、周囲の環境からの刺激による学習や運動、情動、社会性の発達などと関連し発達していく。

1）準備期

産声に始まり、新生児期はおなかが減ると泣く。３か月頃から意味をもたない音声（喃語）を発するようになる。10か月頃から大人の声をまねるようになり、名前を呼ぶと反応する。

2）第１期

１歳頃になると片言を話し始め、１歳半頃までに意味のある簡単な単語（パパ、ママなど）を言う。

3）第２期

１歳半を過ぎると語彙数が増えてきて、名詞のほかに形容詞、動詞もあらわれ２語文もでてくる。

4）第３期

２～２歳半頃になると、動詞の時称（過去・現在・未来）を使い分けるようになり、疑問文や感嘆語も使うようになる。

5）第4期

2歳半以降は主文と従属文がでてきて、文章として表現できるようになる。3～4歳の間は最も語彙数が増加し、長い文章も話すようになり会話も成立する。5歳頃には発音も正確になってくる。

4 摂食嚥下機能

ヒトは吸啜期から離乳期（咀嚼への移行期）を経て本格的な咀嚼運動へと推移していくが、十分で適切な吸啜期間や適切な離乳期を経ないと咀嚼機能の獲得も困難になり、本格的な咀嚼への移行も遅れると考えられる。そのため、出生から幼児期までの期間は、咀嚼機能を獲得する臨界期と称される重要な時期である[9]。

1）吸啜、哺乳

吸啜運動

吸啜運動とは、乳汁を口の吸引により栄養摂取する哺乳類特有の摂食行動をいう。ヒトでは母乳あるいは人工乳を口で吸引する運動をいう。吸啜運動は原始反射と呼ばれる不随意運動であり、生後3か月～6か月頃までに消失する。

吸啜に関わる原始反射には以下のようなものがある。

口唇探索反射

（1）口唇探索反射

口の周囲に乳首などが触れると、顔をその方向に向ける。

口唇反射（捕捉反射）

（2）口唇反射（捕捉反射）

口唇に乳首などが触れると、上下口唇を前方に突き出し乳首をくわえようとする。

吸啜反射

（3）吸啜反射

乳首などが口に入ると口唇や舌で乳首を捕え、リズミカルな吸啜を開始する。

嚥下反射

そして、吸啜により口腔内に取り込まれた乳汁は反射的に嚥下される（嚥下反射）。ただし、嚥下反射は生後消失しないので原始反射には含まれない。

2）咀嚼

乳汁だけの栄養から徐々に固形食の栄養に移行していく。この移行時期が離乳期であり、以前は離乳の目的が栄養の補給にあるとされていたが、現在では咀嚼の健全な発達のために重要であることから、咀嚼能力の獲得が第一の目的となっている。

舌押し出し（挺出）反射

離乳の開始は個人差もあるが、舌尖に固形物を入れるとこれを排除しようとする舌押し出し（挺出）反射が消失する生後5～6か月頃が目安となる。

離乳期は咀嚼機能の発達に合わせて、初期、中期、後期、完了期の4期に分けられ、1歳6か月を離乳完了の目安としている。離乳食の性状は、離乳初期では口唇で取り込み飲めるほどでつぶす必要がない硬さ、離乳中期では舌と口蓋で食べ物を潰して飲み込める硬さ、離乳後期では歯ぐきで潰せる硬さ、離乳完了期では歯ぐきや歯で潰せる硬さとなる。

離乳食は1歳過ぎまでで、それ以降は普通食（幼児食）となる。1歳を過ぎてくると、両手・目・口の協調運動が発達してきて、1歳4か月～1歳5か月頃に手づかみで食べ物を口に入れようとする。そして、1歳半ではスプーンを使ってある程度硬い食べ物も食べられるようになる。さらに、乳歯咬合が完成する3歳には、硬い食べ物も噛んで食べられるようになる（**表4**）[10]。

表4　咀嚼能力の発達

月齢	哺乳期（0～5か月）	離乳初期（5～6か月）	離乳中期（7～8か月）	離乳後期（9～11か月）	離乳完了（1歳～3歳）
特徴	チュッチュ舌飲み期	ゴックン口唇食べ期	モグモグ舌食べ期	カミカミ歯ぐき食べ期	カチカチ歯食べ期
運動機能	・哺乳反射 ・舌の前後運動	・口唇を閉じて飲み込む ・舌の前後運動に顎の連動運動	・口唇をしっかり閉じたまま顎の上下運動 ・舌の上下運動	・口唇をしっかり閉じ咀嚼運動 ・舌の側方運動 ・顎の側方運動	・咀嚼運動の完成
咀嚼能力	・咬合型吸啜 ・液体を飲める	・ドロドロ状のものを飲み込める	・数回モグモグして舌で押しつぶして咀嚼する	・歯ぐきで咀嚼する	・歯が生えるにしたがい咀嚼運動が完成する
調理形態	液体	ドロドロ状	舌で潰せる硬さ	歯ぐきで潰せる硬さ	歯で噛み潰せる硬さ

（二木　武：新版 小児の発達栄養行動－摂食から排泄まで / 生理・心理・臨床，医歯薬出版，東京，1995，58-59. より引用改変）

3）嚥下

乳児期から幼児期前半にかけて、乳児型嚥下から成熟型嚥下への変換がみられる。乳児期の乳汁嚥下や離乳食開始時では、舌は前突しているため、無歯期では顎間空隙（「第5章1-②-1）-（2）顎間空隙」p.42参照）が認められ、安静位においても乳児は上下歯槽堤の間に舌が介在することが多い。乳児型嚥下と成熟型嚥下の特徴は以下のようである[11]。

（1）乳児型嚥下

・上下顎の歯槽堤の間に舌が介在する。
・下顎は、表情筋（顔面神経支配群）と上下顎の間に介在する舌の働きによって固定される。
・上下口唇と舌の知覚神経支配の連携により、嚥下過程は制御される。

（2）成熟型嚥下

・上下顎歯が咬合する。
・嚥下時には、下顎は挙上筋（三叉神経支配群）の働きにより固定される。
・舌尖は口蓋に接し、上下切歯の後上方に位置する。
・口唇や表情筋の収縮はほとんどみられない。

1歳を過ぎると乳児型嚥下は消失し、成熟型嚥下へと次第に移行する。これ

乳児型嚥下
成熟型嚥下

顎間空隙
無歯期において、上下顎の前歯部の相当する歯槽堤部間にみられる空隙。

安静位
直立位あるいは直立座位で安静な状態を保っているときの下顎位。上下歯列間に通常2～3mmの空隙がみられる。

には数か月以上の期間がかかり、神経・筋の成熟、直立した頭部の姿勢位、およびそれによる下顎の重力の方向の変化、咀嚼の本能的欲求、きめ細かな食物をとる必要性、歯列の発育などの関与を受けて移行していく。側方歯群の咬合が確立する頃、ほとんどの小児は成熟型嚥下となる。

しかし、指しゃぶりや舌癖などで上下顎間に大きな空隙が生ずると、口腔内を陰圧にするために、上下顎間に舌を挿入させる乳児型嚥下が残ることがある。この異常嚥下癖が不正咬合の引き金となる。

Column

口腔機能について

口は消化器、呼吸器、発声器、感覚器の4種の器官としてさまざまな機能を果たしている。消化管の入口としての口腔の機能としては、吸啜運動によって哺乳を行う時期を経て、やがて顎運動によって歯で食物を咬んで、口唇・頬・舌の作用によって唾液と食物を混和して食塊が形成される（咀嚼運動）。飲み込もうとするまでの口腔期は随意運動で、食物が咽頭を経て食道に至るまでの動きは反射運動である（嚥下運動）。

呼吸器官としての口腔はすぐ後方の咽頭を介して喉頭、気管と通じているので、呼吸路において鼻腔の代替機能も果たしている。呼気流を利用して発声を行う場合には、口腔は咽頭、鼻腔とともに共鳴腔として働き、歯・口唇・舌・口蓋などは母音や子音の構音の形成に関与している。

また、口腔には味覚、皮膚感覚、深部感覚の3種の感覚が備わっている。味覚の受容器は主に舌の粘膜に存在する味蕾であり、皮膚感覚は口腔周辺の皮膚と口腔粘膜に起こる感覚（触・圧・温・冷・痛覚）であり、深部感覚は咀嚼筋・舌筋・顎関節・歯根膜などの深部組織から起こり、下顎位や歯、舌の口腔内の位置関係を認知する働きがある。

3　情緒、社会性の発達

1　情動

情動

情動とは、脳内の神経活動により比較的急速に引き起こされる感情の動きをいう。年齢に応じて分化していき、5歳でほぼ成人と同じ情動となる。

1）情動の発達

情動の種類は出生直後の興奮から、神経系の発達とともに急速に分化する。

快・不快は生後３か月で分化し、快から愛情と得意が分化するのが１歳、不快から嫉妬が分化するのが１歳６か月、３歳には喜怒哀楽の感情を表現するようになり、５歳までに成人にみられる主な情動が発達してくる（**図３**）[12)]。

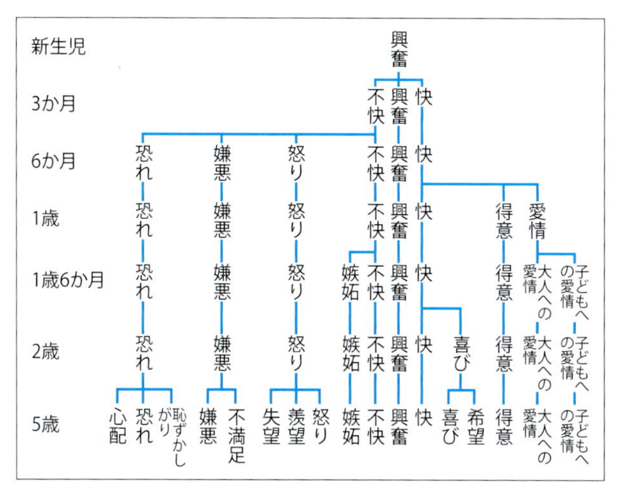

図３　情動の発達（Bridges）
（Banham-Bridges KM：Emotional development in early infancy, Child Development, 3：324-341, 1932. をもとに作成）

2）恐怖対象の年齢的変化

生後６か月頃から表出する感情であり、２歳までは突然発生する大きな音などの聴覚刺激、暗闇などの視覚刺激である。３～５歳までは主として視覚刺激に対して恐怖を抱き、６歳以降になると想像上のもの（おばけ、死など）が対象になる。

2 社会性

社会性の発達は環境要因に影響され、基本的な生活習慣や対人関係を獲得していく。

1）対人関係

生後２か月頃から人があやすと笑うようになり、３か月を過ぎると母親あるいは世話をしてくれる人の顔がわかるようになる。生後６か月でイナイイナイバーを喜ぶ。８か月頃から見慣れた人と見知らぬ人を区別するようになり、人見知りが現れる。11か月～１歳で父母の後追いをし、１歳６か月頃になると大人の禁止と命令を理解するようになる。１歳９か月～２歳で親から離れて遊び、２歳９か月～３歳でままごとの役を演じることができる。３歳で自我の形成が始まり、自己主張が強くなる（第一反抗期）。４歳で合同遊びや共同遊びがみられるようになり、５歳頃から小児同士の友好的な接触が増えていく。学

第一反抗期

童期に入ると友達関係が広がり集団で遊ぶようになる。9歳頃から集団の中でリーダーが発生し、リーダーや友達が行動に大きな影響をもつようになる。

2）基本的習慣

食事は1歳半でスプーンを使い、コップで飲めるようになる。2歳半でスプーンと茶碗を両手で使う。3歳頃より箸を使い始め、3歳半でほぼ自立する。

排便については、2歳半で大人がついていけば一人で済ませるようになる。3歳半で小便が自立し、4歳で大便が自立する。

着替えは1歳半頃に靴下を脱ぎ始め、2歳になると衣服も脱ぎ始める。3歳で靴を履き、3歳半で衣服を着ようとする。4歳になると衣服を間違えずに着ることができるようになり、ボタンも自分でかける。4歳半で靴下を履き、完全に一人で着替えができるのは6歳頃である。

4　小児の生理的特徴

1　発育にともなうバイタルサイン

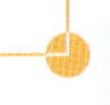

1）体温

体温調節中枢

体温は、視床下部の体温調節中枢によりコントロールされており、一般に用いる腋窩温は通常36.5℃前後であるが個人差はある。また、小児は新陳代謝が旺盛なため、一般的に体温は成人よりも高い。新生児や乳児は体温調節機能が未熟で、外界の気温、運動、興奮などにより体温は変化しやすい。

2）呼吸

腹式呼吸

胸腹式呼吸

乳幼児は肺の形成が未熟であることに加え、肝臓が比率的に大きく横隔膜を下方から圧迫しており、胸郭の拡張も成人に比し不良であるため、浅く速い呼吸で換気を行っている。幼少時には腹式呼吸をとるが、胸郭の成長とともに10歳頃から成人と同じ胸腹式呼吸となる（**表5**）[13]。

3）脈拍（心拍）

心拍数は呼吸と連動しているため、成長とともに減少していく（**表5**）[13]。小児期には明らかな基礎心疾患を認めない不整脈が多く、成人と比較して不整脈に起因する症状は軽い。

4）血圧

血管壁に及ぼす血液の内圧を血圧といい、心臓が収縮するとき（収縮期血圧）に上昇し、拡張するとき（拡張期血圧）に下降する。収縮期血圧は最高血圧ともいい、小児は成人と比し低い。一方、拡張期血圧は最低血圧ともいい、小児は成人とほぼ同じである（**表6**）[14]。

収縮期血圧
拡張期血圧

表5　年代による呼吸数および心拍数

	呼吸数（/分）	心拍数（/分）
新生児	29～32	150
乳児	22～28	140
幼児	20～28	100～120
学童	18～20	90～100
成人	16～18	70

（内山　聖監修：標準小児科学，第８版，医学書院，東京，2013，375,431．より引用改変）

表6　小児の健診用の高血圧判定基準

		収縮期血圧（mmHg）	拡張期血圧（mmHg）
幼児		≧120	≧70
小学校	低学年	≧130	≧80
	高学年	≧135	≧80
中学校	男子	≧140	≧85
	女子	≧135	≧80
高等学校		≧140	≧85

（日本高血圧学会高血圧治療ガイドライン作成委員会：高血圧治療ガイドライン，日本高血圧学会，2009．より引用）

2 血液像

新生児期には赤血球が多く、ヘモグロビン量、ヘマトクリット値ともに高い。しかし、生後３～４か月には赤血球数は急激に減少し、乳児期後期から幼児期にかけて再び増加し、次第に成人に近づいていく。ヘモグロビン量も同様に生後数週間は減少するが、それ以降は成長とともに増加し、その増加率は乳児期と思春期に最も大きい。

白血球に関しても、新生児期に多くその後減少していく。白血球の分画では出生時には好中球優位であるが、生後１～２週目には好中球とリンパ球はほぼ同数となり、乳児期から幼児期にはリンパ球優位となる。さらに、４歳頃には好中球とリンパ球はほぼ同数となり、以後再び好中球優位となり成人に至る（**表7**）[15]。

ヘモグロビン量
ヘモグロビンは赤血球中にあり酸素運搬を担うもので、抹消血液100mL（1dL）に含まれる量を示す。

ヘマトクリット値
血液中における赤血球の容積の割合を示す。

表7　各年齢における正常血液像

年齢	ヘモグロビン（g/dL）	ヘマトクリット（%）	赤血球数（$\times 10^6/\mu L$）	白血球数（$\times 10^3/\mu L$）	好中球数（$\times 10^3/\mu L$）	リンパ球数（$\times 10^3/\mu L$）
出生時	16.5±1.5	51±4.5	5.3±0.4	18.1	11.0	5.5
乳児期（6カ月）	11.8±1.0	36±3.0	4.6±0.4	11.9	3.8	7.3
乳児期（1歳）	12.2±0.7	36±1.5	4.6±0.4	11.4	3.5	7.0
幼児期（2～6歳）	12.6±0.5	37±1.5	4.7±0.4	9.8	3.7	5.4
学童期（6～12歳）	13.5±1.0	40±2.5	4.8±0.3	8.3	4.4	3.3
成人	15.5±1.0	47±3.0	5.4±0.4	7.4	4.4	2.5

（内山　聖監修：標準小児科学，第８版，医学書院，東京，2013，712．より引用改変）

（石川隆義）

文献

1）新谷誠康ほか編：小児歯科学 ベーシックテキスト，第2版，永末書店，京都，2019，10-30.
2）下岡正八ほか編：新小児歯科学，第3版，クインテッセンス出版，東京，2009，14-41,50-56.
3）高木裕三ほか編：小児歯科学，第4版，医歯薬出版，東京，2011，19.
4）Hellman M：Nutrition, glowth and dentition, Dental Cosmos, 65：1329-1344, 1928.
5）Nolla C：The development of the permanent teeth, J Dent Child, 27：254-266, 1960.
6）Scammon RE：The measurement of man, Edited by Harris JA, University of Minnesota Press, Minneapolis, 1930, 173-215.
7）松井恭平ほか編：最新歯科衛生士教本 小児歯科，第11版，医歯薬出版，東京，2017，12.
8）内山　聖監修：標準小児科学，第8版，医学書院，東京，2013，22-23.
9）Illingworth RS, et al：The critical or sensitive period, with special reference to certain feeding problems in infants and children, J Pediat, 65：839-848, 1964.
10）二木　武ほか編：新版 小児の発達栄養行動－摂食から排泄まで生理・心理・臨床，医歯薬出版，東京，1995，58-59.
11）Moyers RE, 三浦不二夫監訳：歯科矯正学ハンドブック，第3版，医歯薬出版，東京，1976，116-124.
12）黒須一夫編：現代小児歯科学－基礎と臨床，第5版，医歯薬出版，1994，31.
13）内山　聖監修：標準小児科学，第8版，医学書院，東京，2013，375,431.
14）日本高血圧学会高血圧治療ガイドライン作成委員会：高血圧治療ガイドライン，日本高血圧学会，2009.
15）内山　聖監修：標準小児科学，第8版，医学書院，東京，2013，712.

第2章 やってみよう

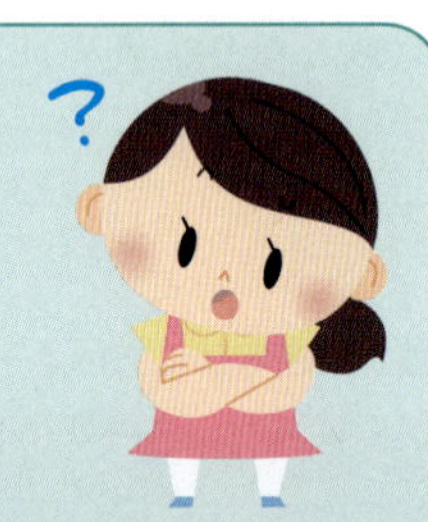

以下の問いに○×で答えてみよう（解答は巻末）

1．学童の体格を表わす発育指数には、カウプ指数が用いられる。
2．手根骨は、エックス線写真による骨年齢の判定に用いられる。
3．スキャモンの臓器発育曲線で、頭蓋底の発育は神経系型である。
4．ハイハイは生後8～9か月頃にみられる。
5．片足立ちは生後18か月頃に獲得する。
6．喃語は新生児期から発せられる。
7．上下第一乳臼歯の萌出する頃に、手づかみ食べ機能を獲得する。
8．恐れの感情が現れるのは生後6か月頃である。
9．呼吸数は、成人と比較して小児のほうが少ない。
10．収縮期血圧は、成人と比較して小児のほうが大きい。

第3章
頭蓋と顎の成長発育

3

おぼえよう

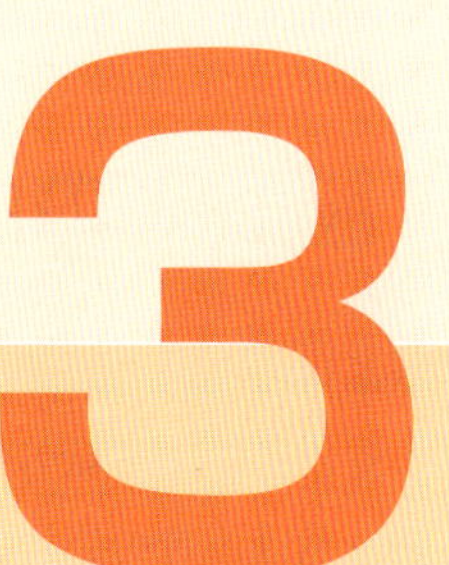

①脳頭蓋と顔面頭蓋では発育様式が異なり、スキャモンの臓器発育曲線では脳頭蓋が神経型、顔面頭蓋は一般型である。

②上顎骨は複合体として発育し、縫合部での骨新生と骨体部での骨添加と骨吸収により、顔面は前下方へ成長する。成長様式は下顎骨に比べて神経型に近い。

③下顎骨は単一の骨であり、下顎頭軟骨では軟骨性骨成長、その他の部位は骨添加と骨吸収が起こり前下方へ成長する。

④顔面頭蓋の成長発育を評価するには、生体計測によるものや頭部エックス線規格写真法などがある。

1　頭蓋の成長発育

1　頭部の発育と成長様式

頭部は、脳頭蓋と顔面頭蓋とに分けられ、成長様式が異なる。脳頭蓋は、大脳の発育過程と一致し、6歳までにその大きさと重量が成人の90％近くに到達する。スキャモンの臓器発育曲線では神経型に分類される。これに対して顔面頭蓋は、乳幼児期や思春期にスパートのある一般型であるため、比率は増齢

脳頭蓋

顔面頭蓋

とともに変化する（**表1**）。

また、脳頭蓋と顔面頭蓋の境界に位置する頭蓋底は神経型の成長を示すが、部分的に一般型の成長の影響を受けている。

神経型

一般型

表1　身長と頭長の割合および脳頭蓋と顔面頭蓋の容量比

年齢	新生児	2歳	6歳	18歳
身長：頭長	4：1	5：1	6：1	8：1
脳頭蓋：顔面頭蓋	8：1	6：1	5：1	2：1

(Horowitz SL, et al : The nature of orthodontics diagnosis, CV Mosby, St Louis, 1966. より引用改変)

2 脳頭蓋の成長発育

脳頭蓋は頭蓋冠と頭蓋底から構成され、それぞれの部位で特有の成長をする。軟骨の骨置換による軟骨性骨成長、縫合部での骨新生による縫合性骨成長、骨体表面における骨の添加と吸収による骨膜性骨成長といった3つの成長様式がある。

頭蓋冠

頭蓋底

軟骨性骨成長

縫合性骨成長

骨膜性骨成長

1）頭蓋冠

頭蓋冠は、頭頂骨、前頭骨、側頭骨鱗部、後頭鱗および蝶形骨大翼からなる。各骨間は線維性結合組織で満たされ、この結合部を縫合といい、縫合の交わる部分が骨化せず結合組織で埋められた部分を泉門という。頭頂骨の前方に大泉門、後方に小泉門がある（**図1**）。大泉門の閉鎖時期は生後約1年半、小泉門は2～3か月であるが、閉鎖の遅延や早期閉鎖がみられる場合には全身疾患を疑う必要がある。また、縫合や泉門は出生時に頭蓋冠の骨の一部が重なり合うことで産道通過を容易にしている面もある。

縫合

泉門

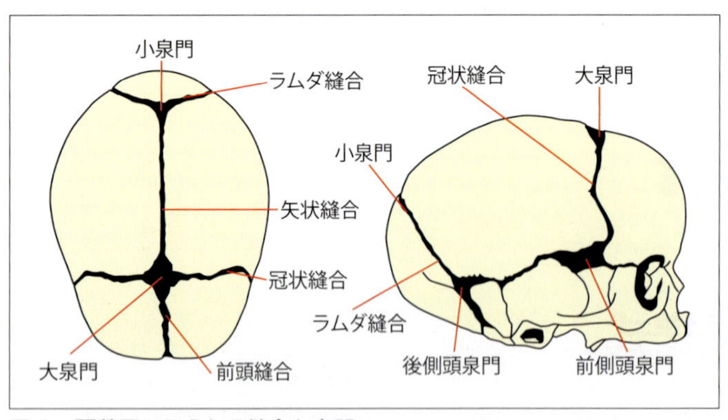

図1　頭蓋冠にみられる縫合と泉門

（森　於菟ほか：分担解剖学1 総説･骨学･靱帯学･筋学，金原出版，東京，1950，118．より引用改変）

MEMO

泉門の閉鎖時期

泉門は化骨障害や水頭症によって閉鎖が遅延したり、脳の発育障害や小頭症によって早期に閉鎖することがあり、知的障害を伴う場合がある。

3 顔面頭蓋の成長発達

顔面頭蓋は5種の骨（上顎骨、下顎骨、口蓋骨、頬骨、舌骨）から構成されており、胎生期には高さに比べて幅の成長割合が大きく、発育段階によって顔の幅、深さ、高さの順に完成していく（**表2**）。

表2　顔面頭蓋の成長発育（%）

年齢	0	2	6	12	18
幅	56	80	83	90	100
深さ	40	77	82	89	100
高さ	38	68	80	89	100

(Horowitz SL, et al : The nature of orthodontics diagnosis, CV Mosby, St Louis, 1966. より引用改変)

1）幅の成長

成人の顔の大きさを100%とすると出生時で56%が形成され、顔面頭蓋の中では最も早く、2歳頃には80%まで成長する。

2）深さの成長

出生時において40%が形成され、2歳頃には75%まで成長するが、その後の成長期間が長いのが特徴である。

3）高さの成長

胎生期中の成長量は少なく、出生後に形成される割合が高い。乳歯や永久歯の萌出に伴い増大する。

2　顎の成長発育

顎は上顎骨、下顎骨ともに一般型の成長を示すが、上顎骨は脳頭蓋底と一体化しているため神経型と一般型の中間を示し、下顎骨は上顎骨よりも一般型のシグモイド曲線に近い成長パターンを示す（**図2**）。

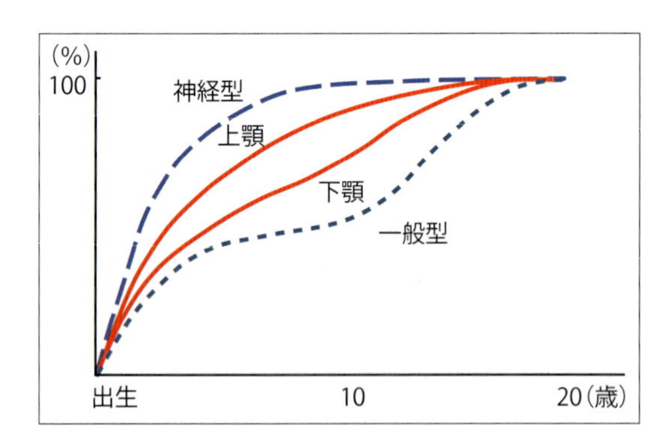

図2　上下顎の成長曲線
（Proffit WR, et al : Contemporary orthodontics : later stages of development, 5th ed, Elsevier Mosby, St Louis, 2012, 93, より引用改変）

Column

上顎骨と下顎骨の成長スパートの時期について

小児歯科の臨床において、歯ならびや咬み合わせの相談を受けることは日常茶飯事である。そこで、スキャモンの臓器発育曲線を思い出すことが必要である。上顎骨は下顎骨より成長のスパート時期が早いため、不正咬合の中でも上顎の成長を妨げるような反対咬合は、早期に治療を開始する必要性が高いことを、患者さんや保護者に説明するときに役立つ。

① 上顎の成長発育

上顎骨は、隣接する顔面骨（鼻骨、涙骨、篩骨、口蓋骨、頬骨、鋤骨）と互いに縫合で接合しており、上顎複合体として発育する。そのため、縫合部、上顎結節部での骨添加・吸収、歯槽突起部での成長など多くの骨の複雑な動きが組合わさって、主として顔面の前下方へ成長発達する（**図3**）。

上顎複合体

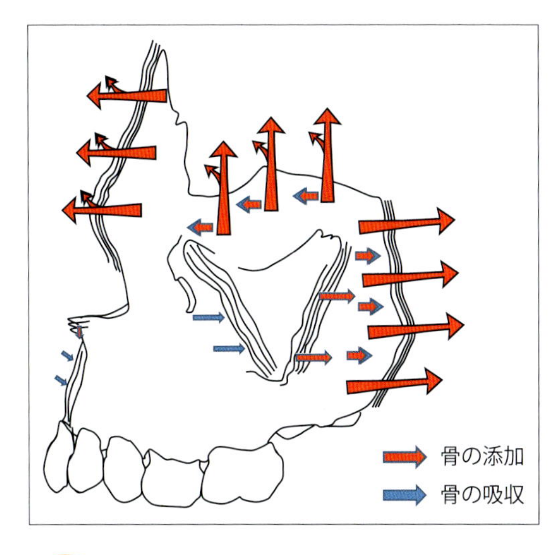

図３　上顎骨の成長
（Enlow DH：Handbook of facial growth：introductory concepts of the growth process, 2nd ed, WB Saunders, Philadelphia, 1982, 159,43. より引用改変）

2 下顎の成長発育

下顎骨は、下顎骨体部、下顎頭、筋突起、下顎角部、歯槽突起からなる一体の骨で、出生時は正中部での線維性軟骨結合により左右がつながっているが、１歳の終わりまでに癒合する。下顎頭では軟骨性骨成長、その他の部位では骨の吸収と添加（骨膜性骨成長）により下顎骨自体は後上方に成長することで、発育方向は顔面の前下方となる（**図４**）。

線維性軟骨結合
軟骨性骨成長
骨膜性骨成長

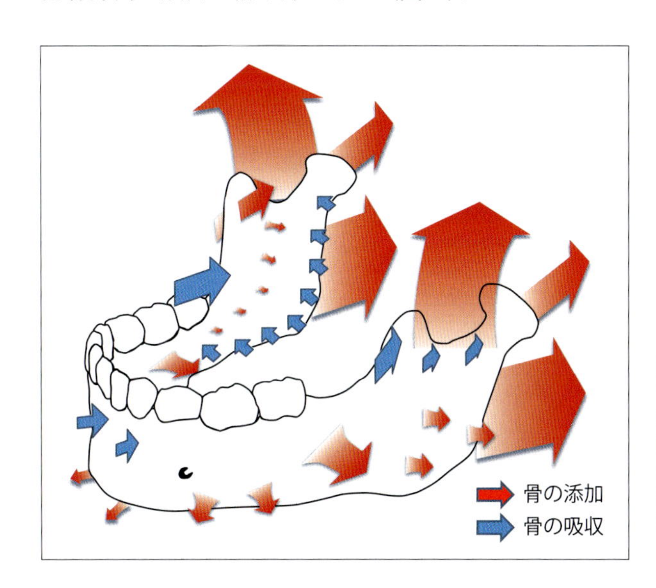

図４　下顎骨の成長
（Enlow DH：Handbook of facial growth：introductory concepts of the growth process, 2nd ed, WB Saunders, Philadelphia, 1982, 117. より引用改変）

3 顎関節の成長発育

顎関節は下顎窩と下顎頭の間に存在する関節であり、下顎頭、下顎窩、関節結節からなる骨部とこれに付随した関節円板、靱帯、関節包などで構成されている。

下顎窩
下顎頭
関節円板

新生児期の下顎窩は平坦に近く、下顎頭も扁平であるため、乳歯萌出開始までは可動域が大きい。乳歯列完成期になると咀嚼も安定してくるため、関節窩が深くなり、下顎頭の形態も整ってくる。永久歯列完成期には関節窩がさらに深くなり、下顎頭の形態や顎運動は成人に近づく。

顎運動

3 成長発育の評価

脳頭蓋や顔面頭蓋の発育を客観的に評価する方法として、生体計測法や頭部エックス線規格写真による方法などがある。

1 生体計測

頭蓋の外形を評価するためには、**頭指数＝最大頭幅（左右の側頭点間の距離）／最大頭長（眉間点と後頭点との距離）× 100** を用いる。長頭型（～75.9）、中頭型（76.0 ～ 80.9）、短頭型（81.0 ～ 85.9）に分類され、日本人は短頭型が多く、頭型によって成長パターンが異なる。

頭指数

2 頭部エックス線規格写真

一般的にはセファログラムと呼ばれ、一定の規格下で撮影されたエックス線写真で顎顔面の形態的特徴や成長変化を経年的に把握することができる。顎顔面領域の位置関係を評価するためにトレースを行い（**図5**）、基準点や基準平面を記入したものを日本人小児の平均値と比較し、評価する。

セファログラム

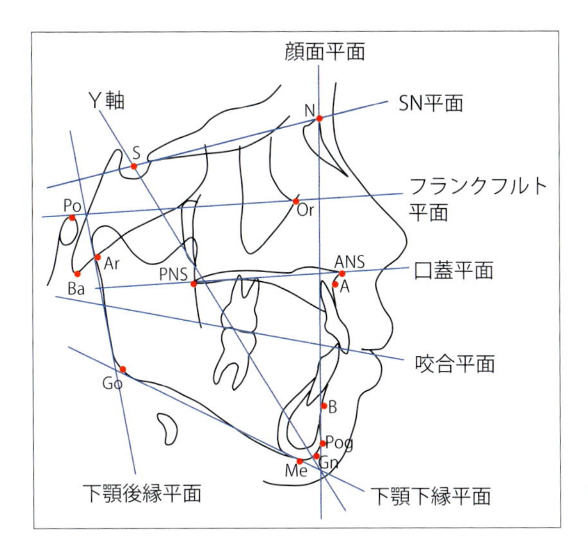

図５　頭部エックス線規格写真における基準点と基準平面

（飯沼光生、近藤亜子）

文献

1）新谷誠康ほか編：小児歯科学 ベーシックテキスト，第２版，永末書店，京都，2019，39-48.
2）白川哲夫ほか編：小児歯科学，第５版，医歯薬出版，東京，2017，33-45.
3）松井恭平ほか編：最新歯科衛生士教本 小児歯科，医歯薬出版，東京，2009，18-23.

第３章 やってみよう

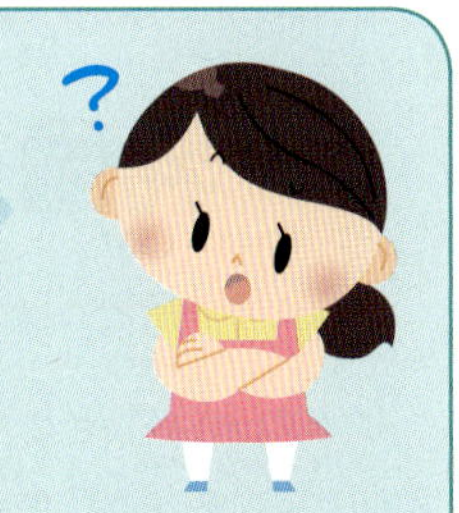

以下の問いに○×で答えてみよう（解答は巻末）

1．新生児の身長と頭長の容積比は４：１である。
2．大泉門の閉鎖は学童期以降である。
3．１歳６か月では小泉門は閉鎖している。
4．上顎骨は脳頭蓋底の成長に影響される。
5．上顎骨と下顎骨の成長は同時期に完了する。
6．乳幼児期の顎関節は成人に比べて可動性が高い。

第4章

歯の発育と異常

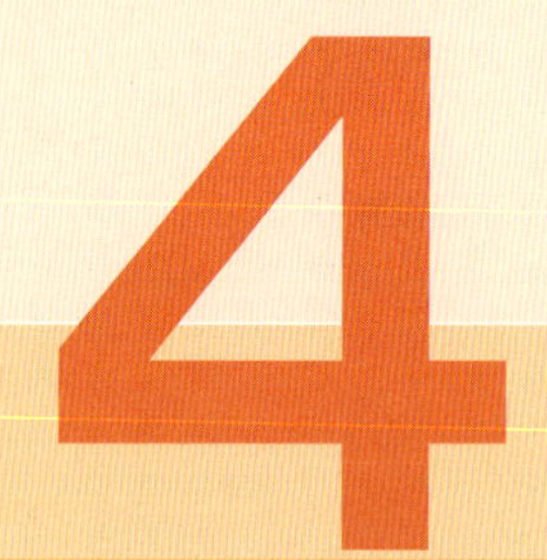

おぼえよう

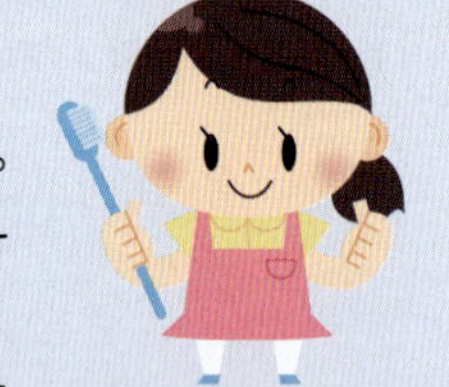

①乳歯・幼若永久歯には、成熟永久歯とは異なった特徴がある。

②歯の形成異常は、歯胚が障害を受けたときの歯の発育段階と密接な関係がある。

③歯の形成異常は、歯数の異常、歯質の異常、形態の異常、色調の異常に分けられる。

④乳歯は、生後８か月頃に下顎乳中切歯から萌出し始め、２歳半頃にはすべての乳歯が口腔内に現れる。

⑤永久歯は、６歳頃に下顎中切歯あるいは下顎第一大臼歯が萌出し始め、12～13歳頃までに28歯が口腔内に現れる。

⑥歯の萌出異常は、萌出時期の異常、萌出位置の異常、萌出量の異常に分けられる。

1　乳歯・幼若永久歯の特徴[1,2)]

ヒトの歯は乳歯と永久歯が交代する二生歯性であり、最初に乳歯（乳中切歯、乳側切歯、乳犬歯、第一乳臼歯、第二乳臼歯）が萌出し、後に永久歯が萌出する。乳歯と生え代わる中切歯、側切歯、犬歯、第一小臼歯、第二小臼歯を代生歯（後継永久歯）といい、乳歯列の遠心に萌出する第一大臼歯、第二大臼歯、第三大臼歯を加生歯という。加生歯には先行する乳歯が存在しない。また、根尖が閉

二生歯性

代生歯（後継永久歯）

加生歯

鎖するまでの未成熟な歯根を有する永久歯を幼若永久歯という。

幼若永久歯

MEMO

一生歯性、二生歯性、多生歯性

生涯に１回しか歯が生えないもの（ネズミなど）を一生歯性、何度も生え変わるもの（サメなど）を多生歯性という。

1 乳歯の特徴

乳歯は上下顎にそれぞれ10歯ずつ、合計20歯からなる。乳前歯（乳中切歯、乳側切歯、乳犬歯）は12歯、乳臼歯（第一乳臼歯、第二乳臼歯）は８歯である。乳前歯の歯冠形態は後継永久歯に似ているが、乳臼歯は後継永久歯とは異なる形態を呈し、第二乳臼歯は第一大臼歯に似ている。また、乳前歯の歯冠は後継永久歯よりも小さいが、第一乳臼歯の近遠心的幅径は後継永久歯（第一小臼歯）と同じぐらいであり、第二乳臼歯は後継永久歯（第二小臼歯）よりも大きい。歯根数は、乳切歯、乳犬歯は単根、上顎乳臼歯は３根、下顎乳臼歯は２根（まれに３根）である。

乳前歯
乳臼歯

1）形態的特徴（図１）

（1）歯冠

・色調は白色ないし青白色を呈する（永久歯は黄白色）。
・歯頸部の狭窄が著しい（乳臼歯で著明）。
・乳臼歯の頬側歯頸部の近くに帯状の膨隆部（歯帯）がある。
・乳臼歯咬合面の頬舌的幅径は狭い。

歯帯

（2）歯根

・歯冠長に比較して歯根長が長い。
・乳前歯の歯根は唇側に屈曲している。
・乳臼歯歯根は著明に離開している。

（3）歯髄

・歯髄腔の占める割合が永久歯よりも大きい。
・髄角が突出している。

2）組織学的特徴

（1）エナメル質

・エナメル質の厚さは永久歯の約１/２である。
・新産線（出生前形成エナメル質と出生後形成エナメル質の境界の石灰化不

新産線

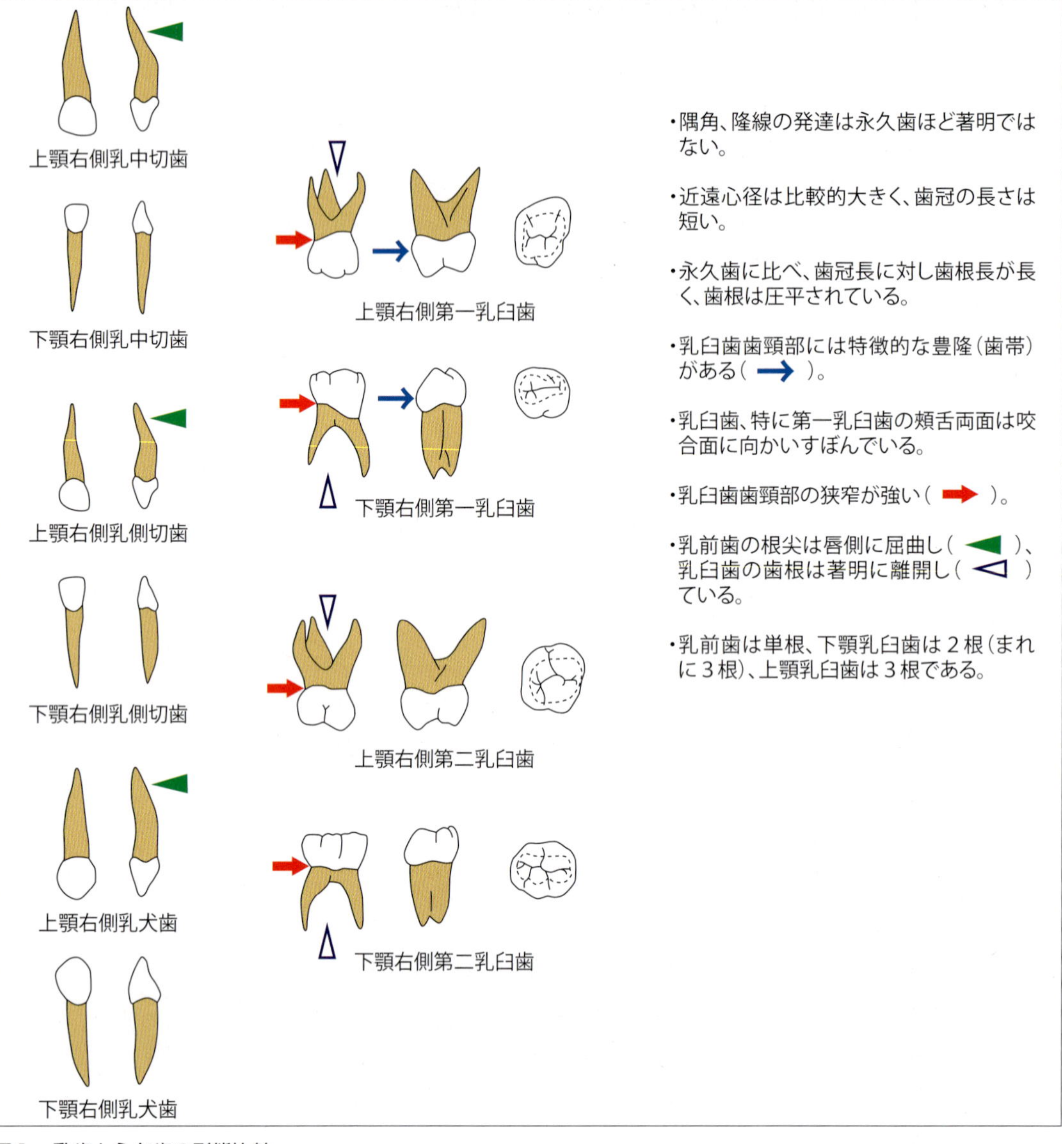

図１　乳歯と永久歯の形態比較
（藤田恒太郎：歯の解剖学，金原出版，東京，1975．を参考に作成）

全線）が存在する。

・乳歯歯頸部のエナメル小柱は永久歯と異なり、咬合面方向に走行している。

（2）象牙質

・象牙質の厚さは永久歯の約１/２である。

・新産線が存在する。

・第三象牙質（修復象牙質）の形成速度は永久歯より速く、形成量も多い。

第三象牙質（修復象牙質）

（3）セメント質

・機能している期間が短く、永久歯よりセメント質は薄い。

・原生セメント質が主で、第二セメント質は少ない。

原生セメント質

第二セメント質

（4）歯髄

・疼痛の閾値が高いとされている。
・血流が多く、生活力が旺盛である。

3）物理化学的特徴

・永久歯と比較してエナメル質と象牙質の有機質の含有量が高い。
・永久歯と比較してエナメル質と象牙質のアパタイト結晶が小さい。
・永久歯と比較してエナメル質と象牙質の硬度が小さい。
・永久歯に比較すると反応性が高く、酸溶解度が大きい。そのため、酸に溶解しやすい。

4）生理的特徴

・永久歯と比較して咬耗が激しい。特に、乳前歯部で著明である。
・後継永久歯の萌出に伴い、生理的歯根吸収が起こる。
・後継永久歯の萌出に伴い、脱落する。

生理的歯根吸収

2 幼若永久歯の特徴

1）形態的特徴

・切歯に著明な切縁結節がある。
・臼歯の咬頭が明瞭で、隆線が著明である。
・臼歯の小窩裂溝が深く、複雑である。
・根尖孔が開大している。

切縁結節

2）組織学的特徴

・歯髄腔が大きい。
・髄角が突出している。
・第三象牙質（修復象牙質）や第二セメント質の形成がない。

3）物理化学的特徴

・エナメル質の石灰化が不十分である。

4）生理的特徴

・咬耗が少ない。
・エナメル質は萌出後に唾液中のカルシウムやリンを取り込み成熟する（萌出後成熟）。
・う蝕抵抗性が低い。

萌出後成熟

2 歯の形成 [3)]

1 歯の発育段階（図2、表1）

歯の発育は歯胚の発生から石灰化、萌出、咬耗、乳歯の歯根の吸収および脱落に至るまで、以下の示すようないくつかの機能的段階を経て進行する。歯の正常な発育を理解することは、歯の発育異常を理解するうえでも役立つ。

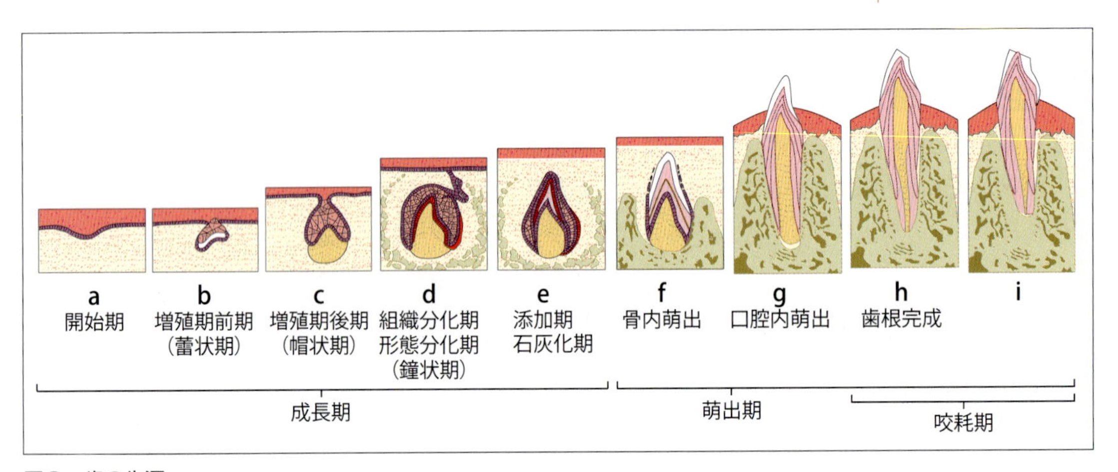

図2　歯の生涯
(Schour I, Massler M : Studies in tooth development : the growth pattern of human teeth, J Am Dent Assoc, 27 : 1785, 1940. より引用改変)

表1　歯の発育時期と経過

	歯種	歯胚形成	石灰化開始	歯冠完成	歯根完成	根吸収開始
乳歯	中切歯	胎生7週	胎生4～4.5月	1.5～2.5月	1.5年	4年
	側切歯	胎生7週	胎生4.5月	2.5～3月	1.5～2年	5年
	犬歯	胎生7.5週	胎生5月	9月	3.25年	7年
	第一乳臼歯	胎生8週	胎生5月	5.5～6月	2.5年	8年
	第二乳臼歯	胎生10週	胎生6月	10～11月	3年	8年
永久歯	第一大臼歯	胎生3.5～4月	出生	2.5～3年	9～10年	
	中切歯	胎生5～5.25月	3～4月	4～5年	9～10年	
	側切歯	胎生5～5.5月	10～12月 3～4月	4～5年	10～11年	
	犬歯	胎生5.5～6月	4～5月	6～7年	12～15年	
	第一小臼歯	出生時	1.5～2年	5～6年	12～13年	
	第二小臼歯	7.5～8月	2～2.5年	6～7年	12～14年	
	第二大臼歯	8.5～9月	2.5～3年	7～8年	14～16年	
	第三大臼歯	3.5～4年	7～10年	12～16年	18～25年	

(Schour I, Massler M : Studies in the tooth development : the growth pattern of human teeth, part Ⅱ, J Am Dent Assoc, 27 : 1920, 1940. より引用改変)

1）成長期

成長期

（1）開始期

開始期

口腔上皮の肥厚から、歯胚の形成が開始される時期である（胎生５～６週）。

（2）増殖期

増殖期

細胞が増殖し、エナメル器が発生する時期である。帽子状になった上皮の外側が外エナメル上皮、内側が内エナメル上皮である。

（3）組織分化期

組織分化期

細胞が機能的に分化し、内エナメル上皮はエナメル芽細胞に、それに接した歯乳頭細胞の一部が象牙芽細胞になる時期である。

（4）形態分化期

形態分化期

将来のエナメル－象牙境に沿ってエナメル芽細胞と象牙芽細胞が、象牙－セメント境に沿って象牙芽細胞とセメント芽細胞が配列し、歯の大きさと輪郭が決定する時期である。

（5）添加期

添加期

エナメル芽細胞や象牙芽細胞が石灰化に必要な基質を分泌する時期である。

（6）石灰化期

石灰化期

分泌された基質を利用し、カルシウムとリン酸の結晶が沈着し、石灰化が進行する時期である。

2）萌出期

萌出期

歯根の形成が進み、歯が顎骨内を移動して口腔内へ現れる時期である。顎骨内での移動を骨内萌出といい、口腔内に現れたときから上下が咬合するまでを口腔内萌出という。

3）咬耗期

咬耗期

歯が対合歯と咬合し、機能を営むことにより、歯が咬耗する時期である。

4）吸収期（乳歯のみ）

吸収期

乳歯が永久歯との交換時に、破歯細胞の作用により歯根が生理的に吸収され、最終的には脱落する時期である。

3 歯の形成異常[4,5]

歯の発育時期に歯胚が何らかの障害を受けると、発育段階に応じた障害が生じる（**表2**）。逆に、障害の種類から原因となった障害がもたらされた発育段階が推測できる。

表2　歯の成長段階における障害の分類

	成長期				石灰化期	萌出期	咬耗期
	開始期→増殖期	組織分化期	形態分化期	添加期			
障害の特徴	歯数の異常	構造の異常	大きさの異常	量の異常	硬さの異常	萌出の異常	咬耗の異常
成長不全	無歯症 部分性または全部性 先天欠如 側切歯、第三大臼歯、小臼歯など	エナメル質形成不全症（エナメル芽細胞） 象牙質形成不全症（象牙細胞） ビタミンA欠乏症（歯系上皮）	栓状歯 （円錐歯） Hutchinson切歯 桑実歯 矮小歯	エナメル質減形成 全般的または局部的 暦齢的なエナメル質減形成 限局性エナメル小窩 象牙質減形成 （歯髄嵌入）	石灰化不全 斑状歯 （チョーク様エナメル質） エナメル質軟化 球間象牙質	萌出遅延 1歯または多数歯にわたる 低位歯列 低位歯 （骨性癒着） 埋伏歯 位置異常歯	過少咬耗 限局性の側方移動
過剰成長	残存上皮→ ↓ 嚢腫	歯性上皮→ ↓ エナメル上皮腫	歯牙腫 過剰咬頭と過剰歯根 歯内歯 巨大歯 ↓ 過剰歯	エナメル滴 単純性、複雑性、複合性、歯牙腫	象牙質硬化 年齢、外傷、などで生じる	不正咬合 歯の過剰な近心および咬合側への移動 過蓋咬合	過剰咬耗 歯ぎしり
	歯性の腫瘍						

(Schour I, Massler M : Studies in the tooth development : the growth pattern of human teeth, part Ⅰ, J Am Dent Assoc, 27 : 1782, 1940. より引用改変)

1　歯数の異常

開始期・増殖期の障害に起因する歯数の過不足である。

1）歯数の不足

歯胚の形成が開始しなかったか、増殖が抑制されたために、歯の発生が認められないもので、先天欠如という（図3、図4）。人類の歯の先天欠如は、切歯、小臼歯、大臼歯それぞれの遠心位にある歯（側切歯、第二小臼歯、第三大臼歯）ほど起こりやすい傾向にある。乳歯の先天欠如の頻度は永久歯と比較すると少なく、永久歯の先天欠如の頻度（第三大臼歯を除く）は約10%である。永久歯で最も好発する部位（第三大臼歯を除く）は下顎第二小臼歯であり、乳歯列では下顎乳切歯に多くみられる。また、多数歯にわたる歯の先天欠如は、先天性異形成（外胚葉異形成症など）に伴われて現れることが多い。歯の先天欠如の分類は以下のようになっている。

先天欠如

外胚葉異形成症

（1）完全（全部性）無歯症

無歯症

歯のすべてが先天欠如している場合。

（2）部分（性）無歯症

歯の一部が先天欠如している場合。

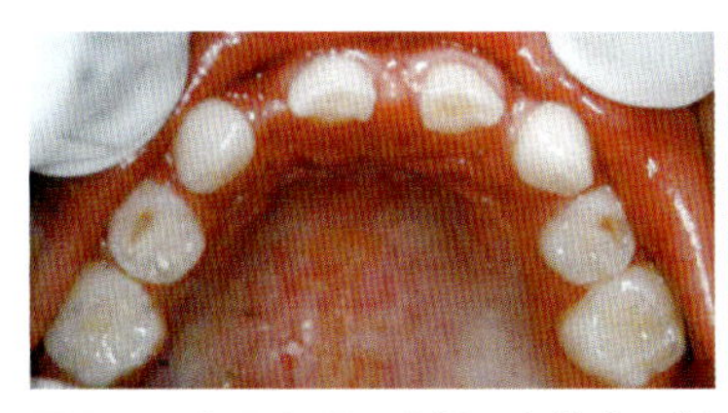
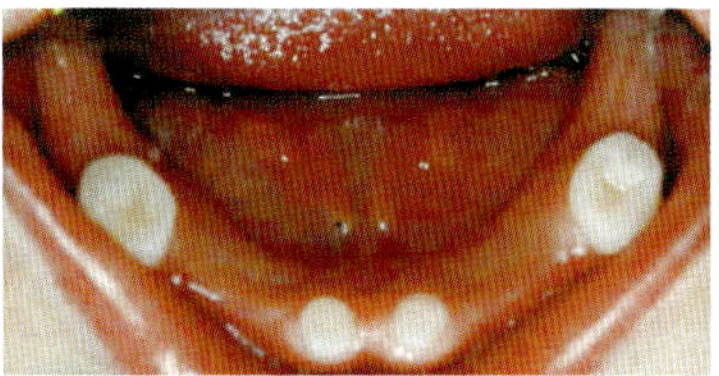
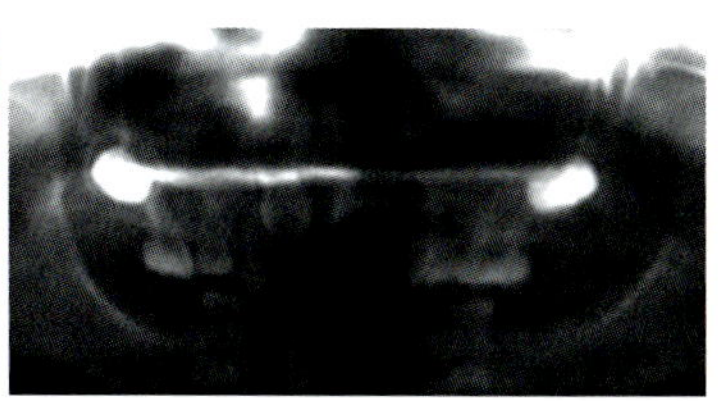

図3　4歳5か月、女児。多数歯の先天性欠損が認められる。

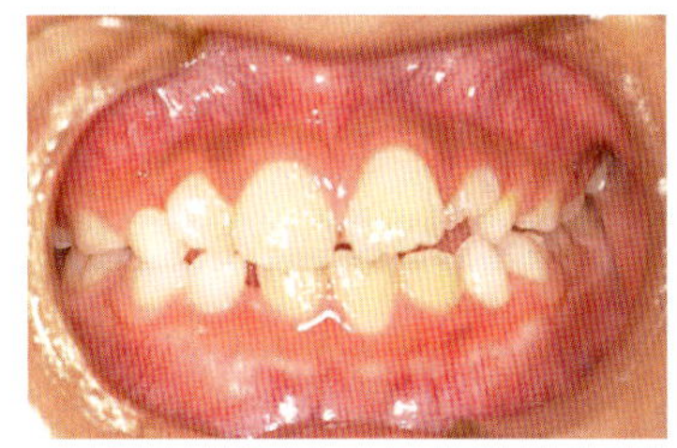
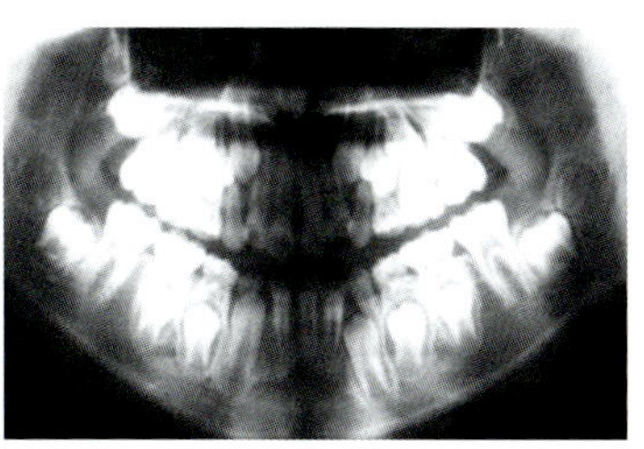

図4　8歳5か月、男児。2| の先天性欠如が認められる。

2）歯数の過剰

過剰歯

正常な歯以外に存在する余分な歯を過剰歯（**図5**）という。正常の歯数より多くの歯胚が作られた場合に生じる。過剰歯の形態は正常歯に類似しているものもあるが、多くの場合に歯冠

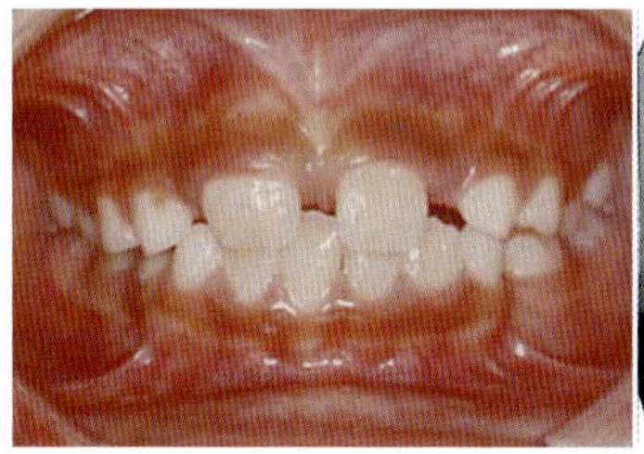
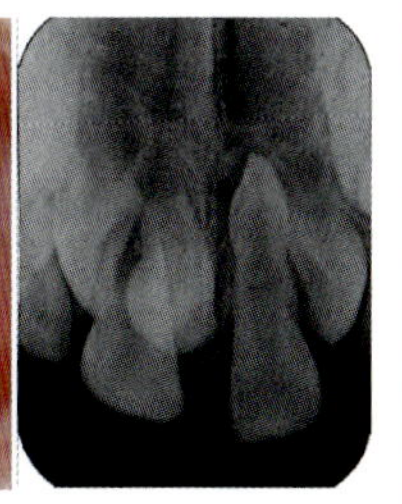

図5　7歳10か月、男児。1| 部に順生過剰歯、|1 部に逆生過剰歯が埋伏し、その影響で上顎中切歯間に正中離開が認められる。

Column

過剰歯のその他の特徴

過剰歯は男性に多い。1歯存在する場合が最も多く、次いで2歯認められること多いが、3歯以上存在することはまれである。上顎正中過剰歯には、正常な萌出方向に歯冠を向けている順生過剰歯、反対に歯冠を向けている逆生過剰歯、咬合面に平行に存在する水平過剰歯があり、順生過剰歯が口腔内に萌出する傾向があるのに対して、逆生過剰歯は埋伏歯となることが多い。過剰歯は永久歯の萌出障害、正中離開、歯の捻転など、歯列不正の原因となる。

の萎縮が強く、円錐歯や結節状を呈するものがある。乳歯列に発生することはまれである。乳歯列、永久歯列とも上顎正中部（正中歯）に最も多い。下顎では、小臼歯部における発生率が高い。

正中歯

2 歯質の異常（構造の異常）

組織分化期、添加期および石灰化期の各時期の異常が原因で起こる。組織分化期の障害はエナメル芽細胞と象牙芽細胞に遺伝性疾患として起こり、それぞれエナメル質形成不全症、象牙質形成不全症を引き起こす。

添加期および石灰化期の障害は主にエナメル質が障害され、障害が加わった時期に形成途上にあった部位に生じる。添加期にエナメル質の基質形成が障害されるとエナメル質減形成が起き、石灰化期に基質の石灰化が障害されるとエナメル質低石灰化が起きる。両者をあわせてエナメル質形成不全（**図6**）と呼ぶことがある。

原因は、全身的なものと局所的なものに分けられる。全身的な原因は、栄養障害（ビタミン欠乏、カルシウムやリンの欠乏）、内分泌障害、熱性疾患、フッ化物の過剰摂取（歯のフッ素症あるいは斑状歯）、放射線障害、周産期障害などがあり、そのとき形成中のすべての歯にエナメル質形成不全が起こる。また、局所的な原因としては、乳歯の外傷によって後継永久歯に起こるエナメル質形成不全、乳歯の根尖性歯周炎が波及して後継永久歯に起こるエナメル質形成不全（ターナー〈Turner〉歯）がある（**図7**）。

エナメル質形成不全症
象牙質形成不全症
エナメル質減形成
エナメル質低石灰化
エナメル質形成不全
歯のフッ素症
斑状歯
ターナー（Turner）歯

また、象牙質形成不全症は骨形成不全症の一症状として表れるものと、全身的な症状がなく歯の症状だけが表れるものがある。それぞれ異なった遺伝子の突然変異が原因であり、双方ともに血族内で遺伝する。

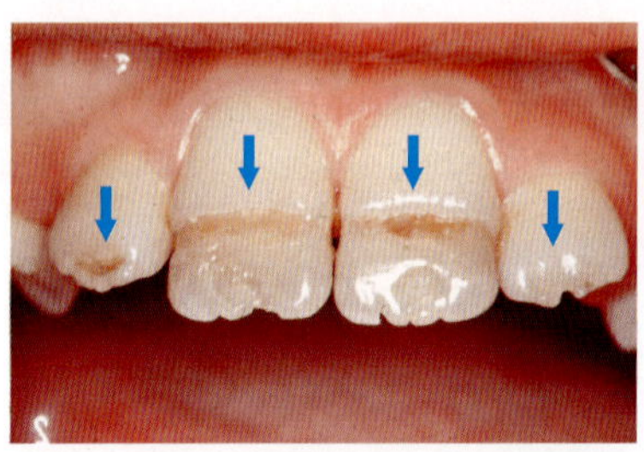
図6　9歳10か月、男児。1歳頃の高熱によるエナメル質形成障害。障害は高熱を発した時期に形成されていた部分に限局している。

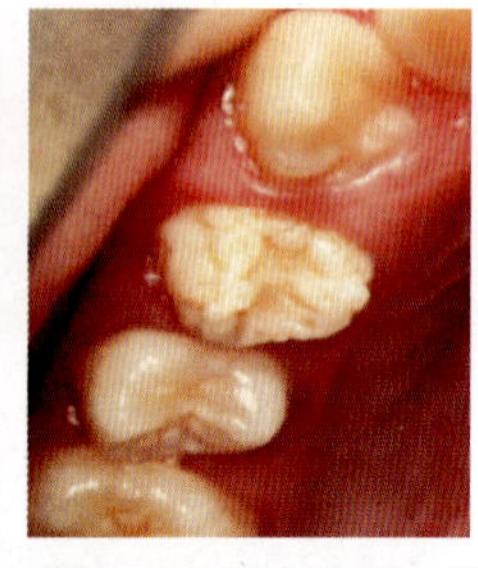
図7　11歳0か月、男児。D|が根尖性歯周炎に罹患した既往があり、後継永久歯である4|に形態異常とエナメル質形成不全（ターナー歯）が認められる。

MEMO
実際のエナメル質形成不全
一般的に、エナメル質形成不全はエナメル質減形成とエナメル質低石灰化が混在することが多く、どちらか一方に診断することは難しい。

3 形態の異常[6)]

形態分化期の障害であり、歯の大きさや形態の異常を引き起こす。

1）矮小歯（図8）

矮小歯
円錐歯
栓状歯
蕾状歯
巨大歯

正常な歯に比べて歯冠が著しく小さい歯をいう。切歯では円錐状の歯（円錐歯）あるいは栓状の歯（栓状歯）が多く、臼歯では歯冠が萎縮した歯（蕾状歯）が多い。上顎側切歯や第三大臼歯にしばしば認められる。ちなみに、正常な歯に比べて歯冠が大きいものを巨大歯というが、きわめてまれである。

2）癒合歯（図9、図10）

癒合歯

2歯以上の歯が象牙質、エナメル質、セメント質で結合した歯である。乳歯に多く、永久歯にはまれである。

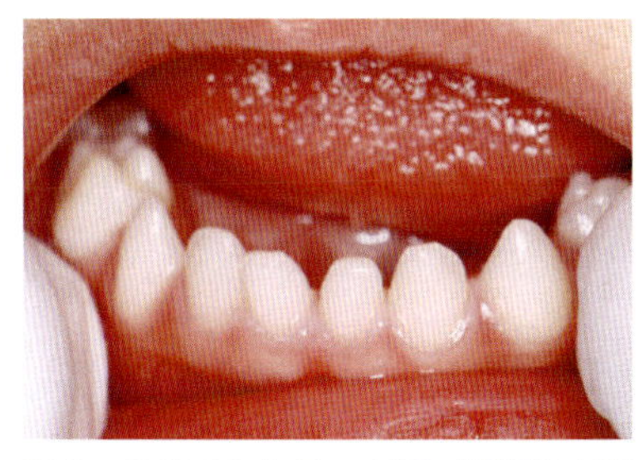

図8　3歳11か月、女児。下顎乳中切歯が栓状歯であり、乳側切歯も矮小傾向にある。

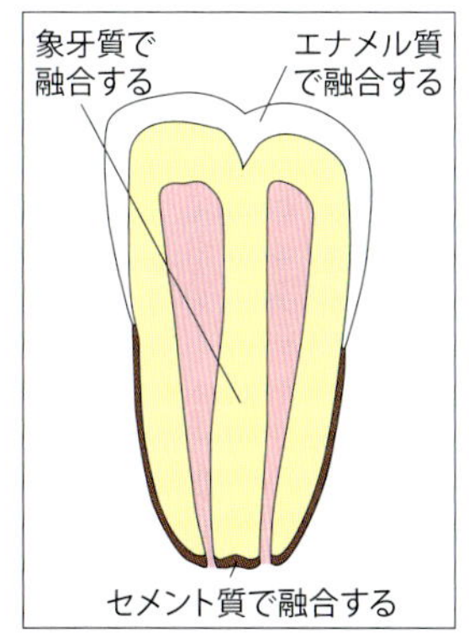

図9　癒着歯の内景

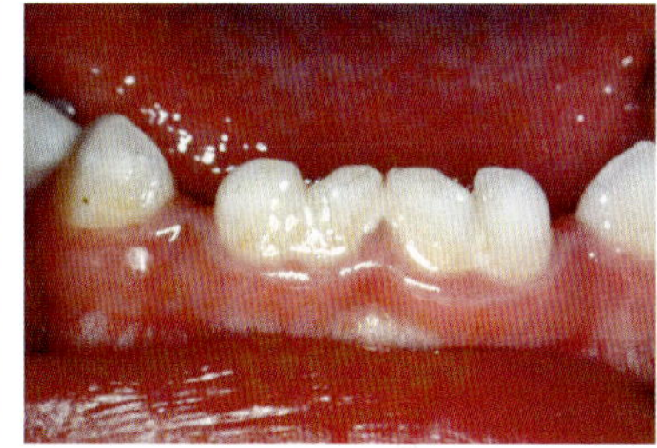

図10　4歳7か月、男児。左右ともに乳中切歯と乳側切歯が癒合している。

MEMO

癒合歯の歯髄腔

癒合歯の歯髄は2歯の歯髄が独立して存在する場合と、1つの歯髄腔を共有している場合がある。

3）異常結節

（1）切歯結節（基底棘）（図11）

切歯結節（基底棘）

上顎切歯あるいは上顎乳切歯の舌側面の基底結節が特に発達し、円錐状の突起を形成しているものをいう。

（2）中心結節（図12）

中心結節

臼歯咬合面にみられる円錐状あるいは棒状の突起型過剰結節であり、小臼歯に多い。

カラベリー結節

(3) カラベリー結節（図 13）

上顎大臼歯および上顎第二乳臼歯の近心舌側咬頭の舌側部にみられる結節である。

プロトスタイリッド

(4) プロトスタイリッド（図 14）

下顎大臼歯と下顎第二乳臼歯の近心頬側部にみられる突起状結節である。

臼傍結節

(5) 臼傍結節（図 15）

上顎臼歯および上顎乳臼歯の頬側面にみられる結節である。

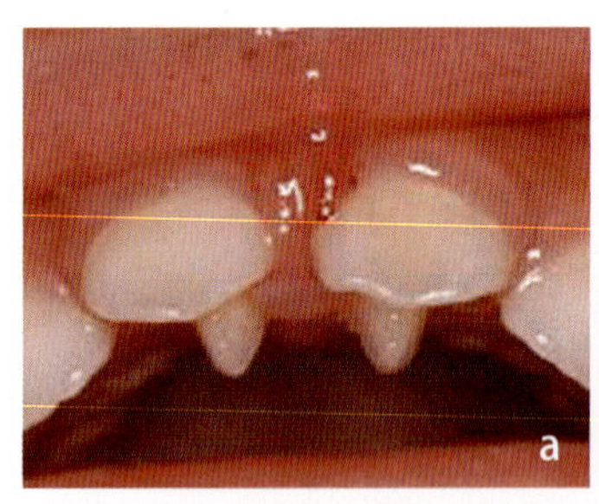

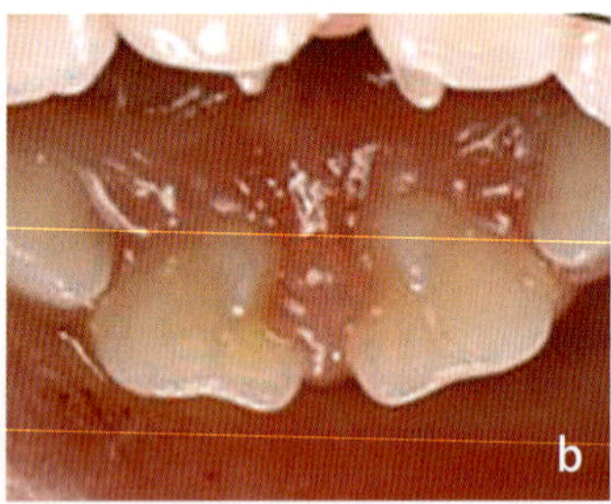

図 11　1 歳 4 か月、男児。A|A に切歯結節が認められる。
a：正面像、b：ミラー像（舌面観）。

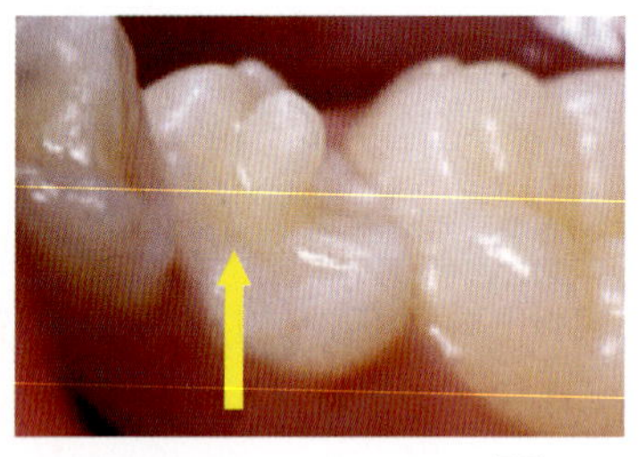

図 12　10 歳 2 か月、男児。5| 咬合面に現われた中心結節（矢印）。

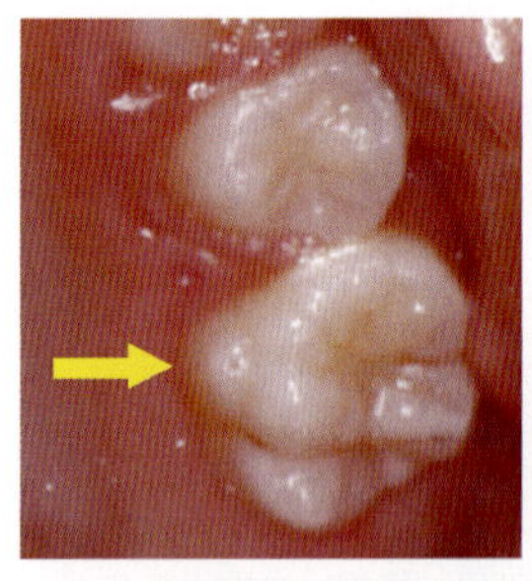

図 13　6 に発生したカラベリー結節（矢印）

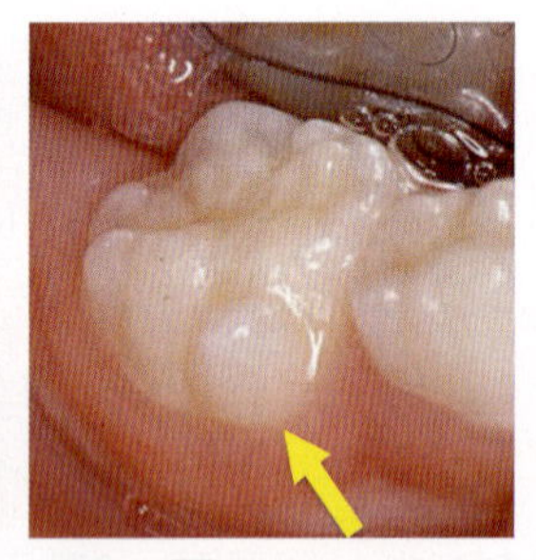

図 14　E に発生したプロトスタイリッド（矢印）

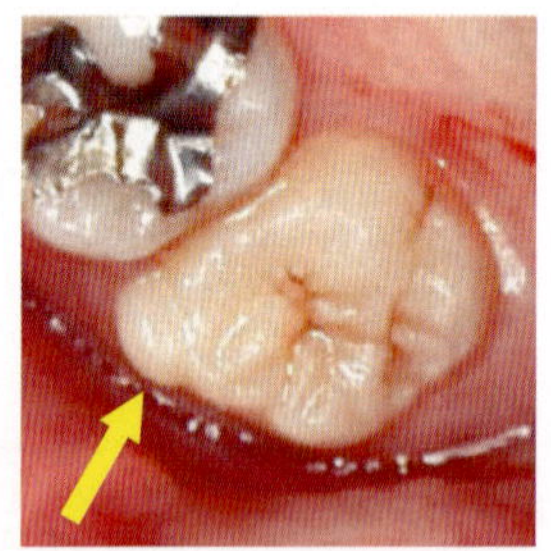

図 15　7 に発生した臼傍結節（矢印）

タウロドント

4) タウロドント（長胴歯）（図 16）

臼歯の歯頸部が長く、歯根が極端に短くなり、それに従い歯髄腔も広くなった歯である。特に下顎第一乳臼歯に多い。

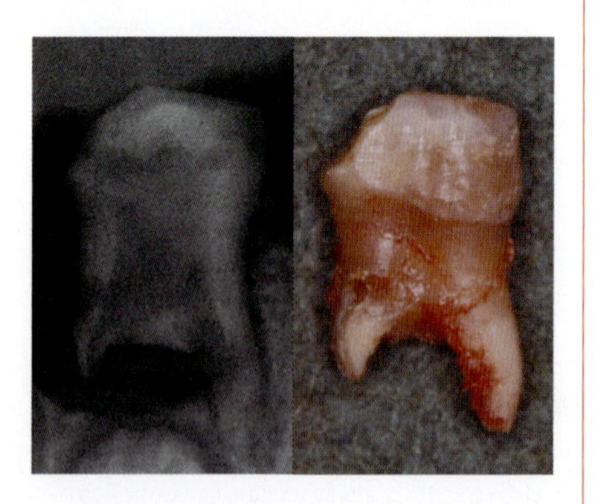

図 16　D| に認められたタウロドントのエックス線画像（左）と抜去後の同歯（右）

Column

中心結節の歯髄腔

中心結節は歯の萌出後、上下顎が咬合して機能を営むようになると、破折あるいは摩耗することが多い。結節内部に歯髄が入り込んでいることが多く、破折に伴って歯髄炎や根尖性歯周炎を起こすことがあるので、注意が必要である。

4 色調の異常

形成中の歯胚に色素が取り込まれる場合（内因性）と、萌出した歯の表面に色素が沈着する場合（外因性）がある。

1）内因性着色

内因性着色

歯胚の石灰化期に歯の成分と親和性のある物質が体液中に存在すると、歯に着色を起こす。

（1）高ビリルビン血症（新生児重症黄疸、先天性胆道閉鎖症など）

高ビリルビン血症
新生児重症黄疸
先天性胆道閉鎖症

血中のビリルビンが増加し、その酸化物が緑、青、褐色を呈し、歯に着色する（図 17）。

（2）新生児メレナ

新生児メレナ

乳歯が青色に着色する。

（3）先天性ポルフィリン症

先天性ポルフィリン症

歯が赤～赤紫色に着色する。

（4）テトラサイクリン

テトラサイクリン

母体あるいは学童期前半までの小児に、テトラサイクリン系抗菌薬を内服させると、歯に黄色、褐色、灰褐色の着色が起こる（図 18）。

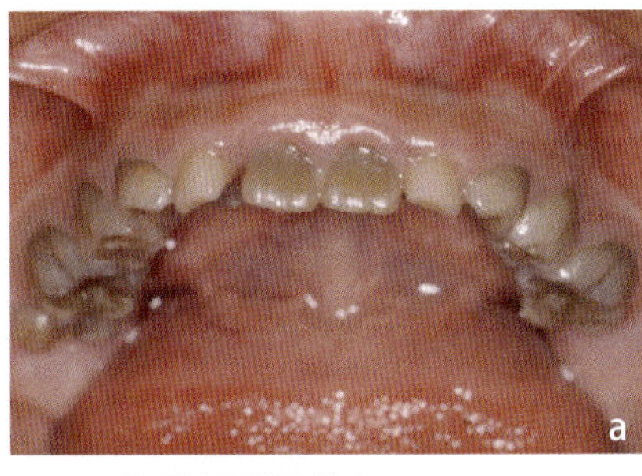

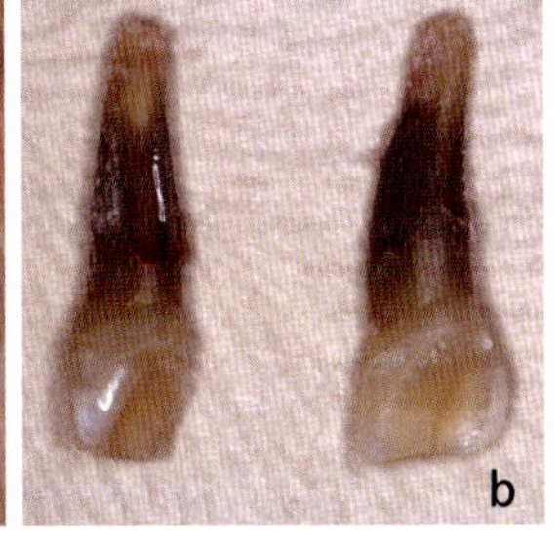

図 17　先天性胆道閉鎖症
a：7 歳 7 か月、女児。先天性胆道閉鎖症による着色を歯に認める。
b：抜歯後の A|A 。着色は歯根にまで至っている。

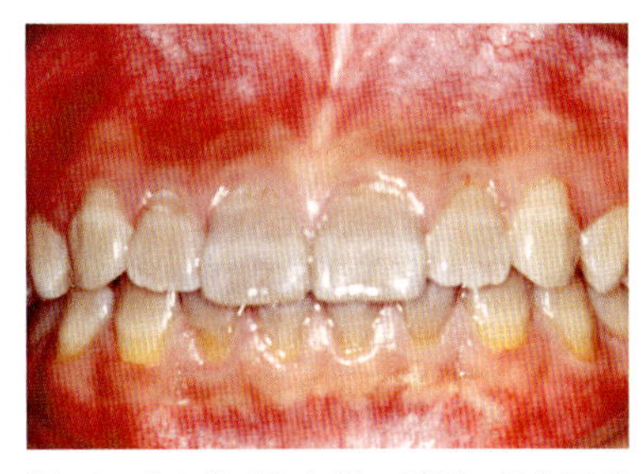

図 18　14 歳 10 か月、男子。テトラサイクリンによる灰褐色～黄の着色を認める。

2）外因性着色

外因性着色

食物や飲料物に含まれる色素や薬物、口腔細菌が産生する色素が歯に沈着して着色を起こす。

4　歯の萌出（図19）[7)]

一般的には、歯が歯肉を破って口腔内に現れることを萌出というが、その前に顎骨内で起こる歯の移動も骨内萌出と表現する。

骨内萌出

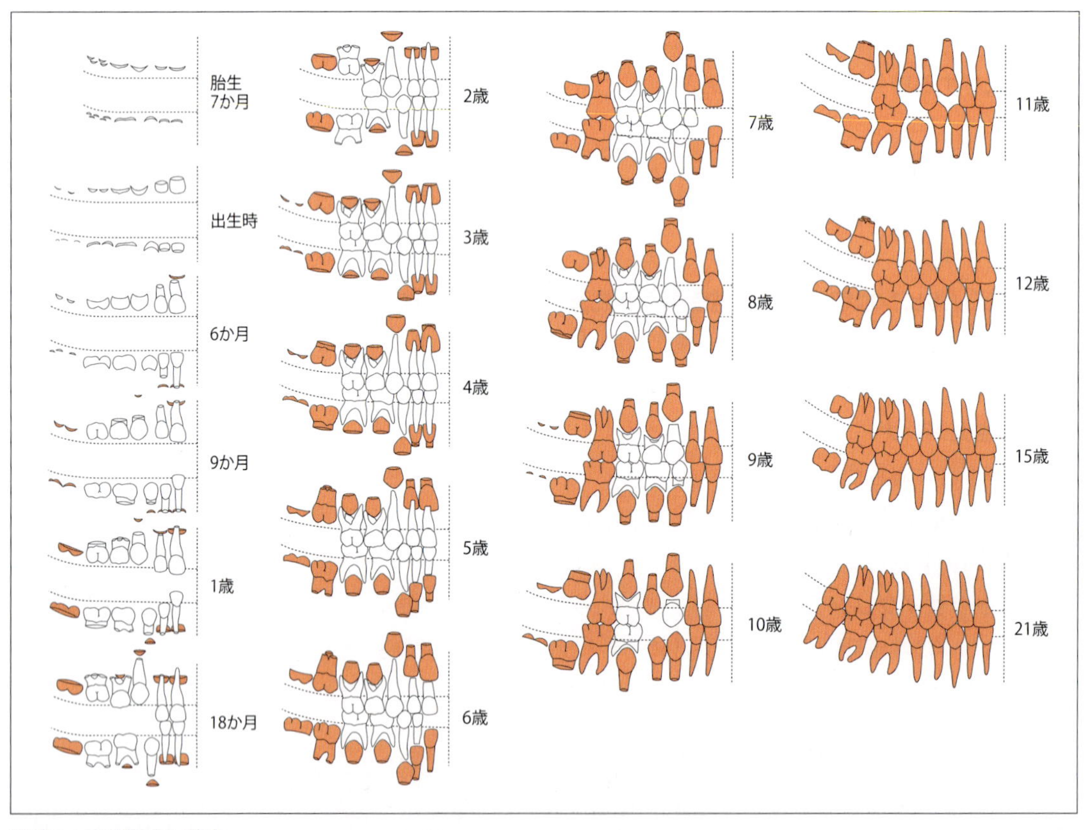

図19　歯の形成と萌出
（日本小児歯科学会：日本人小児における乳歯・永久歯の萌出時期に関する調査研究，小児歯誌，26：15-16，1988．より引用改変）

1　乳歯の萌出時期と萌出順序（表3、表4）

萌出時期

萌出順序

乳歯は生後8か月頃に下顎乳中切歯から萌出し始め、2歳半頃にはすべての乳歯が口腔内に現れ、3歳頃にすべての乳歯が咬合して萌出を完了する。しかし、萌出時期や順序は、人種差、個体差、性差などの影響を受け、3～4か月の差異は異常とは考えない。

表3　乳歯の平均的な萌出時期

歯種		男児（年．月）	女児（年．月）
上顎	A	0.10	0.10
	B	0.11	0.11
	C	1.06	1.06
	D	1.04	1.04
	E	2.05	2.06
下顎	A	0.08	0.09
	B	1.00	1.00
	C	1.07	1.07
	D	1.05	1.05
	E	2.03	2.03

（日本小児歯科学会：日本人小児における乳歯・永久歯の萌出時期に関する調査研究，小児歯誌，26：5-6，1988．より引用改変）

表4　乳歯の萌出順序

順序	1	2	3	4	5	6	7	8	9	10
上顎		A	B		D		C			E
下顎	A			B		D		C	E	

（日本小児歯科学会：日本人小児における乳歯・永久歯の萌出時期に関する調査研究，小児歯誌，26：7，1988．より引用改変）

2　永久歯の萌出時期と萌出順序（表5、表6）

永久歯は6歳頃に下顎中切歯あるいは下顎第一大臼歯が萌出し始め、12～13歳頃までに第三大臼歯を除く28歯が口腔内に現れ、15歳頃までに咬合して萌出を完了する。永久歯の萌出順序や時期は、乳歯と比べると個人によってばらつきが大きい。

表5　永久歯の平均的な萌出時期

歯種		男児（年．月）	女児（年．月）
上顎	1	7.03	7.00
	2	8.05	8.00
	3	10.10	10.02
	4	10.00	9.04
	5	11.01	10.07
	6	6.08	6.07
	7	13.03	12.09
	8	17.04	17.08
上顎	1	6.03	6.01
	2	7.03	7.00
	3	10.02	9.03
	4	10.02	9.07
	5	11.04	10.09
	6	6.05	6.02
	7	12.05	11.08
	8	17.03	17.05

（日本小児歯科学会：日本人小児における乳歯・永久歯の萌出時期に関する調査研究，小児歯誌，26：5-6，1988．より引用改変）

表6　永久歯の萌出順序

順序	1	2	3	4	5	6	7	8	9	10	11	12	13	14
上顎			6	1		2		4		3	5			7
下顎	1	6		2			3		4			5	7	

(日本小児歯科学会：日本人小児における乳歯・永久歯の萌出時期に関する調査研究，小児歯誌，26：7，1988．より引用改変)

5　歯の萌出異常

1　萌出時期の異常[7)]

1）早期萌出

早期萌出

正常な萌出時期よりもかなり早く歯が萌出することをいう。出生時にすでに萌出しているものを含め、生後１か月以内に萌出する歯を先天性歯（先天歯）という。ほとんどの場合、下顎の乳中切歯部に認められ、下顎中切歯である場合と過剰歯である場合があるが、後者であることはまれである。先天性歯は切縁が鋭利であるため、舌下部に潰瘍を形成する。これをリガ・フェーデ（Riga-Fede）病（「第８章3-④-4）リガ・フェーデ病」p.84参照）という。

先天性歯（先天歯）

リガ・フェーデ（Riga-Fede）病

2）萌出遅延

萌出遅延

正常な萌出時期よりもかなり遅く歯が萌出することをいう。乳歯ではおおよそ４か月、永久歯では１年の萌出の遅れを目安とする。原因は、全身的なものと局所的なものが挙げられる。全身的原因としては内分泌障害、ダウン症、鎖骨頭蓋骨異形成症（鎖骨頭蓋異骨症）などがあり、局所的原因としては歯肉の肥厚、歯胚の位置異常、萌出余地不足、先行乳歯の晩期残存や早期抜歯などがある。

ダウン症

鎖骨頭蓋骨異形成症（鎖骨頭蓋異骨症）

Column

先天性歯の分類

先天性歯は出産歯と新生児歯の２つに分類される。出生時にすでに萌出している先天性歯を出産歯、新生児期（出生後約１か月）に萌出してくる歯を新生児歯という。

3）生歯困難

生歯困難

歯の正常な萌出が障害されている状況をいい、萌出方向異常や萌出余地不足が原因である。また、乳歯の場合は萌出性嚢胞（萌出嚢胞）（「第８章 3-③-2）萌出性嚢胞」p.83 参照）が原因の場合も多く、上顎第一乳臼歯に好発する。

萌出性嚢胞（萌出嚢胞）

2 萌出位置の異常

萌出位置異常

異所萌出

正常な歯列の位置より離れて萌出するものを萌出位置異常、その際に先行乳歯以外の歯の歯根を吸収しながら萌出するものを異所萌出という。異所萌出は上顎第一大臼歯に最も多く、下顎第一大臼歯や上顎犬歯、下顎側切歯に多い。上顎第一大臼歯の場合、歯は上顎第二乳臼歯の遠心根を吸収しながら萌出する（**図20**）。永久歯胚の位置異常や顎と歯の大きさの不調和などが原因とされている。

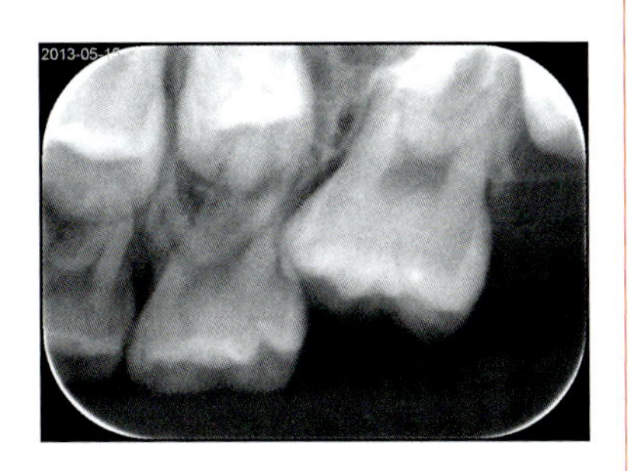

図 20　上顎左側第一大臼歯の異所萌出のエックス線画像
（日本歯科大学附属病院教授 内川喜盛先生 提供）

3 萌出不全（萌出量の異常）

萌出不全

1）低位乳歯

低位乳歯

乳歯が隣在歯や咬合平面より低い位置にあるものをいう。いったん咬合するまでに萌出したにもかかわらず低位になったものと、萌出途中で低位に留まってしまったものがある（**図 21**）。当該歯歯根が歯槽骨と癒着していることが多く、後継永久歯が先天欠如していることもある。一般的に下顎第一乳臼歯、下顎第二乳臼歯に多く発現する。

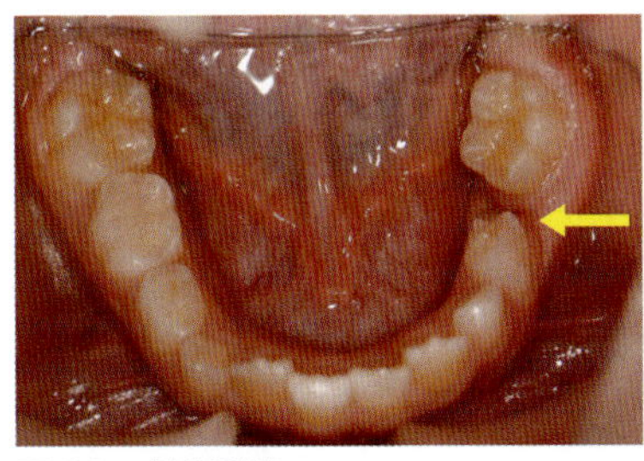
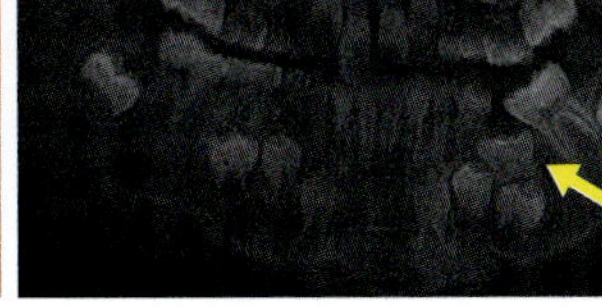

図 21　低位乳歯
（神奈川歯科大学教授 木本茂成先生 提供）

2）埋伏歯

埋伏歯

萌出時期を過ぎても、歯冠の全部あるいは一部が口腔内に萌出しない歯をいう。永久歯に比較して乳歯の発現頻度は少ない。少数の歯が埋伏している場合は局所的な原因（歯牙腫、過剰歯など）の場合が多いが（**図 22**）、多数歯の埋伏は全身疾患（鎖骨頭蓋骨異形成症〈鎖骨頭蓋異骨症〉など）の一症状として現れる。

歯牙腫

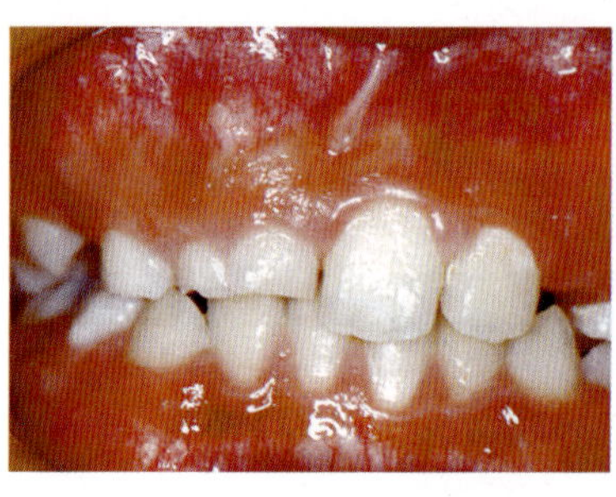
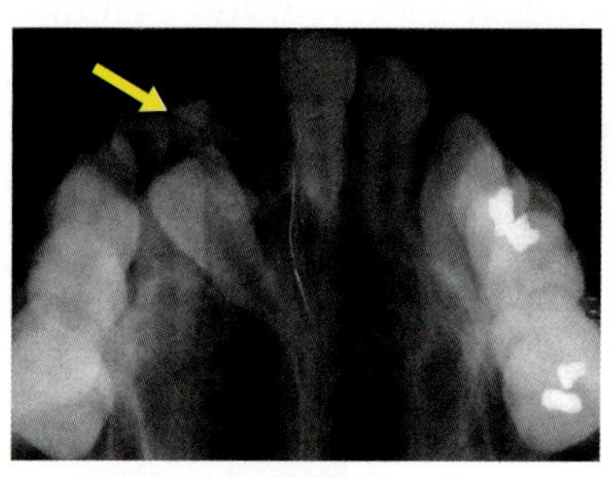

図 22　9歳4か月。男児。1|および|2が晩期残存し、中切歯および側切歯が埋伏している。埋伏した両切歯の切端部には集合性歯牙腫（矢印）が存在する。

（新谷誠康）

文献

1）新谷誠康ほか編：小児歯科学 ベーシックテキスト，第2版，永末書店，京都，2019，125-139.
2）赤井三千男編：歯の解剖学入門，医歯薬出版，東京，1990，28-118.
3）新谷誠康ほか編：小児歯科学 ベーシックテキスト，第2版，永末書店，京都，2019，68-74.
4）新谷誠康ほか編：小児歯科学 ベーシックテキスト，第2版，永末書店，京都，2019，75-96.
5）下岡荘八ほか編：小児の歯科治療［診察・検査・診断］，永末書店，京都，2010，18-42.
6）赤井三千男編：歯の解剖学入門，医歯薬出版，東京，1990，131-148.
7）新谷誠康ほか編：小児歯科学 ベーシックテキスト，第2版，永末書店，京都，2019，97-102.

第4章 やってみよう

以下の問いに○×で答えてみよう（解答は巻末）

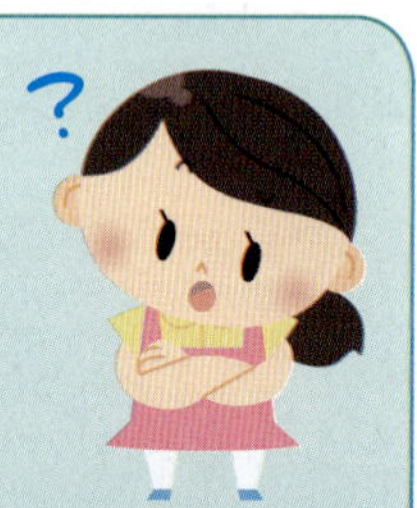

1．乳臼歯は歯頸部の狭窄が強い。
2．乳前歯の歯根は舌側に屈曲している。
3．乳歯のエナメル質や象牙質の厚みは永久歯の1／3である。
4．幼若永久歯は髄角が突出している。
5．幼若永久歯エナメル質は萌出後は成熟しない。
6．添加期は、エナメル芽細胞や象牙芽細胞がカルシウムとリン酸を分泌する時期である。
7．過剰歯は上顎正中部に多い。
8．小児にテトラサイクリンを内服させると、歯が着色する。
9．第一大臼歯は6歳頃に萌出する。
10．リガ・フェーデ病は、乳歯の萌出遅延が原因で起こる。

第5章

歯列および咬合の発育と異常

5

おぼえよう

①歯列・咬合の発育段階の評価には、ヘルマンの歯齢が用いられる。

②出生時の歯槽堤の前方部では上下歯槽堤間に顎間空隙が存在し、哺乳に関連が深い。

③乳歯列完成後の中心咬合位における上下第二乳臼歯の遠心面の近遠心的位置関係を、ターミナルプレーンと呼ぶ。ターミナルプレーンは３種類に分けられ、霊長空隙の有無によって、将来の第一大臼歯の萌出位置と咬合関係を予測することができる。

④乳歯側方歯群（乳犬歯、第一乳臼歯、第二乳臼歯）と永久歯側方歯群（犬歯、第一小臼歯、第二小臼歯）の近遠心幅径の総和の差を、リーウェイスペースと呼び、リーウェイスペースは側方歯群の交換をスムーズに行うために利用される。

⑤歯列は口唇や頬筋の外側からの筋力と舌による内側からの筋力に影響され、口腔習癖はそのバランスを崩し、長期にわたると不正咬合の原因になる。

1　歯列・咬合の発育

1 歯列・咬合の発育段階

歯列の発育段階については、大きく分けて４つの段階に分けられる。

①無歯期：出生から第一生歯（多くは下顎乳中切歯）までの期間

②乳歯列期：乳歯が萌出を開始してから、最初の永久歯が萌出するまでの期間

③混合歯列期：最初の永久歯が萌出してから、最後の乳歯が脱落するまでの期間

④永久歯列期：歯列が永久歯のみの期間

2 歯列・咬合の発育

歯列・咬合の発育段階の評価には、ヘルマンの歯齢がよく用いられる。これは、ⅠA～ⅤAまでの10段階に分かれている。各段階につけられているアルファベットのAはattained（完成）、Cはcommenced（開始）である。なお、混合歯列期から永久歯列期にかけてのⅢのみB；between（中間）がある（「第２章 表２ ヘルマンの歯齢」p.6参照）。

ヘルマンの歯齢

1）無歯期（ⅠA）

出生から第一生歯（多くは下顎乳中切歯）萌出までの期間であり、個人差は大きく８か月～１歳頃までである。この時期は、哺乳に特化した口腔形態がみられる。

（1）上下歯槽堤の対向関係

新生児期は、下顎の歯槽堤は上顎と比較して遠心に位置しているが、下顎乳切歯萌出とともに近づき、上下乳切歯萌出時期にはほぼ近遠心的に一致する。

（2）顎間空隙

出生時には、上下第一乳臼歯相当部でのみ接触していて、歯槽堤の前方部では上下歯槽堤間に空隙が存在し、顎間空隙（**図１**）と呼ばれている。哺乳の際はこの空隙で乳首を固定し、舌の蠕動様運動にて乳汁を咽頭部に送り込む。顎間空隙は乳切歯萌出によって消失する。

顎間空隙

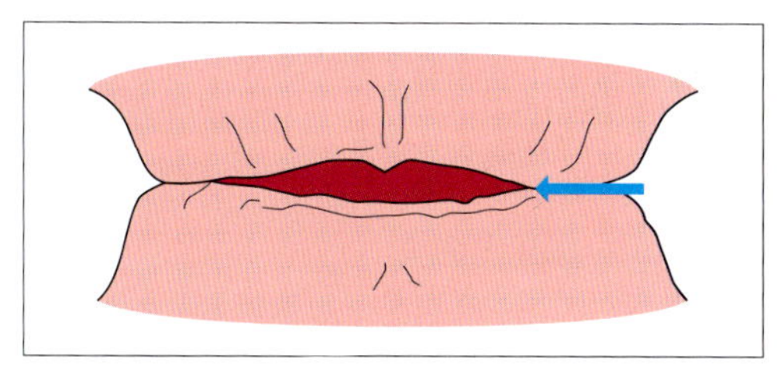

図1　顎間空隙
(Friel S：The development of ideal occlusion of the gum pads and the teeth, Am J Orthod, 40：199, 1954. より引用改変)

2）乳歯列萌出期（ⅠC）

下顎乳中切歯萌出から全乳歯が萌出完了する３歳頃までの約２年間の期間である。乳歯の萌出に伴い、顎の成長は大きく、歯列弓長径、幅径ともに増加する。

3）乳歯列期（ⅡA）

すべての乳歯が萌出完了してから永久歯の萌出が開始する３歳～５歳頃までの期間で、歯の交換はみられず、歯列弓の成長変化の少ない安定した期間である。

(1）乳歯列の形態

上顎歯列弓は半円形、下顎歯列弓は半円形または半楕円形である。

(2）霊長空隙と発育空隙（図2、3）

霊長空隙

霊長空隙とは、生理的歯間空隙のうち、上顎乳側切歯と乳犬歯との間、下顎乳犬歯と第一乳臼歯の間の空隙である。これは人を含めた霊長類に共通してみられる。上顎の空隙は永久歯萌出に、下顎の空隙は第一大臼歯の咬合関係の調整にそれぞれ作用する。

発育空隙

発育空隙とは、乳歯列における霊長空隙以外の空隙のすべてである。なお、永久歯萌出に伴う前歯部歯列弓の増大による空隙は二次空隙と呼ばれ、発育空隙に含まれる。

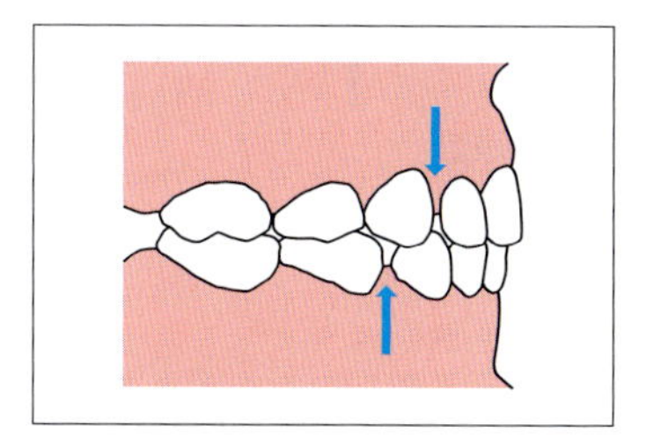

図2　霊長空隙
上顎乳側切歯と乳犬歯の間、下顎乳犬歯と第一乳臼歯の間。

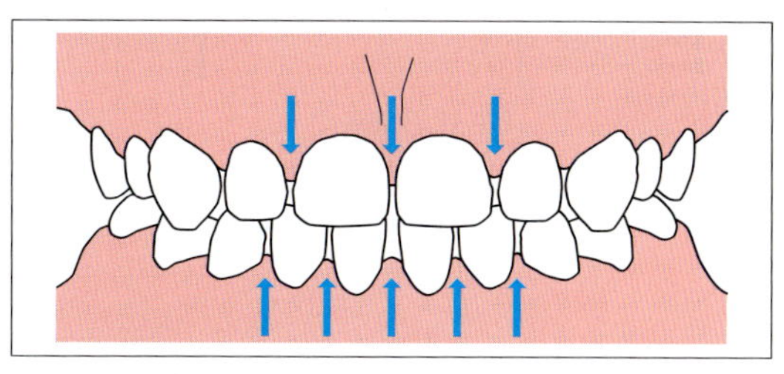

図3　発育空隙
霊長空隙以外の空隙。

（3）空隙の出現頻度（表１）

乳歯列の生理的歯間空隙は、上下ともに霊長空隙および発育空隙があるものが多い。空隙のないもの（閉鎖歯列弓）は上顎に比べて下顎に多い。空隙型あるいは有隙型歯列弓と比較して、閉鎖歯列弓は永久歯列において、叢生を引き起こすことが多いため、十分な観察が必要である。

生理的歯間空隙
生理的歯間空隙＝霊長空隙＋発育空隙

表１　乳歯列の生理的空隙の発現頻度（%）

	空隙の種類	上顎	下顎
有隙型	霊長空隙のみ	2.5	7.6
	発育空隙のみ	2.5	12.0
	霊長空隙＋発育空隙	91.8	70.9
閉鎖型	空隙のないもの	3.2	9.5

（日本小児歯科学会：日本人の乳歯歯冠並びに乳歯列弓の大きさ，乳歯列咬合状態に関する調査研究，小児歯誌，31：386，1993．より引用改変）

（4）ターミナルプレーン（図４）

ターミナルプレーン

乳歯列完成後の中心咬合位における上下第二乳臼歯の遠心面の近遠心的位置関係をターミナルプレーンと呼ぶ。ターミナルプレーンは３種類に分けられ、霊長空隙の有無によって、将来の第一大臼歯の萌出位置と咬合関係を予測することができる。

①垂直型（vertical type）：上下顎第二乳臼歯の遠心面が垂直なもの。このタイプが最も多い。

②近心階段型（mesial step type）：上顎第二乳臼歯の遠心面に対し、下顎の遠心面が近心にあるもの。

③遠心階段型（distal step type）：上顎第二乳臼歯の遠心面に対し、下顎の遠心面が遠心にあるもの。

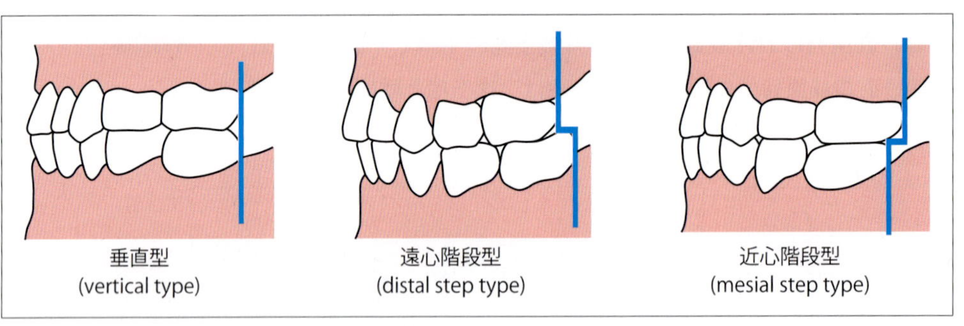

図４　ターミナルプレーン

（5）被蓋関係と歯軸関係（図５、６）

永久歯に比べ被蓋は浅い（歯軸傾斜角度が大きい）。上下乳臼歯の植立状態は、近遠心的には咬合平面に対して垂直に近い状態である。

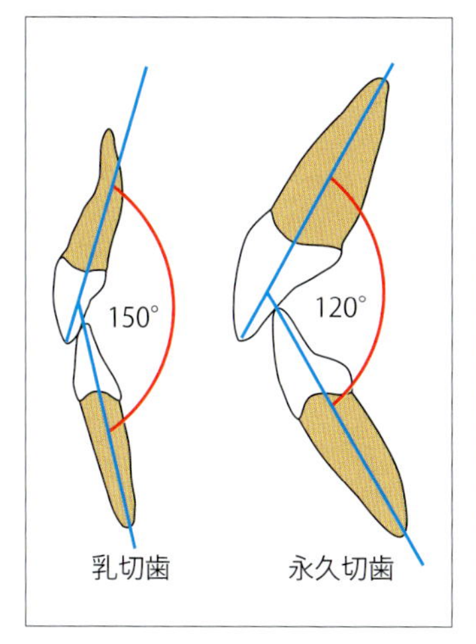

図５　乳切歯と永久切歯の歯軸角
乳切歯

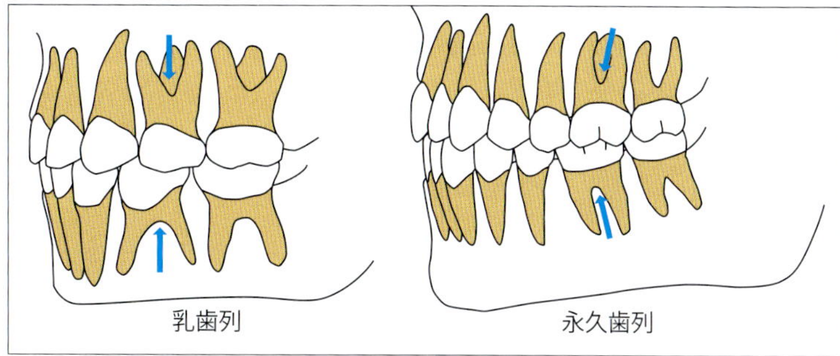

図６　乳歯と永久歯の植立状態

４）混合歯列期（ⅡC～ⅢB）（図７）

第一大臼歯および切歯の萌出が開始する６歳頃から、側方歯が交換するまでの期間である。

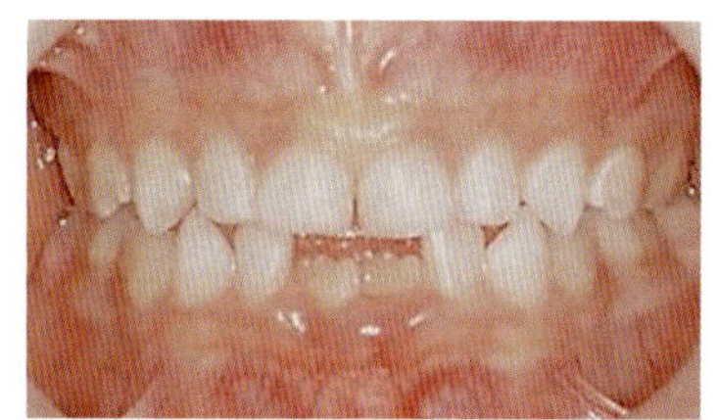
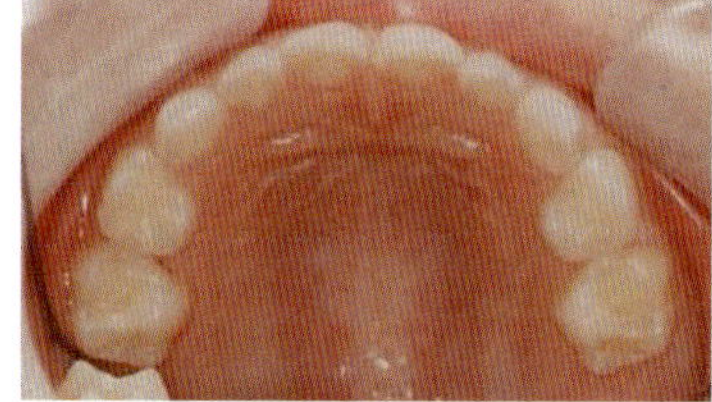
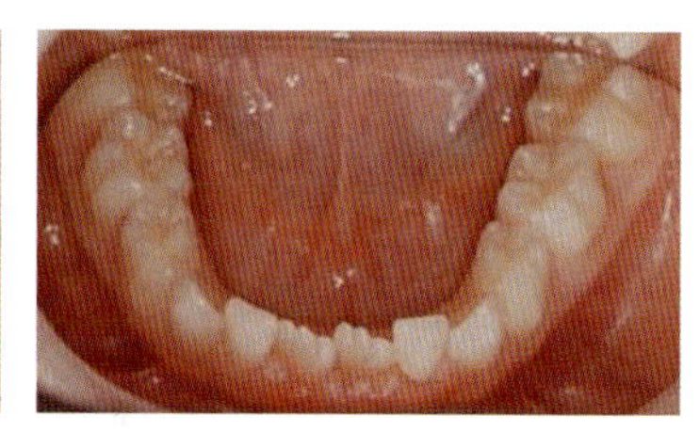

図７　混合歯列期（ⅡC～ⅢB）

（１）第一大臼歯の萌出方向（図８）

第一大臼歯の萌出方向は、上顎と下顎では萌出方向が異なる。

a. 近遠心的な萌出方向の違い

上顎第一大臼歯は、最初歯軸を遠心方向に向けて移動を開始するが、その方向は徐々に近心方向に変化する。その後、第二乳臼歯遠心面の歯頸部に到達すると、歯冠の遠心面に沿って口腔内に萌出する。

下顎第一大臼歯は、最初近心方向に傾斜しながら顎骨内で移動を開始する。その後、第二乳臼歯の遠心面に沿って口腔内に萌出する。

b. 頰舌的な萌出方向の違い

上顎第一大臼歯は、最初歯軸を頰側方向に向けて移動を開始するが、頰粘膜の圧を受けて歯軸方向を舌側に変えながら口腔内に萌出する。

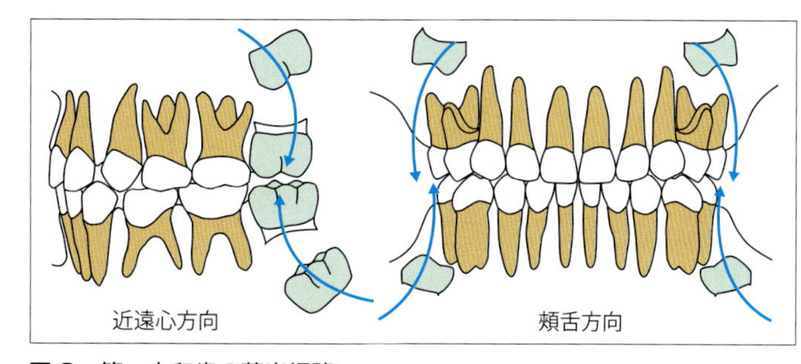

図８　第一大臼歯の萌出経路

下顎第一大臼歯は、最初歯軸を舌側方向に向けて移動を開始するが、舌圧を受けて歯軸方向を頬側に変えながら口腔内に萌出する。

（2）みにくいあひるの子の時代（図9）

みにくいあひるの子の時代

上顎中切歯は歯軸をやや遠心に傾斜させながら萌出するため、一時的に正中離開を呈し、異常な状態と思われる。しかし、その後側切歯や犬歯の萌出に伴い、ほとんどの場合中切歯は近心方向に移動し正中は自然に閉鎖される。このような現象をアンデルセン童話にならって、“みにくいあひるの子の時代 ugly duckling stage”と呼ぶ（Broadbent，1937）。

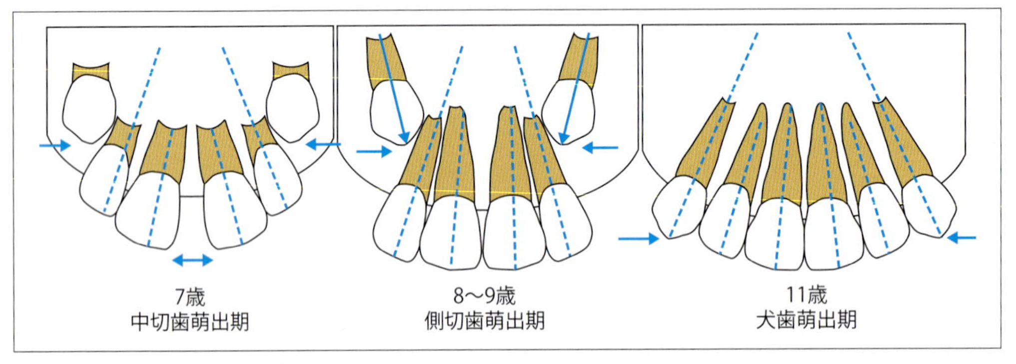

図９　みにくいあひるの子の時代
(Broadbent BH : Bolton standards and technique in orthodontic practice, Angle Orthod, 7 : 225, 1937. より引用改変)

（3）リーウェイスペース（図10）

リーウェイスペース

歯冠近遠心幅径の違い
C＜3 D≒4 E＞5

乳歯側方歯群（乳犬歯、第一乳臼歯、第二乳臼歯）と永久歯側方歯群（犬歯、第一小臼歯、第二小臼歯）の近遠心幅径の総和の差を、リーウェイスペース（leeway space）と呼ぶ。リーウェイスペースは上顎では約1 mm、下顎では約3 mmで乳歯側方歯群のほうが大きい。リーウェイスペースは、側方歯群の交換をスムーズに行うために利用される。

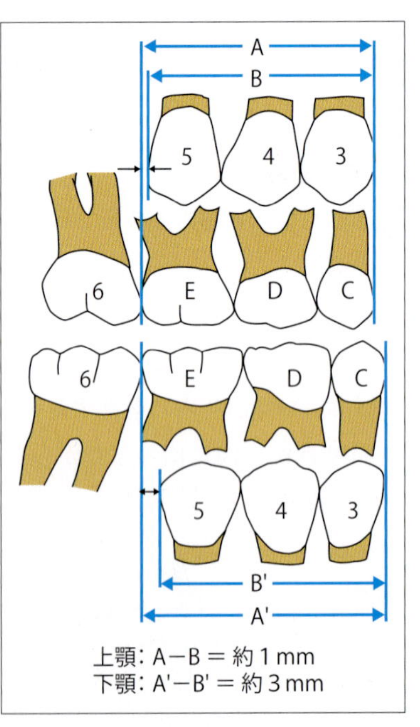

図10　リーウェイスペース

5）永久歯列期（ⅢC〜VA）

すべての乳歯が脱落し、第二大臼歯が萌出後、永久歯咬合が完成する期間である。おおむね12歳以降である。

2　歯列・咬合の発育異常

1 機能性不正咬合

臼歯部が咬合する前に、前歯が早期接触しているために、顎を偏位させて咬合している状態である。交叉咬合や反対咬合の場合が多く、成長期でこの状態が長期にわたると、骨格性不正咬合（後述）になる場合がある。

2 骨格性不正咬合

上下顎骨の過成長や劣成長など、骨格の不調和によって起こる不正咬合である。遺伝的要因が多い。

3 歯性不正咬合

骨格の異常ではなく、顎の大きさと歯の大きさの不調和によって起こる不正咬合である。他にも、乳歯のう蝕による歯冠崩壊や早期喪失による歯冠近遠心幅径の短縮や過剰歯や歯牙腫などにより、永久歯の正常萌出を障害することも原因になる。

4 口腔習癖による不正咬合

歯列は、口唇や頬筋の外側からの筋力と舌による内側からの筋力に影響される。口腔習癖はそのバランスを崩し、長期にわたると不正咬合の原因になる。

習癖には、吸指癖、咬爪癖、咬唇癖（吸唇癖）、異常嚥下癖、舌突出癖、口呼吸などがある。習癖によって、開咬、上顎歯列弓狭窄、正中離開、叢生などの不正咬合を引き起こすことがある（詳しくは「第 16 章 4 口腔習癖への対応」p.184 参照）。

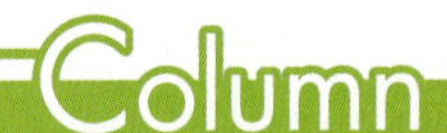

指しゃぶりは悪習癖？

口腔習癖は歯列不正などの原因になるため、悪習癖と言われることがある。しかし、出生後の哺乳のトレーニングのため、胎児のときに指しゃぶりを羊水中で行っている。また、吸啜反射としての習慣化や吸啜本能の抑制の代償と言われている。そのため、３歳頃までの指しゃぶりは生理的なものと考えて、積極的にやめさせるための指導はしていない。ただ、３歳以上で指しゃぶりを継続的に行っていると、開咬などの歯列不正を引き起こすため、中止するための支援が必要になる。支援の方法として、患者への説明と心理的療法がある。以前は指に針金を巻き付ける方法や爪に苦い薬を塗るなどがあったが、人道上の問題もあり、現在では用いることはほとんどない。指しゃぶりは学童期になると急激に減少する。これは子どもの羞恥心からくるものと言われているが、咬爪癖に移行する者もあり、注意が必要である。

（浅里　仁、木本茂成）

文献

1）新谷誠康ほか編：小児歯科学 ベーシックテキスト，第２版，永末書店，京都，2019.

2）高木裕三ほか編：小児歯科学，第４版，医歯薬出版，東京，2011.

3）Broadbent BH：Bolton standards and technique in orthodontic practice, Angle Orthod, 7：225, 1937.

4）日本小児歯科学会：日本人の乳歯歯冠並びに乳歯列弓の大きさ，乳歯列咬合状態に関する調査研究．小児歯誌，31：386，1993.

第５章 やってみよう

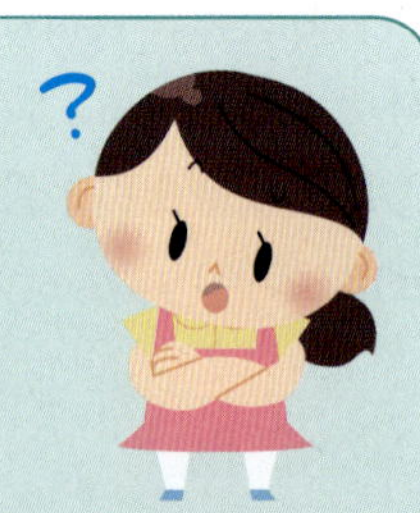

以下の問いに○×で答えてみよう（解答は巻末）

1．ヘルマンの歯齢は、歯列・咬合の発育段階を示す。

2．ヘルマンの歯齢のアルファベットAが開始、Cが完成を意味する。

3．ターミナルプレーンで最も多いタイプは垂直型である。

4．みにくいあひるの子の時代は異常な上顎正中離開である。

5．リーウェイスペースは、上顎では１mm、下顎では３mmである。

6．骨格性不正咬合は環境的な要因が多い。

7．口腔習癖は長期にわたると不正咬合の原因になる。

第6章 歯科口腔保健管理

6

おぼえよう

①地域における母子歯科保健事業は、市町村を主体として進められている。

②母子歯科保健管理では、子どもが心身ともに成長変化の著しい時期であることを念頭において、母性を含めた各期の身体的、精神的特徴をふまえた保健指導を行う必要がある。

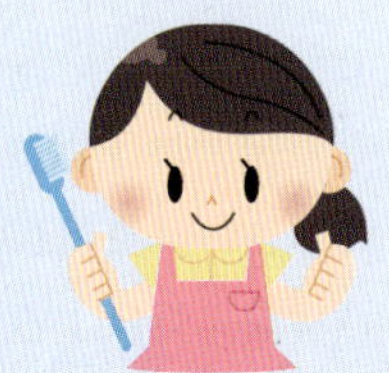

③乳幼児期の歯科保健管理では、乳歯の萌出、歯口清掃管理だけでなく、「授乳・離乳の支援ガイド」に基づいた食支援も求められている。

④１歳６か月児歯科健康診査では、う蝕の発生はまだ少ないが、上顎乳前歯う蝕の急増期である。健診において小児のう蝕罹患傾向を早期に予測し、措置・指導を講じることが大切である。

⑤３歳児歯科健康診査では、乳歯列が完成する時期であり、う蝕への対応だけでなく、歯列不正に影響する口腔習癖の確認も重要である。

1　母子歯科保健の意義と目的

母性ならびに乳幼児および幼児の健康の保持および増進を図るため、母性ならびに乳幼児および幼児に対する保健指導、健康診査、医療その他の措置を講じる（第１条）法律として「母子保健法」がある。本法律の第６条では、妊産婦、乳児、幼児、新生児などの用語を定義している。市町村に対し、１歳６か

母子保健法

月児健康診査、３歳児健康診査の実施義務（第12条）、母子健康手帳の交付義務（第16条）や必要に応じ妊産婦の健康診査を行い（第13条）、医師・歯科医師の診療を受けるように援助すること（第17条）を定めており、この法律を中心に母子歯科保健対策も実施されている。

わが国の母子保健対策は、母性としての結婚前から、妊娠、分娩、新生児期、乳幼児期（小学校入学まで）の育児期を通して一貫した体系のもとに総合的に進められている[1]。現在は「健やか親子21（第２次）」[2]（2015〈平成27〉年～2025〈平成37〉年）を策定し、母子保健事業は市町村を主体として推進されている。

母子保健法に基づく定義

新生児：出生後４週（28日）未満の児
乳児：出生後１年未満の児
幼児：満１歳～６歳までの就学期までの児

健やか親子21（第2次）

1 乳児期から幼児期前半

新生児は外界に対する抵抗力が弱く、特に栄養、環境、疾病予防などに注意する必要がある。また、少子化、核家族化、母親の高齢化に伴い、育児に非常に不安を抱える母親も多い。６か月頃には離乳が開始されることから、自治体による離乳食の講習会や栄養相談なども実施されている。乳歯の萌出も開始することから、初めての歯みがき指導として、歯科衛生士、歯科医師による歯科保健相談の場を設けるだけでなく、離乳食の進め方に関する相談事業に歯科衛生士が参画している自治体も増えている。

離乳

その後、母子保健法に基づく１歳６か月児健康診査では、歯科健康診査[3-5]も実施され、生歯数や離乳の進行状況、口腔衛生管理の状況等を確認し、リスクの早期発見によるう蝕などの発生予防のための保健指導につなげる機会としても重要である。

１歳６か月児健康診査

2 幼児期後半

３歳になると、身体の発育、精神発達面や視聴覚障害の早期発見を目的に、市町村で３歳児健康診査が実施される。基本的な生活習慣が確立し、外遊びができ、社会性の発達がみられる時期である。その後、就学４か月前までに、就学時健康診査を受けるように、住所地の教育委員会より通知が届き、指定された学校で歯科健康診査も受ける必要がある。

３歳児健康診査

就学時健康診査

3 学童期

就学後は学校保健安全法に基づき、毎年６月30日までに定期健康診断を、子どもが在籍する学校が実施することが義務付けられている。う歯は学校病のひとつであり、小学校では約半数の児童にみられる被患率の最も高い疾病である。学童期には乳歯列から永久歯列への交換期を迎え、永久歯の萌出時期、順

学校保健安全法

序、位置の異常による不正咬合に注意が必要であり、歯科保健上もきわめて重要な時期といえる。

④ 思春期

発育速度の急増と第二次性徴の発現がみられる時期である。心理的には自立と依存の両面を往来するといわれ、不安的な情緒期を迎える。身体面ではホルモンバランスの変化から思春期性歯肉炎がみられる時期で、思春期の発現時期に対応し、女子のほうが男子より２～３年早く現れる傾向がある。う蝕予防だけでなく、歯周疾患の予防としての歯みがきの重要性を認識させる必要も出てくる。歯科衛生士は、中学校、高等学校の学校歯科医や養護教諭との連携で、保健教育の一環で口腔保健教育に従事することもあろう。

学校保健の対象者
幼稚園から大学ならびに特別支援学校の各種教育機関とそこに学ぶ園児、児童、生徒、学生および教職員が対象であり、人口の約５分の１が相当する。

学校病
学習に支障を生ずるおそれのある疾患であり、う蝕のほかに結膜炎や中耳炎、慢性副鼻腔炎などが含まれる。

思春期性歯肉炎

2　歯科保健管理の実際

少子化や核家族化、女性の晩婚化や初産年齢の上昇など、母子を取り巻く社会環境は多様化しており、母子ともに心身両面からの健康増進のために、歯科保健分野おいてもきめ細やかな母子歯科保健対策が求められている。乳児期から成人を迎えるまで、それぞれの時期の特徴に応じた保健指導が重要である。

1 乳児期

乳歯萌出前の哺乳期は、萌出後の準備をさせるような指導を心がける。先天性歯や早期萌出乳歯がある場合には、ガーゼでの口腔内の清拭を勧める。哺乳に影響がない場合は経過観察でよいが、リガ・フェーデ病（舌下面潰瘍）（「第８章 3-④-4）リガ・フェーデ病」p.84 参照）を生じている場合には、削合や程度によっては抜歯せざるをえないことがあるので、口腔内の観察や哺乳状況の確認を行うように指導する。徐々に哺乳反射（原始反射）が消長し、その間に口腔の容積の増大がみられる。

生後７か月までには離乳を開始することが、授乳・離乳の支援ガイド[6]では推奨されているが、乳歯の萌出時期には個人差がある。後述の食生活指導（「第６章 3 食育」p.56 参照）のように、歯の萌出状況に応じた口腔機能発達を支援する指導を行う必要がある。一部、母子健康手帳の後半に付則として掲載されているので、併せて参考資料として用いるとよい。乳歯萌出前からの口腔内観察や口腔内を触られることに慣れるためにも、乳歯萌出開始後にはガーゼでの清拭を始める。

先天性歯

リガ・フェーデ病

哺乳反射

授乳・離乳の支援ガイド

母子健康手帳

② 幼児期前半（1～3歳）

この時期になると乳臼歯の萌出がみられ、う蝕予防のためにも積極的な口腔清掃管理が必要になる。口腔清掃を本人のみで行うのは難しく、保護者による仕上げ磨きの習慣化が必須となる。萌出途上の乳歯をしっかりと確認するためには、対面座位よりも、仰向けの姿勢のほうが見やすいことから、まずは仕上げ磨きの姿勢に慣らすことも大切である。1歳6か月頃から自我の芽生えも強くなり、仕上げ磨きを拒否することも増えがちであるが、乳臼歯の複雑な咬合面形態の汚れを十分に除去できる能力は、この時期の小児にはない。本人の磨きたい気持ちを活かしながら、仕上げ磨きで頑張った際にはほめてあげたり、「きれいになったよ」などの肯定的な声掛けをしたりするなどの工夫も大切である。同時に、歯ブラシをくわえたまま転倒し、口腔外傷を負わないよう、保護者が目を離さないように注意させる必要がある。

仕上げ磨きの習慣化

自我の芽生え

また、食事も離乳食から普通食となることから、3食の食事内容や間食で糖質が多くなりすぎたり、味付けが濃くなりすぎたりしないように、配慮が必要である。乳歯列完成前は、十分な咀嚼機能が発揮できないので、葉物野菜のように薄っぺらいものや肉・魚類でも繊維の強く硬いものを与える際には、口腔内でまとまりやすいような調理の工夫も必要である。

③ 幼児期後半（3～6歳）

乳歯列完成期になると、咀嚼機能も高まり、大人と同じような食事内容でも食べられることが多くなる。一方で社会性の向上とともに、行動範囲も広がり、自分の家庭以外の生活環境を知る機会が増え、食環境や健康管理に対する意識の違いなどに触れる可能性がある。特に、嗜好品が増える間食の内容や与える時間などは、保護者同士で事前に確認をとっておくこともトラブル回避のためにも大切である。

社会性の向上

口腔保健管理はあくまでも自宅での保護者による仕上げ磨きや食生活管理が重要である。また、歯磨きのあとの、ぶくぶくうがい[7]（**図1**）もできるようになってくるので、水を含む時間を徐々に長くし、保護者が手本をして模倣させることから始めるとよい。乳歯列期にう蝕がなければ、永久歯列期のう蝕発生の確率は下がるといわれていることからも、日々の家庭での口腔保健管理が重要である。

5～6歳になると、永久歯萌出の時期を迎え、流涎が増えたり、動揺歯による食事の食べにくさがみられたりすることがある。そのような変化を見逃さないためにも、1日1回はしっかり口腔内を観察し、仕上げ磨きを行う習慣が確立されるように指導を行う必要がある。特に、第一大臼歯の萌出は保護者が気

ぶくぶくうがい

口に水を含んで一定時間保持することができるようになるのは、おおよそ2歳頃とされ、3歳後半には左右対称に動かすことができるようになる。その後、左右非対称にリズミカルに動かすことができるようになるのが5歳頃であることから、口腔機能発達の段階の指標として、ぶくぶくうがいは有効であると考えられている。

づかないことも多いので、口腔内観察のポイントをしっかり伝えることも重要である。

また、指しゃぶり（**図2**）や咬唇癖のような習癖は咬合に影響を及ぼすが、多くは何らかのストレス解消の手段であることが多い。まずはどのようなときにその口腔に関する習癖がみられるか、十分な観察を行い、ストレスを軽減させるような環境設定や代替手段を検討するとよい。

指しゃぶり
咬唇癖

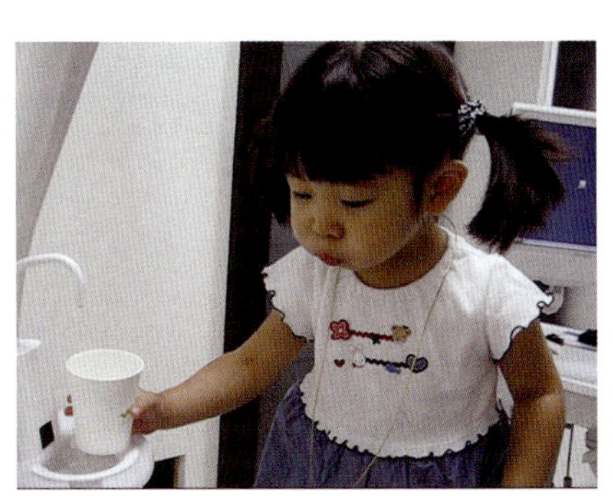
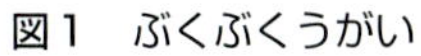

図1　ぶくぶくうがい

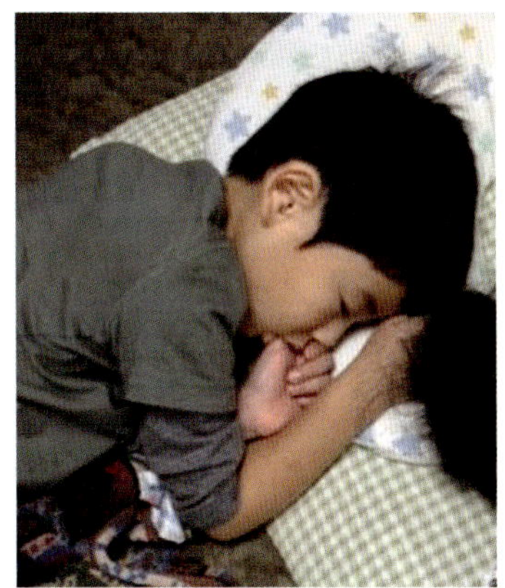

図2　指しゃぶり（吸指癖）

4 学童期

学齢期になると、学校保健安全法に定められた定期歯科健康診査が実施され、う蝕や歯周疾患、不正咬合の有無、口腔清掃状態が診察・検査され、その結果に基づき、学校から歯科受診勧告が配布される。

学校保健安全法

混合歯列期は歯列状態が複雑なため、口腔清掃が十分に行えないこともあることや、小学校低学年では歯磨き技術も不十分なため、特に第一大臼歯に注意し、小学校中学年くらいまでは、保護者による仕上げ磨きを行うことが望ましい（**図3**）。高学年になると歯磨きの巧緻性の向上がみられるので、本人磨きのみに移行してもよいが、食生活や生活全般が自立とともに、不規則になり始める。第二大臼歯の萌出時期も迎えることから、かかりつけ歯科をもち、定期健診を受け、歯の萌出状況に応じた口腔衛生指導を受けることが重要である。

混合歯列期

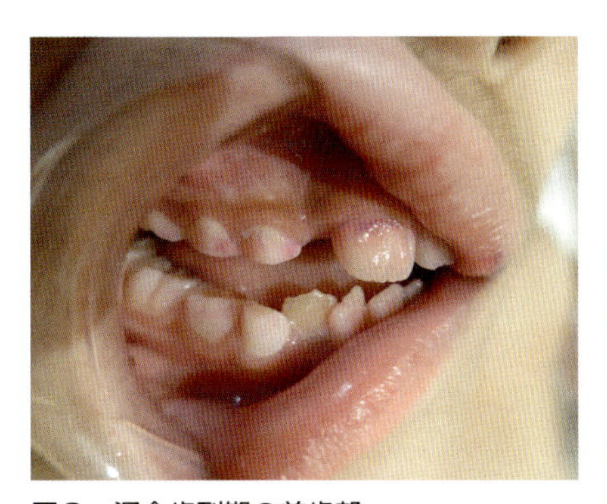

図3　混合歯列期の前歯部
叢生もみられ、歯頸部に磨き残しが認められる。

5 思春期

学童期以上に、クラブ活動や受験勉強など、個々の日常生活習慣が多様化してくる時期である。規則正しい食習慣が崩れ、間食に加え夜食も本人が自由に摂取する頻度も増え、口腔清掃の習慣が本人任せとなり疎かになることもある。学童期に定期的にかかりつけ歯科に受診していた者でも、さまざまな理由により継続できないことも増えてくる。また、第二次性徴を迎えると、う蝕だけでなく思春期性歯肉炎の発症がみられることから、歯だけでなく歯肉への意識が必要となる。他者の目を意識するようになり、口臭や審美性に関心をもつようになる。歯磨きを中心とした日常の口腔保健管理の重要性や定期的なかかりつけ歯科医への受診で、口や歯に関するトラブルに早期対応できることを、認識させることが必要であろう。

第二次性徴

（弘中祥司、内海明美）

6 1歳6か月児歯科健康診査[3-5]

本健康診査は母子保健法により、満1歳6か月を超え満2歳に達しない幼児を対象に、市町村が実施している。

1歳6か月頃は、乳児期から幼児期へ移行し、一人歩きや有意語を話すなど、発育・発達の節目であるとともに、育児不安も大きく変化する時期である。う蝕の発生はまだ少ないが、上顎乳前歯う蝕の急増期である。健診において児のう蝕罹患傾向を早期に予測し、措置・指導を講じることが大切である。また、この時期になると、ほとんどの小児で3回食が確立し、生活リズムが整ってくる。仕上げ磨きの確立や甘味摂取の習慣など、う蝕予防を含めたよい習慣形成が重要である。

1）概要と指導の要点

（1）問診

主な問診項目について**表1**に示した。問診より、う蝕のリスクを予測する。

表1　問診項目とう蝕のリスク

問診項目	う蝕のリスク	
	低い ←→ 高い	
①主な養育者	父母	その他
②母乳の有無	与えていない	与えている
③哺乳瓶の使用	使用していない	使用している
④よく飲むもの	牛乳	清涼飲料水など
⑤間食時刻	決めている	決めていない
⑥歯の清掃	行う	行わない

（2）口腔内の診察・検査

歯の清掃状態、生歯、う歯、う蝕以外の歯の異常、歯列咬合、軟組織の疾病・異常などが診察・検査され、診査表の歯科所見欄（**図４**）に記入される。う蝕の有無、歯の清掃状態、問診結果より、う蝕罹患型に分類する。う蝕罹患型は「第８章 1-②-4）う蝕の罹患型」（p.73）を参照。

う蝕罹患型

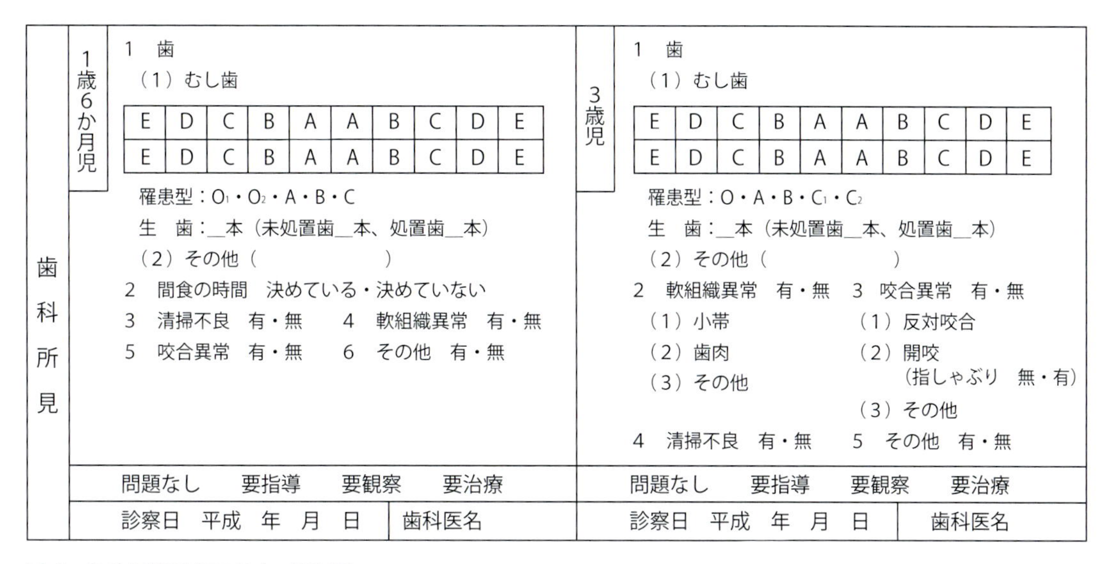

歯科所見

1歳6か月児

1　歯

（1）むし歯

E	D	C	B	A	A	B	C	D	E
E	D	C	B	A	A	B	C	D	E

罹患型：O_1・O_2・A・B・C

生　歯：＿本（未処置歯＿本、処置歯＿本）

（2）その他（　　　　　）

2　間食の時間　決めている・決めていない

3　清掃不良　有・無　　4　軟組織異常　有・無

5　咬合異常　有・無　　6　その他　有・無

問題なし　要指導　要観察　要治療

診察日　平成　年　月　日　｜　歯科医名

3歳児

1　歯

（1）むし歯

E	D	C	B	A	A	B	C	D	E
E	D	C	B	A	A	B	C	D	E

罹患型：O・A・B・C_1・C_2

生　歯：＿本（未処置歯＿本、処置歯＿本）

（2）その他（　　　　　）

2　軟組織異常　有・無

（1）小帯

（2）歯肉

（3）その他

3　咬合異常　有・無

（1）反対咬合

（2）開咬

（指しゃぶり　無・有）

（3）その他

4　清掃不良　有・無　　5　その他　有・無

問題なし　要指導　要観察　要治療

診察日　平成　年　月　日　｜　歯科医名

図４　乳幼児健康診査表（一部抜粋）

（3）保健指導

・口腔の成長・発達に応じて、う蝕予防と健全な口腔機能と永久歯列の育成を目指して個別指導を行う。

・口腔に関する知識の伝達、甘味制限、口腔清掃などの一般的指導は、集団指導やパンフレットなどを活用して行う。特に、哺乳瓶の使用による問題点を理解させ、清涼飲料水などの摂取について注意する。また、フッ化物歯面塗布の重要性についても説明する。

・う蝕罹患型がA～C型の小児は、非常にう蝕のリスクが高いことを保護者に伝え、う蝕の治療が終了しても、定期的な口腔内管理が必要であると指導する。

7　３歳児歯科健康診査[3-5)]

本健康診査は母子保健法により、満３歳を超え満４歳に達しない幼児を対象に、市町村が実施している。

３歳頃は、食習慣、歯磨き習慣、睡眠時間、排泄の自立、遊び等、健康的な基礎習慣が確立する時期である。また、友達遊びができるようになり、家庭外へ関心が向き、社会性が発達する時期でもある。歯科においては、乳歯う蝕に対する感受性の個体差が顕著に表れ、乳歯列が完成する時期である。う蝕への対応だけでなく、歯列不正に影響する口腔習癖の確認も重要である。

口腔習癖

1）概要と指導の要点

（1）問診

1歳6か月児歯科健康診査の時点に加え、「保護者が毎日仕上げ磨きをしていますか」や「1日何回間食しますか」などを問診する。

（2）口腔内の診察・検査

1歳6か月児歯科健康診査同様、結果が診査表の歯科所見欄（**図4**）に記入される。う蝕の有無、歯の清掃状態、問診結果よりう蝕罹患型に分類する。う蝕罹患型は「第8章1-②-4）う蝕の罹患型」（p.73）を参照。

（3）保健指導

- 口腔の成長・発達に応じて、う蝕予防と健全な口腔機能と永久歯列の育成を目指して指導を行う。
- 口腔に関する知識の伝達、甘味制限、口腔清掃などの一般的指導は、集団指導やパンフレットなどを活用して行う。
- 3歳以降は乳臼歯隣接面のう蝕の発生が多くなるので、う蝕罹患型がA～C型の小児だけでなく、O型の小児も、かかりつけ歯科での継続的な保健指導や予防処置が必要であることを保護者に説明する。
- 強度の指しゃぶりの習慣については、保護者に正常な顎および歯列の発育が妨げられる可能性を説明し、背後にある心理的要因に配慮したうえで、中止の方向へ指導する。
- 口呼吸が認められる際には、歯肉など軟組織の炎症が起こりやすいので、耳鼻咽喉科での診察が必要な場合もあることを保護者に説明する。
- 不正咬合については、治療の可否や治療の開始となるタイミングについて、小児歯科医や矯正歯科医に相談するよう保護者に伝える。

3　食育

食育とは、さまざまな経験を通じて「食」に関する知識と「食」を選択する力を習得し、健全な食生活を実現することができる人間を育てることである。食育は食育基本法により定められた食育推進基本計画に基づいて推進され、平成28年度からの5年間は、第3次食育推進基本計画に基づく[8]。

食育基本法

1 食生活指導

1）離乳期における食べる機能の発達

離乳

離乳とは、母乳やミルク等の乳汁栄養から幼児食に移行する過程をいう。離乳期の食べる機能の発達は目覚しく、この時期の経験や学習は、その後の生涯の食行動に影響を及ぼすと考えられる。そのため、離乳期の支援は食育の観点から考えても、非常に重要である。**図５**に離乳期の食べる機能の発達について示す。このように、約１年をかけて食物を上下の口唇で取り込む捕食機能、舌と口蓋でつぶす押しつぶし機能、上下の歯槽堤でつぶすすりつぶし機能を獲得する。さらに、口腔機能だけではなく、手づかみ食べから始まり、自分で食べる機能をも獲得する。ここで重要なのは、小児が機能を獲得できるような食環境や、食内容を整えることである。

段階	5か月未満 哺乳期	5〜6か月 離乳初期	7〜8か月 離乳中期	9〜11か月 離乳後期	12〜18か月 離乳完了期
食形態		なめらかに すりつぶした状態	舌で つぶせる固さ	歯ぐきで つぶせる固さ	歯ぐきで 噛める固さ
摂食機能 口腔機能	哺乳	捕食 機能獲得	押しつぶし 機能獲得	すりつぶし 機能獲得	咀嚼 機能獲得
口の動き		口唇閉鎖・下唇の内転	口角の左右対称の動き	口角の左右非対称の動き	口角の左右非対称の動き

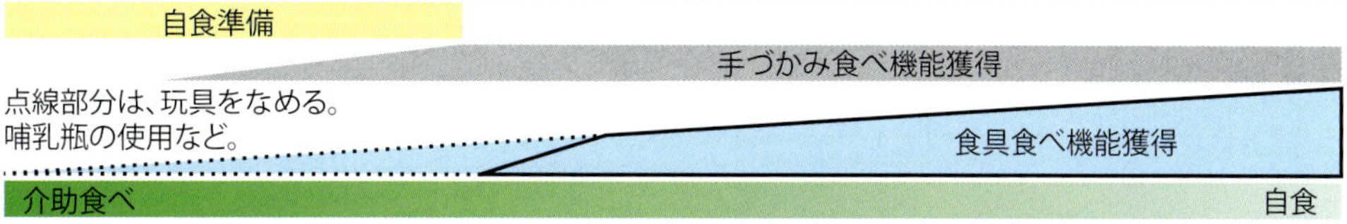

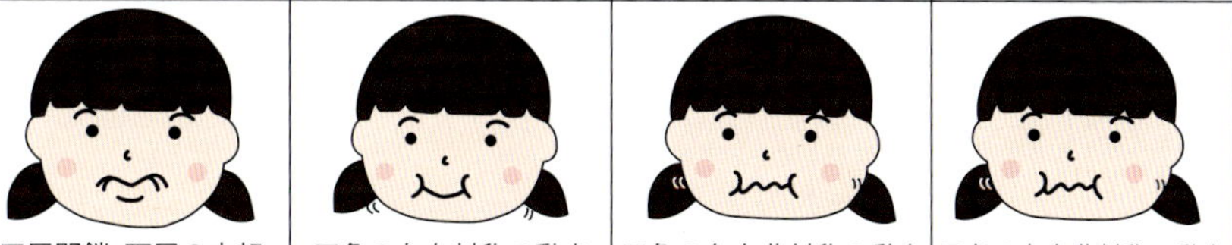

図５ 離乳期における食べる機能の発達
（田角　勝：食べる機能の発達とその障害への対応と問題点，小児科，52：1899-1906，2011．より引用改変）

2）間食指導[9,10]

（1）幼児期の指導

必要エネルギー量
間食

幼児は１日の必要エネルギー量を３回の食事のみで補うのは難しいため、１日に１〜２回の間食が必要である。間食として摂取するカロリーは、１〜２歳児で１日の必要エネルギー量の10〜15%、３〜５歳児は15〜20%とされている。間食はエネルギーの補給である補食であるため、スクロースを含む食物を与える必要はない。う蝕予防の点から考えても、間食は内容、回数、時間を決めることが重要である。

（2）学童期の指導

小学生は幼児期よりも運動量が増加するので、水分摂取や栄養補給からも間食を必要とする。

中学生は、一生のなかで最も急激に心身の成長発達が促進する時期であり、身体発育のために1日の必要エネルギー量が人生のなかでも多い時期である。しかし、う蝕予防の点からすると、飲食物摂取の間隔をしっかり保つことは重要である。また、脳の発達に糖が欠かせない時期ではあるが、摂取回数や量が過剰にならないよう、スクロースのコントロールは必要である。特に、清涼飲料水の過剰摂取には注意すべきである。

Column

間食の変遷

平安時代の貴族社会では、もうすでに間食という言葉があったと言われている。927年に完成した律令の施行細目である「延喜式」には、国ごとに納入するべき菓子の詳細が定められていたそうだ。江戸時代になり、今の午後2時～4時にあたる「八刻（やつどき）」に食べていた間食を「おやつ」と呼ぶようになったようだ。平安時代から20世紀中期までの長い間、感染症と栄養不良で乳児死亡率が高かった時代には、間食は栄養補給と楽しみ、息抜きなどの意味で受容されていた。間食はおやつと同義であったようだ。時代は変わり、飽食の現代では、肥満や生活習慣病は社会問題となり、間食、おやつは好ましくない食行動として捉えられているようである。しかし、子ども、特に幼児では1日3回の食事だけでは必要なエネルギーを満たすことは難しく、間食が必要になってくる。子どもの「間食」は、エネルギーを補うための「補食」なのである。

（弘中祥司、石﨑晶子）

文献

1）厚生労働統計協会編：母子保健対策の体系，国民衛生の動向 2017/2018，2017，114.
2）厚生労働省：健やか親子 21（第2次）ホームページ，http://sukoyaka21.jp/（2017.10.16 アクセス）
3）厚生省健康政策局長通知：都道府県及び市町村における歯科保健業務指針について（1997.3.3）.
4）児童家庭局長・健康政策局長連名通知：妊産婦、乳児及び幼児に対する歯科健康診査及び保健指導の実施について（1997.3.31）.
5）平成9年厚労省児童家庭局長・健康政策局長通知：母子歯科保健指導に関する実施要領.
6）厚生労働省：授乳・離乳の支援ガイド（平成19年3月），2007.
7）Ogawa A, Ishizaki A, Asami T, Kwon H, Fujii K, Kasama K, Tanaka A, Hironaka S：Effectiveness of a mouth rinsing function test for evaluating the oral function of children. Pediatr Dent J, 27：85-93, 2017.

8）あいち小児保健医療総合センター 保健センター：標準的な乳幼児期の健康診査と保健指導に関する手引き～「健やか親子 21（第２次）」の達成に向けて～，http://sukoyaka21.jp/pdf/H27manyual_yamazaki.pdf（2017.10.11 アクセス）
9）農林水産省：食育の推進，http://www.maff.go.jp/j/syokuiku/（2017.10.11 アクセス）
10）日本小児歯科学会：「子どもの間食」に関する考え方，http://www.jspd.or.jp/contents/main/proposal/index03_08.html（2017.10.11 アクセス）

第６章 やってみよう

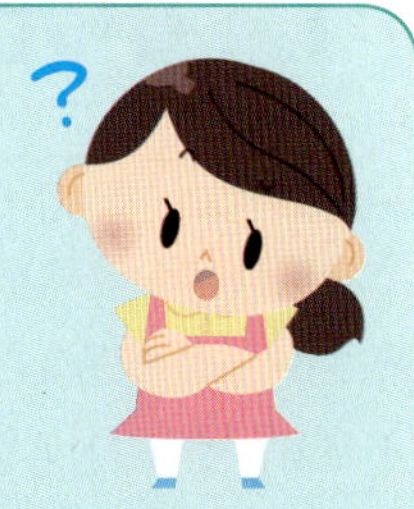

以下の問いに○×で答えてみよう（解答は巻末）

1．学校での定期歯科健康診査は、母子保健法により実施される。

2．保護者による仕上げ磨きは、就学後には不要である。

3．口腔清掃状態を明示するには、歯垢染色剤による染め出しが有効である。

4．1歳6か月児歯科健康診査は市町村が実施する。

5．3歳児歯科健康診査において、下顎前歯部のみにう蝕があればう蝕罹患型はC_2である。

6．1～2歳児が間食で摂取するカロリーは、1日の必要エネルギー量の30～40%である。

第7章
小児への歯科的対応

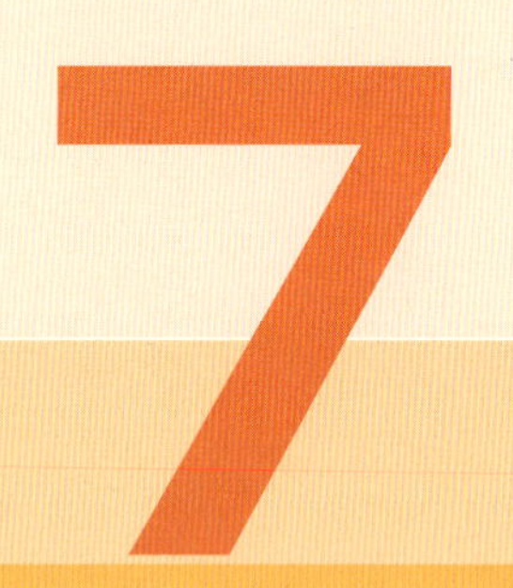

1 小児患者の心理
2 小児－保護者－歯科医師・歯科衛生士の関係（pediatric triangle）
3 歯科的対応の実際
4 行動変容技法（行動療法）

おぼえよう

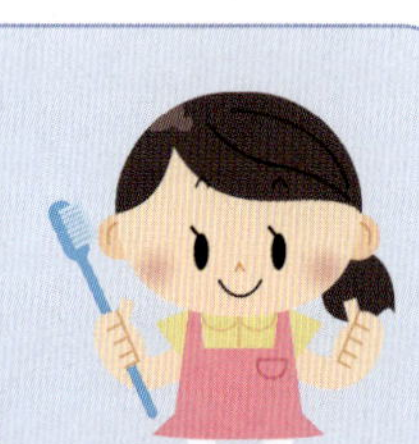

①小児の診療には、pediatric triangleの構築が大切である。
②小児への説明はユーフェニズムを用いる。
③小児への対応は発育過程を考えて年齢別に変える。
④行動変容技法には、TSD法、オペラント条件付け、モデリング法、系統的脱感作法、抑制的対応法がある。
⑤オペラント条件付けに基づく方法には、トークンエコノミー法、レスポンスコスト法、タイムアウト法がある。

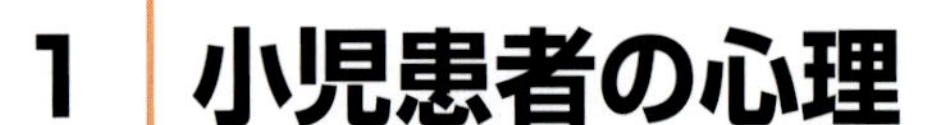

1 小児患者の心理

診療時における小児患者は、身体的にも心理的にも発達過程にあり、その未熟さから診療行為を受け入れることが難しく、時には拒否的な行動をとることがある。小児の協力状態が診療方針の決定に与える影響は大きく、一般的な小児の身体、精神、運動などの発達過程を熟知するとともに、診療時における小児患者の心理状態を把握し、適切に対応することが歯科衛生士にも求められる。

1 フランクル（Frankl）の分類

フランクル（Frankl）の分類

フランクル[1]らは、初診時に小児患者が示す行動を１度～４度に分類し、治療時の小児の協力状態の評価としている（**表１**）。１度、２度は協力が困難な状態を示し、３度、４度は協力的な状態を示している。フランクルの度数を毎回診療録に記録しておくと、歯科医師、歯科衛生士の次回の対応に参考となる。

表１　フランクルの分類

分類	状況
１度 明らかな負の反応	治療拒否、強く泣く、あるいは極度の治療拒否行動を示す明白な証拠がある
２度 負の反応	治療を受けるのに躊躇、非協力、ある種の消極性があるも、著明ではない。すなわち、不機嫌、引っ込み思案である
３度 正の反応	治療の受け入れはときに慎重であるが、術者に同意し従おうとする。ときに間を取ろうとするが、術者の指示に協力的に従おうとする
４度 明らかな正の反応	歯科医との良好なラポールが形成されている。治療術式への興味。笑いがあり状況を楽しんでいる

（Frankl SN, et al : Should the patient remain with the child in the dental operatory ?, J Dent Child, 29 : 15-163. 1962. より引用改変）

2 小児－保護者－歯科医師・歯科衛生士の関係（pediatric triangle）

小児の歯科診療では、一般の歯科診療と異なり、患者と歯科医師および歯科衛生士の関係だけでなく、必ず保護者が介在する。すなわち、小児－保護者－歯科医師・歯科衛生士の良好な関係を構築しておくことが重要で、これを pediatric triangle（小児歯科三角）と呼んでいる（**図１**）。特に低年齢児では、医療面接の対象は保護者であり、診療対象となる患児の情報は第三者である保護者から得て、さらに診療に関わる同意も保護者から得るという特殊な環境となる。したがって、歯科医師、歯科衛生士にとって患児との信頼関係はもちろんであるが、保護者との信頼関係が築けなければ、小児の歯科診療は難しい。

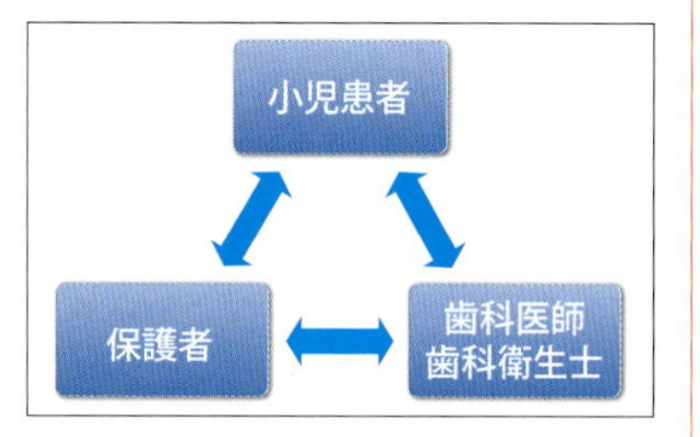

図１　pediatric triangle（小児歯科三角）

pediatric triangle

3　歯科的対応の実際

1　一般的対応法

1）診療時間

健常児であっても、生活サイクルのなかで午後の時間帯は昼寝の習慣や午前中の疲れがあるため、歯科治療に対し不協力になりやすい。そのため、小児の歯科治療は、一般的には小児が元気な午前中に行うのが良いとされている。

2）治療順序

治療順序は小児の協力状態に配慮して決定する必要がある。不安の強い小児では治療に徐々に慣れていくことを考えて、簡単な処置から始めたり、あるいは処置行為や処置結果を本人が確認しやすい前歯部から始めることがある。

3）コミュニケーション

小児は、３歳未満では、小児の言語発達が未熟でコミュニケーションが取りにくいことが多いが、３歳頃からコミュニケーションが可能となり、これから行う処置の流れや使用する歯科用器具などについて、説明しても理解できるので十分な説明が必要である。ただし、小児に説明する際には、小児に理解しやすいユーフェニズム（婉曲語法）を用いる（表2）。

表２　婉曲語法の例

エアタービン	→	ジェット機
スリーウェイシリンジ	→	風／水鉄砲
バキューム	→	そうじき
デンタルミラー	→	小さい鏡
印象材	→	粘土

ユーフェニズム（婉曲語法）
診療で用いる専門用語や器具を、小児がわかりやすい言葉に言い換えること。

2　年齢別対応法

小児の情動の発達程度、言語の発達程度や恐れの年齢的変化により、年齢に応じた対応方法をとる。

1）0歳～2歳未満

（1）特徴

自己制御する能力はまだ身についていない[2]ため、診療中我慢することは難しい。言語能力も未熟であり、歯科医師・歯科衛生士と言語によるコミュニケーションは困難である。

（2）対応方法

治療に緊急性がない場合は、簡単な処置やブラッシングなどから開始して、行動を観察しながら治療を進めていく。一方緊急性がある場合は、やむをえず体動を抑制して処置を行う。その際は事前の保護者の同意が必須であり、短時間で処置を終了する。

2）2歳～3歳未満

（1）特徴

母親より分離されることに強い不安を感じる[3)]。自己制御能力はまだ十分に発達していないが、短い時間なら耐えられる小児もいる。また、言語的コミュニケーションは難しいが、理解言語が増加しているので、簡単な説明であれば理解できる場合がある。

（2）対応方法

一般に自己制御能力が低いため、処置は短時間で行う。また処置中も褒めたり、小児の集中力を切らせないように声がけしたりすると、我慢できる時間が長くなる。

3）3歳

（1）特徴

言語能力が発達し、歯科医師・歯科衛生士とのコミュニケーションが可能である。ただし、まだ自己制御能力は不十分なので、長時間の待機や不快な行為を我慢するのは難しい。

（2）対応方法

自分の意志を比較的正確に伝えられ、歯科医師・歯科衛生士の説明もわかりやすく説明すれば理解できるので、長時間の診療や痛みを伴う処置も我慢できるようになる。一方、視覚的・聴覚的なものに対する恐怖心が強いので、エアタービンやバキュームなどを使用するときには、事前に見せたり、音を聞かせておくとよい。

4）4歳～5歳

（1）特徴

精神的にも発達し、長時間の待機や不快を与える行為を我慢することができるようになる。しかし、幽霊などの想像上のものを怖がるようになる。また、過去に体験したことが、自身の行動に大きく影響していく。

（2）対応方法

治療に対して我慢ができるため、比較的良好な協力状態が得られることが多い。しかし、想像上の恐怖が向上してくる時期でもあるため、初めて見る器具は実際に見せる、あるいは触らせるなどして事前に説明し、不安を取り除いておく。また過去の嫌な体験がトラウマになることが多いため、一度歯科治療に対して恐怖心を覚えると、その後の歯科治療がさらに難しくなるので、十分な注意が必要である。

4　行動変容技法（行動療法）

行動変容技法

行動変容技法（行動療法）とは、日常の社会生活に対して問題となる行動を、学習理論を応用して変容し改善する技法[3]をいう。小児歯科領域においては、患児の治療に対する不安や恐怖心を軽減させ、治療に適応できるように導く方法として用いられる。

1 TSD 法（Tell-Show-Do 法）

TSD 法

小児への歯科的対応法として、アンデルストン（Andelston）が学習理論から開発した訓練技法[4]で、具体的には Tell（説明）、Show（見せる）、Do（行う）の順で小児へ説明していく（**図2**）。

・Tell：これから行うことについて、小児にわかりやすい言葉で説明を行う。

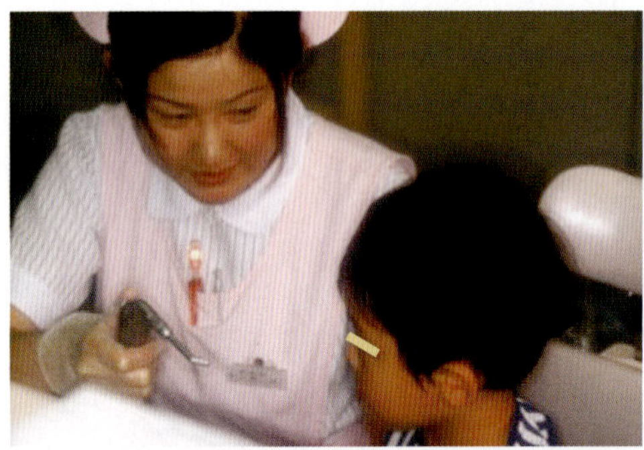
Tell

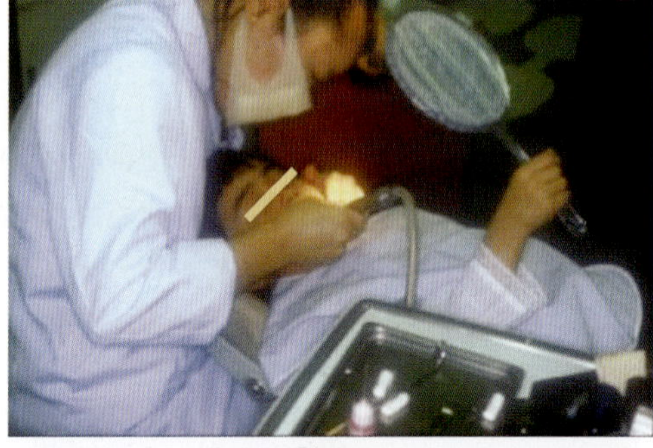
Show

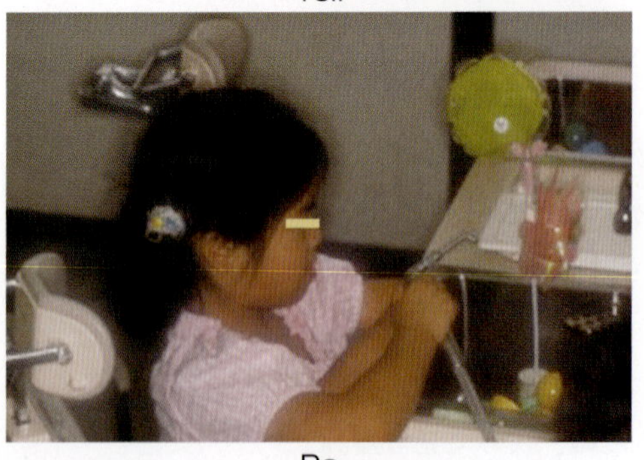
Do

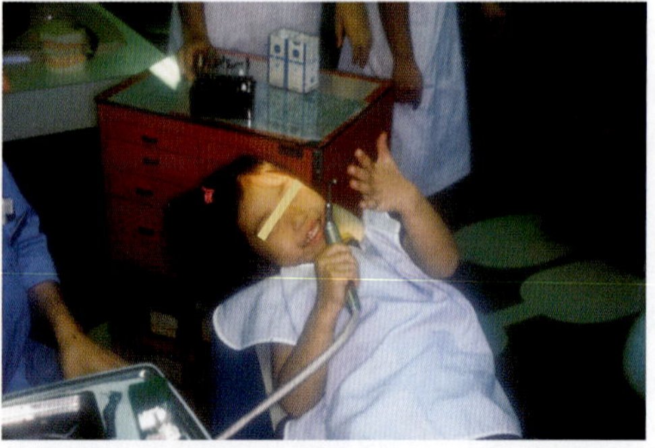
Do

図2　TSD 法

・Show：これから使用する治療器具やその使い方などを実際に見せる。
・Do：説明し行って見せたことを、実際に小児に行ってみる、あるいは模型などを用いて小児に行わせてみる。

2 オペラント条件付け

オペラント条件付け

小児の歯科的対応において、頻繁に応用される行動療法である。

オペラント条件付けとは、報酬や嫌悪刺激（罰）に適応して、自発的に行動を促す方法である[5]。たとえば、歯磨きをしっかりした子供に対して、歯磨きをしたことを褒めると、子供は喜んで次も歯磨きをしっかりするようになる。ここでいう「褒める」はオペラント条件付けにおける正の強化子といい、逆に歯磨きをしないときに叱る場合には、「叱る」は負の強化子という。オペラント条件付けは、強化子の使い方によってさまざまな方法に分けられる。

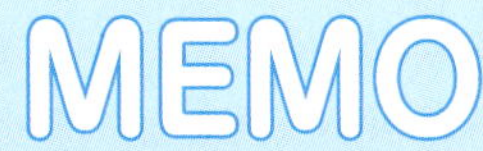

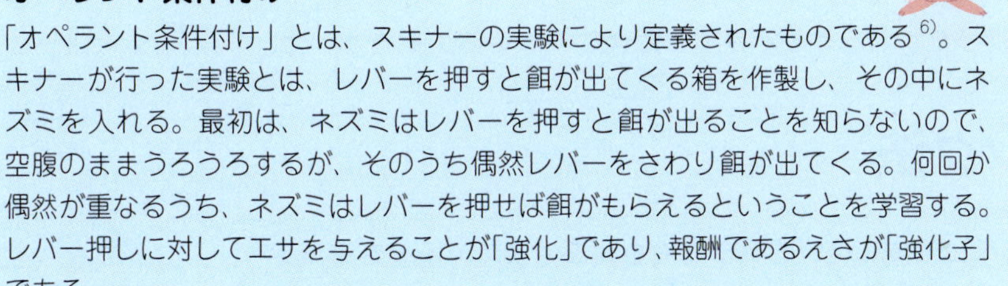

オペラント条件付け

「オペラント条件付け」とは、スキナーの実験により定義されたものである[6]。スキナーが行った実験とは、レバーを押すと餌が出てくる箱を作製し、その中にネズミを入れる。最初は、ネズミはレバーを押すと餌が出ることを知らないので、空腹のままうろうろするが、そのうち偶然レバーをさわり餌が出てくる。何回か偶然が重なるうち、ネズミはレバーを押せば餌がもらえるということを学習する。レバー押しに対してエサを与えることが「強化」であり、報酬であるえさが「強化子」である。

1）トークンエコノミー法

トークンとは、代用貨幣（シール、チケット、コインなど）のことで、小児が適切な行動を行った場合に、正の強化子としてトークンを与え、ある一定以上たまったら、プレゼントと交換するという方法である[7]。この方法は、達成感による自己強化が期待され、他人に見せることで他者の賞賛による強化を受けやすい（**図3**）。

2）レスポンスコスト法

正の強化子に対して負の強化子を用いる方法である[5]。トークンエコノミー法において与えたトークンを、不適切な行動を行った場合には、ルールに従って取り上げる方法をいう[10]。本人の意欲を消失させる可能性があるため、一貫性のあるルールを決めておく。

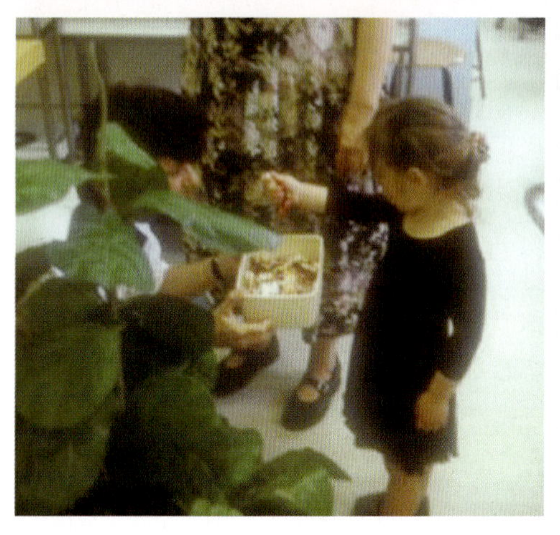
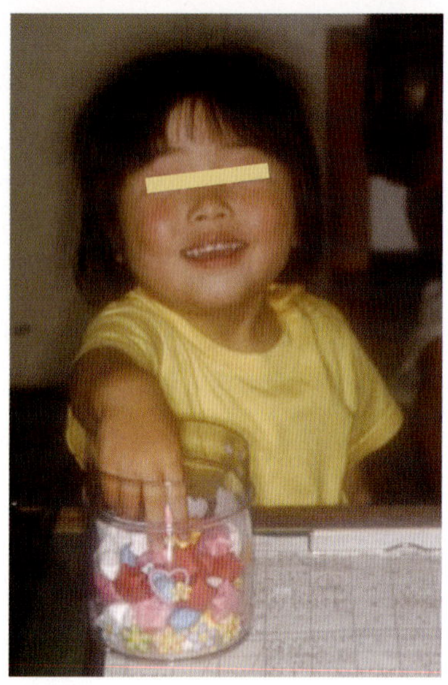

図３　トークンエコノミー法

３）タイムアウト法

負の強化子を用いる方法で、不適切な行動をとった小児を他の場所に移したり（空き室など）、無視したりすることで行動を変容していく方法をいう[5)]。

３ モデリング法

他の小児や兄弟の上手に治療に受けている場面を観察させて、不安を軽減させ適切に行動できるようにする方法である[3)]。実際の診療室で観察させる方法と、ビデオを見せる方法がある。

４ 系統的脱感作法

系統的脱感作法

治療に対する不安感を少しずつ軽減させる行動療法である[8)]。すなわち、患児の恐怖となっているものを順次体験させ、段階的に解消させる方法であり、Tell-Show-Do もこの方法のひとつと言われている。たとえば治療椅子に座る、エプロンをつける、ライトをつける、ミラーを口に入れる、スリーウエイシリンジを口に入れるなど順次経験させて、徐々に不安を取り除いていく。

５ 抑制的対応

１）ハンドオーバーマウス（HOME）法

歯科診療時の好ましくない行動を抑制するために、小児の口を手で覆う方法をいう[9)]。パニックに陥って泣き叫び、コミュニケーションが取れない状態になった小児の口を術者が手で覆う。一度小児が平静になれば、ほめて手をはずす。この際、小児は突然のことに驚き泣きやむ。この機を利用して、術者は小児の耳もとで静かに語りかけ理解を促す。したがって、この方法はコミュニケーション能力の発達が不十分な小児や、重度の知的発達障害のある患者には用いてはならない。また事前に保護者の了承を得てから行うことが重要である。

2）ボイスコントロール

言語によるコミュニケーションにおいて、声の大きさ、抑揚等を意識的に変化させる方法である[9)]。声の調子や音量を変化させることで、歯科治療に協力的でない小児の注意を引く方法である。ただしボイスコントロールも、コミュニケーション能力が未発達の低年齢児や重度の知的発達障害者には用いてはならない。

3）身体抑制法

身体抑制法

不協力な小児に対し、身体を抑制して治療する方法である。手により優しく抑制したり（**図4**）、専用の器具で抑制する。また、開口状態を維持させるため開口保持器（「第9章 3-②器材の管理」p.96 参照）も用いる（**図5**）。この際、歯科衛生士は12時から1時の方向で開口保持器を保持し、補助する歯科衛生士とともに小児の状態を常に観察していることが重要である。身体抑制法は、緊急的に処置を行う必要がある場合にやむをえず用いる方法であり、緊急処置が終了したのちには、通常の対応方法へ移行する。身体を抑制する場合には、保護者への事前説明と同意が不可欠である。

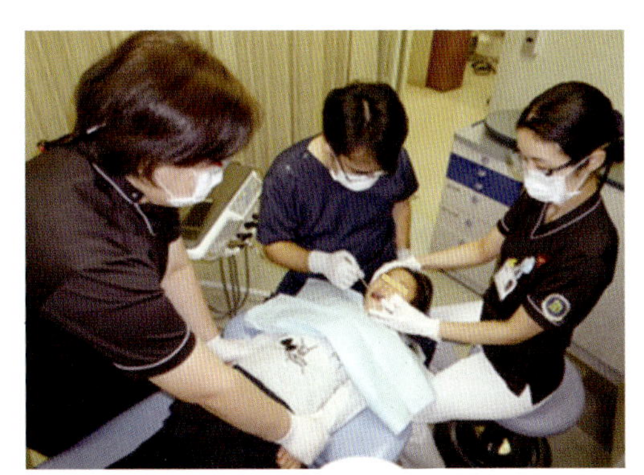

図4　手による身体抑制法

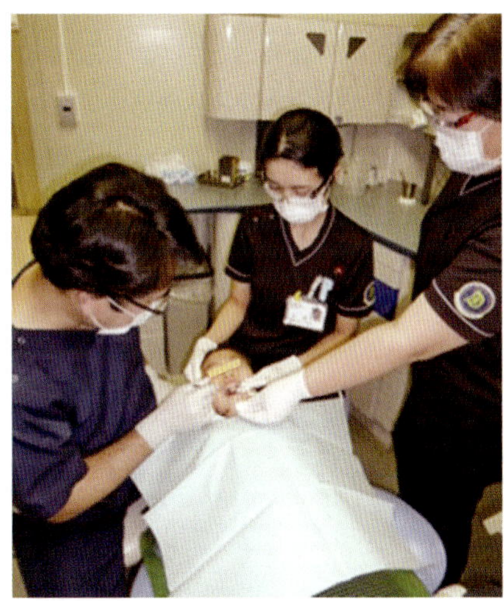

図5　開口保持器を用いた身体抑制法

6 前投薬法（経口投与鎮静法）

治療前に鎮静薬を小児に服用させ不安を軽減させる方法である[10)]。使用薬剤は消化器管で緩やかに吸収されるので安全域が広い。しかし治療終了後の全身管理が必要である。

薬剤としてはジアゼパムやミダゾラムが多く用いられる。

7 精神鎮静法

歯科治療に対する不安や恐怖心を軽減するために、薬物を使用して行動管理を行う方法である[10)]。精神鎮静法にはガスを吸入させる吸入鎮静法と静脈に薬物を点滴で流す静脈内鎮静法がある。

精神鎮静法は歯科治療に対して不安や恐怖心が強い、嘔吐反射が強いなどの患児が適応となるが、コミュニケーションが未発達の低年齢児や重度の知的発達障害者、鼻閉塞のある患者には用いられない。また、静脈内鎮静法は経静脈的に鎮静効果のある薬物を投与することで、鎮静状態を得る方法である。歯科治療に不協力的な障害者や異常絞扼反射（通常は嘔吐反射と称されるが正確には異常絞扼反射）に対して用いられることが多い。

8 全身麻酔法

全身麻酔法は、吸入麻酔薬や静脈麻酔薬を用いて患者の意識を完全に消失させる方法[10)]であり、多数歯の重度う蝕を有する低年齢児、通常の歯科治療が困難な障害児、全身管理が必要な小児が適応となる。

（関本恒夫）

文献

1）Frankl SN, et al：Should the patient remain with the child in the dental operatory?, J Dent Child, 29：15-163, 1962.
2）Carlson SM：Developmentally sensitive measures of executive function in preschool children, Dev Neuropsychol, 28：595-616, 2005.
3）藤永　保ほか編：新版心理学事典，第9版，平凡社，東京，1992，248,787.
4）Adelston HK：Child patient training, Front Rev Chic Dent Soc, 38：7-9,27-29, 1959.
5）東　正：新版 子どもの行動変容；行動分析の方法とオペラント入門，川島書店，東京，1987，37,86-92,94-98,102-108,113,119.
6）スキナー FB著，犬田充訳：行動工学とはなにか－スキナー心理学入門，佑学社，東京，1975, 53-82.98,108-102,113,119.
7）岩本隆茂ほか編：オペラント行動の基礎と臨床－その進歩と展開，川島書店，東京，1985，96-97,100,114-115.

8）ベラック AS, ほか編，山上敏子監訳：行動療法事典，第２版，岩崎学術出版，東京，1989，131-132,200-204,209.
9）Wright GZ 編，上原　進監訳：歯科診療における小児の取り扱い，国際医書出版，東京，1982，126,138-144.
10）福島和昭ほか編：歯科麻酔学，第７版，医歯薬出版，東京，2011，205-245,251-252.

第７章 やってみよう

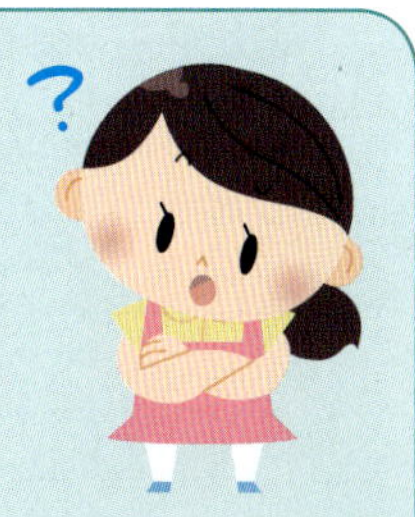

以下の問いに○×で答えてみよう（解答は巻末）

1．２歳になると言語的なコミュニケーションが可能となる。
2．トークンエコノミー法は、オペラント条件付けの理論に基づいている。
3．TSD法は系統的脱感作法のひとつである。
4．レスポンスコスト法は負の強化子を用いる。
5．知的障害者には、ハンドオーバーマウス法が有効である。
6．笑気吸入鎮静法は低年齢児にも適応できる。

第8章

小児の歯科疾患

1　う蝕
2　歯周疾患
3　軟組織疾患
4　唇顎口蓋裂

8

おぼえよう

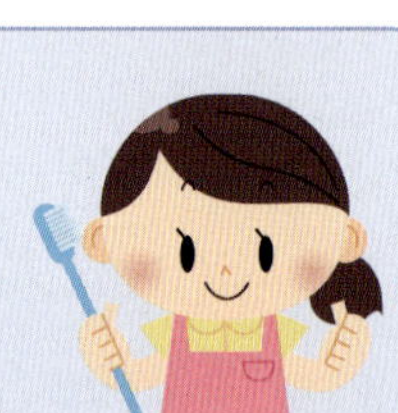

①う蝕の原因には宿主、食餌、細菌、時間の因子が関与している。

②乳歯う蝕の特徴は、罹患率が高く、進行が速く、年齢、生活環境に影響され、自覚症状が少ないことである。

③乳歯う蝕の為害作用には、咀嚼機能低下、歯列咬合異常、発音障害、ターナー歯、習癖や永久歯う蝕の誘発がある。

④幼若永久歯では、第一大臼歯が最もう蝕に罹患しやすい。

⑤小児の歯肉は明紅色でメラニン沈着が少なく、歯肉溝が浅い。歯根膜腔がやや広く線維が疎である。

⑥小児の歯周疾患のほとんどは歯肉炎で、歯垢清掃の不良によるプラーク性歯肉炎が多く、罹患率は増齢的に増加する。

⑦小帯の異常により、構音や摂食、歯列に影響を及ぼすことがある。歯肉、舌、口腔粘膜では、歯の萌出や唾液腺への侵襲、ウイルス感染などによる疾患がみられる。

⑧唇顎口蓋裂では、歯数異常や上顎の劣成長により、歯列咬合不正、う蝕・歯周疾患、言語障害が起きやすい。

1　う蝕

1 う蝕の原因

1）う蝕発生の機序

ミュータンスレンサ球菌が周囲の家族、特に母親から伝播することによって起こる感染症である。

カイス（Keyes）は、う蝕発症の要因として宿主因子、食餌因子、細菌因子を挙げ、この因子が合わさることでう蝕が発生すると提唱した（カイスの輪）。この3因子が揃っても、う蝕が発生するにはある一定の時間が必要であることから、時間因子が加えられるようになった（**図1**）。

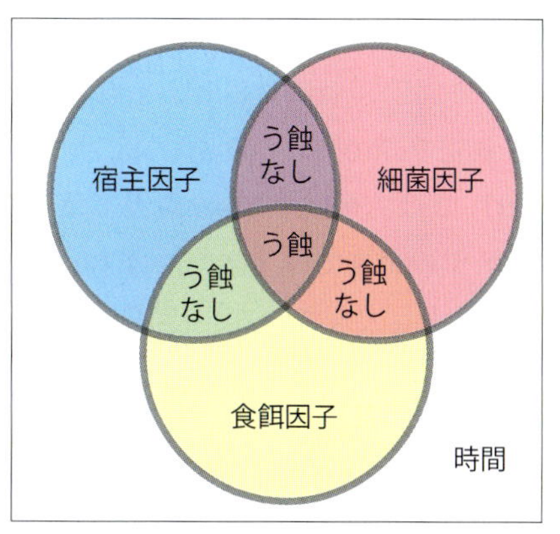

図1　カイスの提唱したう蝕病原因子（一部改変）
う蝕発症には宿主、細菌、食餌の因子（カイスの輪）に時間因子が関わる。

ミュータンスレンサ球菌

（1）宿主因子

萌出直後の歯質は未成熟で複雑な裂溝形態を示すためう蝕に罹患しやすい。自浄作用、抗菌作用や緩衝作用のある唾液の成分や分泌量が関与する。

（2）食餌因子

口腔内にスクロースが存在することでう蝕の発生に影響する。

（3）細菌因子

う蝕の原因菌であるミュータンスレンサ球菌、特に日本人の場合は *Streptococcus mutans* の感染が挙げられる。

（4）時間因子

食後歯磨きをして、食物残渣やプラークの付着を除くことで時間的因子を除去することができる。

2 乳歯のう蝕

1）乳歯う蝕の特徴

乳歯は永久歯と比較すると石灰化度が低く、エナメル質、象牙質の厚さが薄い、歯髄腔が大きく髄角が突出していることから（「第4章1-①乳歯の特徴」p.25参照）う蝕に罹患しやすく、罹患すると進行が速い。また、同時に多数の歯および歯面にう蝕が発生する。

①罹患率が高い。

②進行が非常に速い。

③生活環境に影響を受けやすい。

④う蝕の発症に年齢変動がある。

⑤自覚症状が乏しい。

2）乳歯う蝕の罹患率

厚生労働省が行う歯科疾患実態調査によると、平成 28 年の乳歯う蝕罹患者率は、２歳児で 7.4%、４歳児で 36.0%、６歳児で 45.5%であった。

１人平均う蝕指数（dft）では、平成 11 年の調査では、３歳児では 2.1 本、６歳児では 5.0 本、平成 28 年の調査では３歳児では 1.0 本、６歳児では 2.4 本と減少し、う蝕は明らかに減少してきている[1]（**図２、３**）。

年齢（歳）	平成5年	平成11年	平成17年	平成23年	平成28年
1	8.3	1.2	3.1	0.0	0.0
2	32.8	21.5	17.8	7.5	7.4
3	59.7	36.4	24.4	25.0	8.6
4	67.8	41.5	44.2	34.8	36.0
5	77.0	64.0	60.5	50.0	39.0
6	88.4	78.0	63.4	42.1	45.5

図２　現在歯の乳歯う歯を持つ者の割合の年次推移

年齢（歳）	平成5年	平成11年	平成17年	平成23年	平成28年
1	0.3	0.0	0.0	0.0	0.0
2	1.4	0.8	0.4	0.2	1.0
3	3.2	2.1	0.9	0.6	1.0
4	4.3	2.5	2.9	1.5	0.9
5	6.2	3.7	2.3	2.8	1.7
6	7.1	5.0	3.7	1.8	2.4

図３　乳歯の１人平均う歯数（dft 指数）の年次推移

3）乳歯う蝕の好発部位

う蝕好発部位は年齢によって変異する。

・２歳頃までは上顎乳切歯唇側面

・２～３歳頃までは上顎乳切歯隣接面

・３歳前後には上下顎乳臼歯咬合面

・３歳６か月からは上下顎乳臼歯隣接面

この時期にう蝕が多く発生することが多いことを考慮し、年齢や萌出している歯種などを踏まえて口腔衛生指導を行う必要がある。

4）う蝕の罹患型

口腔全体のう蝕活動性を把握することが、口腔保健指導や治療方針の決定に重要である。また、罹患型を分類することで集団としてのう蝕罹患状況の傾向を把握することができる。

（1）厚生労働省の分類（図4）

厚生労働省が、３歳児歯科健康診査および１歳６か月児歯科健康診査を実施するにあたり採用している罹患型分類である[2)]。

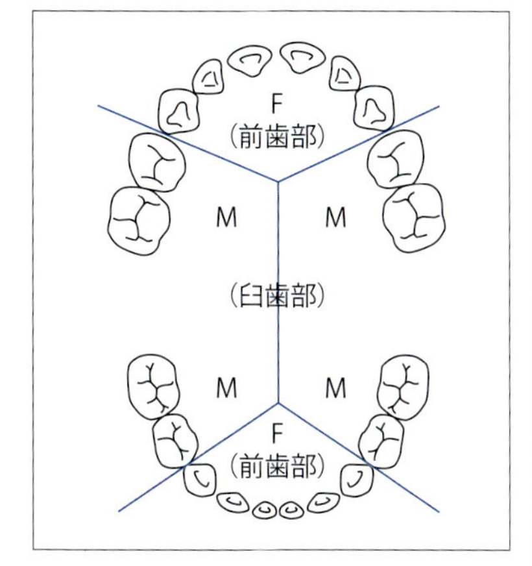

図4　厚生労働省の分類
上下顎を前歯部と臼歯部の６ブロックに分け、う蝕に罹患している部位によって分類する。

a.　３歳児歯科健康診査の分類

- O型：う蝕がないもの。比較的う蝕にかかりにくいと思われるもの。
- A型：上顎前歯部のみ、また臼歯部のみにう蝕があるもの。このままではう蝕が広がる可能性があるもの。
- B型：臼歯部および上顎前歯部にう蝕があるもの。う蝕感受性がかなり高く慎重な対応を要するもの。
- C_1 型：下顎前歯部のみう蝕があるもの。比較的軽度であるもの。
- C_2 型：下顎前歯部を含むほかの部位にう蝕があるもの。う蝕が急速に進行し、永久歯にも影響する可能性が高いもの。

b.　１歳６か月児歯科健康診査の分類

３歳児歯科健康診査の分類に準じて分類する。

- O_1 型：う蝕がなく、かつ口腔環境がよいもの。比較的う蝕に罹患しにくいもの。
- O_2 型：う蝕がないが、口腔環境が良好ではなく、う蝕発生が懸念されるため、保健指導上特に注意を要するもの。
- A型：上顎前歯部のみ、また臼歯部のみにう蝕があるもの。このままではう蝕が広がる可能性がある。
- B型：臼歯部および上顎前歯部にう蝕があるもの。う蝕が広がる可能性が高いもの。
- C型：臼歯部および上下顎前歯部にう蝕があるもの。う蝕が次々に広がる可能性がきわめて高いもの。

MEMO

ICDASとは？

ICDASとは、International Caries Detection and Assessment Systemの略で、う蝕のスコアシステムである。う蝕の進行を評価する方法で、従来のC_1にあたるエナメル質う蝕が、Code0～3の3段階に分かれ、初期う蝕の検出やその評価に重点が置かれている[3]。

（2）その他のう蝕罹患型

a. 哺乳う蝕

哺乳う蝕
不適切な哺乳が原因で起こるう蝕。

哺乳う蝕とは、適切な離乳時期を超えて長期にわたり就寝時に母乳や人口乳を授乳したり、哺乳瓶に糖質を含む飲料を入れて飲ませたりすることで重度のう蝕が発生する。下顎前歯部や上顎第二乳臼歯は健全かその他の歯に比べ軽度であるなど、特徴的な所見を呈する（**図5**）。

哺乳瓶に人口乳や甘味飲料を入れて就寝前などに飲ませることで起こるう蝕が、哺乳瓶う蝕として知られている。近年では、スポーツドリンクを哺乳瓶に入れて摂取させるなどが問題となっている。これらの習慣の改善や卒乳指導など行う必要がある。

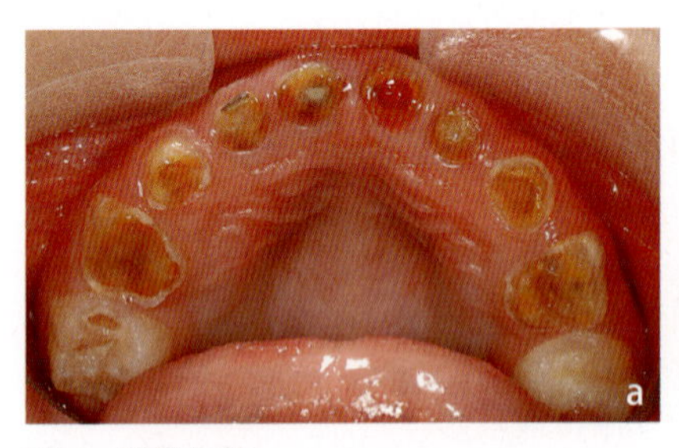

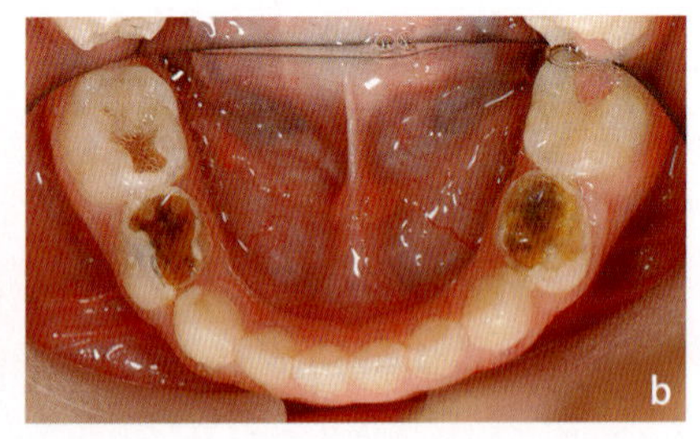

図5　哺乳う蝕
上顎前歯部はう蝕のため歯冠崩壊が認められるが、第二乳臼歯は比較的健全な状態である（**a**）。上顎に比べ、下顎前歯部のう蝕は軽度である（**b**）。

b. ランパントカリエス

急速で広範囲に発症したう蝕である。通常は罹患しにくい下顎前歯部にもう蝕が発生し、最も悪性が高いう蝕である。

c. ネグレクティッドカリエス

食事の提供や口腔清掃など、保護者が小児の健康を保つことに必要最低限の世話を行わないことをネグレクトといい、口腔内が非常に不潔となり認められる重度のう蝕である。疼痛があるにもかかわらず歯科治療の形跡がほとんどない、治療が途中になっていることも特徴である。児童虐待のサインとなる。

MEMO

ECC とは

ECC とは、哺乳う蝕を含む小児の早期う蝕（early childhood caries）のことである。誤った食習慣や社会的・経済的背景などの多因子が関わっている。

5）乳歯う蝕の為害作用

（1）全身的為害作用

a. 食生活・全身抵抗力への影響

う蝕による実質欠損への食片圧入や歯髄炎による疼痛などにより、冷たいものや硬いものが食べられなくなり、偏食につながることがある。偏食により食物摂取が不十分になると栄養状態が不良になり、全身抵抗力の低下へつながる。

b. 歯性病巣感染

歯性病巣感染とは、う蝕の病原細菌により異なる臓器が病気となることをいう。感染性心内膜炎や、慢性腎炎、慢性関節リウマチなどを引き起こすことがある。

歯性病巣感染

c. 心理的影響

前歯部のう蝕による歯の変色や喪失などの審美障害は、小児にも心理的影響を引き起こすことがある。

（2）局所的為害作用

a. 咀嚼機能の低下

う蝕の進行による歯冠崩壊、歯の喪失のため、十分に咀嚼することができなくなる（**図6a**）。

b. 歯列・咬合への異常

う蝕による歯冠崩壊は、近遠心的な歯列周長ならびに上下顎的咬合高径の減少を起こす。歯列周長の減少は後継永久歯萌出スペースの不足につながる。

乳歯に根尖病変があることで、永久歯は病変を避けようと萌出方向が変化し、萌出方向異常や埋伏することがある（**図6b**）。

c. 後継永久歯の形成障害

乳歯う蝕による慢性根尖性歯周炎により、後継永久歯に形成障害を引き起こすことがある。この形成不全の歯をターナー（Turner）歯と呼ぶ（**図6c**）（「第4章3-②歯質の異常（構造の異常）」p.32参照）。

ターナー（Turner）歯

先行乳歯の根尖性歯周炎が原因で起こるエナメル質形成不全。

d. 周囲軟組織への影響

根尖性歯周炎による歯肉膿瘍、う蝕によって崩壊した鋭利な歯冠が、舌や頰粘膜に褥瘡性潰瘍を引き起こすことがある（**図6d**）。

e. 永久歯う蝕の原因

乳歯う蝕を放置することで、未成熟な幼若永久歯は容易にう蝕に罹患する。

f. 発音障害・口腔習癖の原因

前歯部のう蝕による歯冠崩壊や早期喪失により、発音障害や舌突出癖などの習癖をまねくことがある。

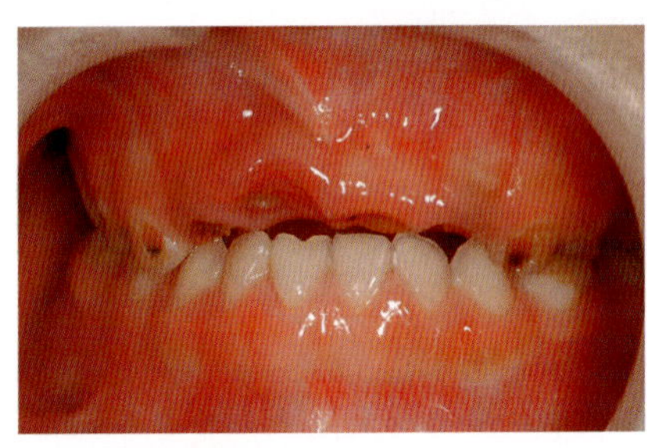

図6a　咀嚼機能の低下
多数歯重症う蝕により歯冠崩壊を起こし、十分な咀嚼ができない。

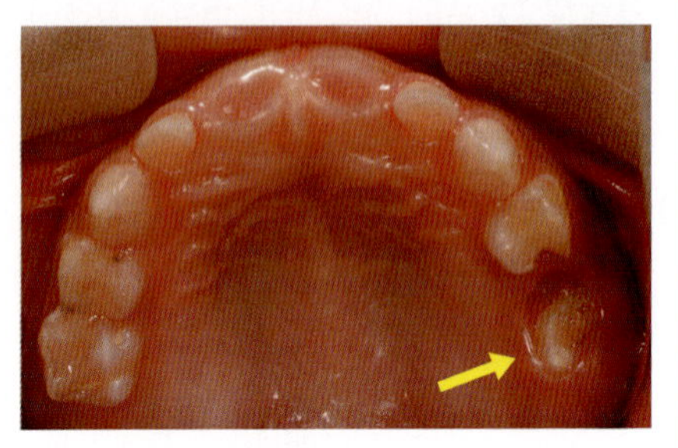

図6b　歯列への影響
|E 早期喪失により、第一大臼歯が近心に移動している。

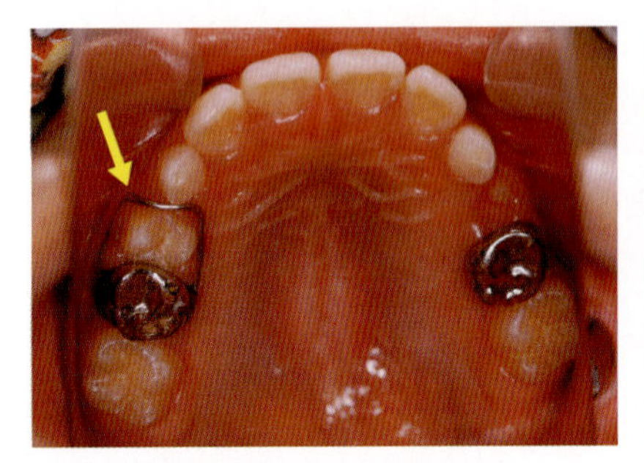

図6c　後継永久歯への形成障害
後継永久歯に発現したエナメル質形成不全（ターナー歯）を認める。

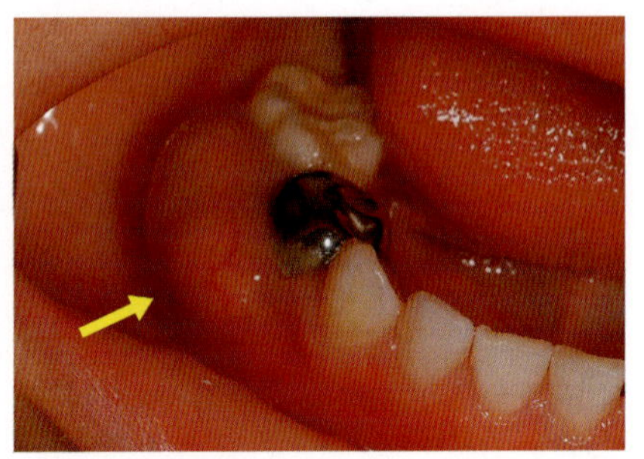

図6d　周囲軟組織への影響
D| の慢性化膿性根尖性歯周炎のため、歯肉膿瘍を認める。

③ 幼若永久歯のう蝕

1）幼若永久歯の特徴

幼若永久歯

幼若永久歯とは、歯根が未完成である永久歯のことをいう。幼若永久歯と成熟永久歯を比較すると、以下の特徴が挙げられる（「第4章 1-②幼若永久歯の特徴」p.27 参照）。

①エナメル質が未成熟である（萌出後成熟していない）。
②象牙細管が太く、外来刺激を受けやすい。
③象牙質の厚さが薄く、歯髄腔が大きい。
④咬耗が少ないため、咬合面形態が複雑である。

萌出後成熟
エナメル質は萌出後に唾液中のカルシウムやリンを取り込み成熟していく。

2）永久歯う蝕の罹患状況

歯科疾患実態調査によると、10～14歳の永久歯う蝕罹患指数（DMFT）は、1981年では5.52、1999年では3.18、2016年では1.04と減少している。

3）第一大臼歯のう蝕

平成28年歯科疾患実態調査では、10～14歳の第一大臼歯う蝕罹患率は上顎で5.7%、下顎で9.4%と永久歯う蝕で最も高い。

萌出直後の第一大臼歯は乳歯列の遠心に萌出するため、萌出に気づくことが遅れる。通常のブラッシングでは歯ブラシの毛先が歯面に当たらず、歯面清掃が困難である。咬合平面に達していないため、自浄作用の期待ができない。また、遠心部が歯肉弁に覆われ不潔域となるため、う蝕に罹患しやすい。

MEMO

母乳とう蝕

近年、産科や小児科では親子のスキンシップの一環として、子どもが自然に母乳を飲まなくなるまで授乳してよいと指導されている。離乳が開始され、糖を含む食物を摂取するようになれば、授乳の継続はう蝕を重症化させる可能性がある。保護者の育児を支援する姿勢で、卒乳指導を含む十分な指導を行う必要がある[4]。

（横山三菜、木本茂成）

文献

1）厚生労働省：平成28年歯科疾患実態調査.
2）日本歯科医師会：母子健康手帳活用ガイド，2012.
3）新谷誠康ほか編：小児歯科学 ベーシックテキスト，第2版，永末書店，京都，2019，151.
4）新谷誠康ほか編：小児歯科学 ベーシックテキスト，第2版，永末書店，京都，2019，147.

2　歯周疾患

1　小児の歯周組織（図7、表1）

1）歯肉

遊離歯肉（辺縁歯肉）は、歯には直接付着せず歯肉溝を形成する。付着歯肉（固有歯肉）は、歯肉溝底部（遊離歯肉溝とほぼ一致）から歯肉歯槽粘膜境までの非可動性組織である。幼児期以降には表面のスティップリングが次第に明瞭になってくる。

遊離歯肉と付着歯肉との境界でわずかに陥凹した部分を遊離歯肉溝という。

歯間乳頭は歯間部の歯肉で、ピラミッド状を呈する。プラーク性の歯肉炎では乳頭部の炎症から始まることも多い。

小児の歯肉は上皮が薄く角化度が低いことと血管が豊富なため淡紅色を呈し、色素沈着は少ない。辺縁歯肉は丸みを帯びて厚く遊離歯肉溝が明瞭である。歯肉溝は0.5～1.5mm（約1mm）で成人に比べ浅い。

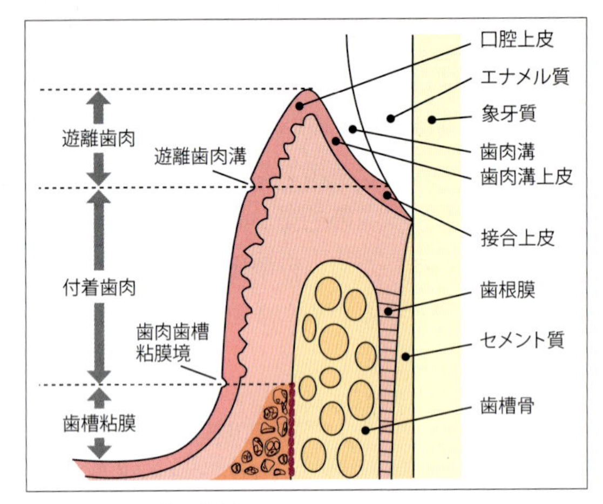

図7　歯周組織の構造

歯肉炎

2）歯根膜

歯根と固有歯槽骨とを連結する、強靱なコラーゲン線維束で構成された結合組織で、乳歯列期は永久歯列期に比べ歯根膜腔がやや広く、線維束は疎である。

3）セメント質

歯根象牙質を被覆する石灰化結合組織で、歯根膜線維の歯根側端が付着して歯を歯槽窩に支持する。

4）歯槽骨

歯根を取り囲む層板状の薄い固有歯槽骨と、その外側にある支持骨（表面の皮質骨と内面の海綿骨）とで構成される。

表1　乳歯列期正常歯周組織の特徴

歯肉	・色調は明紅色（淡紅色） ・遊離歯肉（辺縁歯肉）は丸みを帯びて厚く、弾力性に富む ・歯間乳頭は底辺が広く、高さの低いピラミッド状 ・スティップリングの数は少なく不明瞭で、学童期で明瞭になる ・遊離歯肉と付着歯肉の幅が狭く、遊離歯肉溝が明瞭 ・歯肉溝が浅い（0.5～1.5mm〈約1mm〉）。発育途上の永久歯萌出期で一時的に深くなる ・付着歯肉と粘膜との境界は明瞭 ・メラニン色素の沈着が少ない
歯根膜	・歯根膜腔がやや広く、線維束が疎
歯槽骨	・骨稜の数が少ないが太い
セメント質	・乳歯はセメント質が薄く、増殖能が低い

② 歯肉炎

小児の歯周疾患のほとんどは歯肉炎で、歯周炎はまれである。歯肉炎の罹患状況は、乳歯列期 20 ～ 30％、混合歯列期 40 ～ 50％、中高生 60 ～ 90％と増齢的に増加する。プラークが主原因のプラーク性歯肉炎（歯垢関連歯肉炎）と全身疾患や薬物、機械的要因などが関連する非プラーク性歯肉炎に大別できる。

プラーク性歯肉炎（歯垢関連歯肉炎）

非プラーク性歯肉炎

1）プラーク性歯肉炎

従来の単純性や不潔性歯肉炎のように、ブラッシングの不徹底による歯垢停滞が原因の歯肉炎をいう。歯垢除去で治癒するが、再発しやすい。初期には歯間乳頭の炎症が強く、次第に辺縁歯肉の発赤・腫脹を伴うようになる（**図8**）。歯垢が停滞しやすく、ブラッシングしにくい部分にみられ、上下顎前歯部唇側と上顎臼歯頬側に多い。

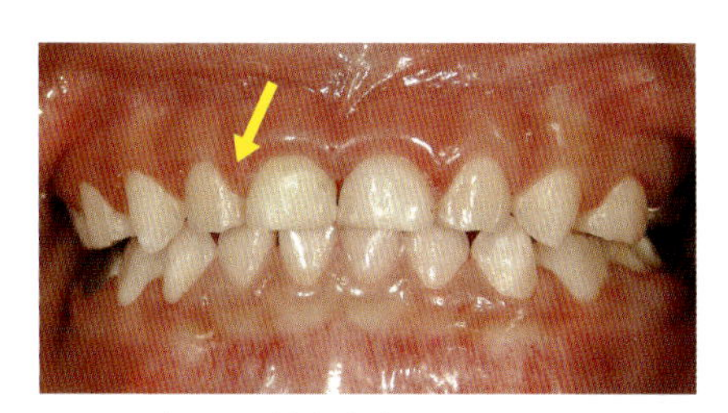

図8　プラーク性歯肉炎

2）非プラーク性歯肉炎

（1）萌出性歯肉炎

萌出性歯肉炎

乳歯・永久歯の萌出または交換期に辺縁部に炎症が生じたもの。プラーク性を併発することが多い。混合歯列期の前歯部辺縁や臼歯部の咬合面を覆う歯肉弁にみられ、萌出完了とともに徐々に消退するが、自然治癒しなければ切除することもある（**図9**）。

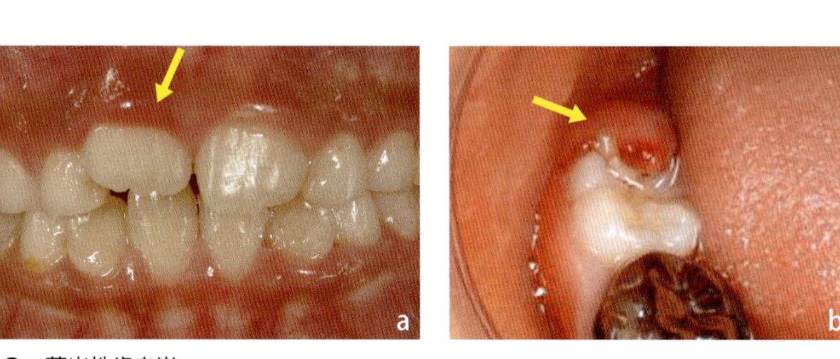

図9　萌出性歯肉炎
a：中切歯辺縁歯肉、b：第一大臼歯遠心歯肉弁。

（2）歯肉肥厚

歯肉肥厚

習慣性口呼吸

習慣性口呼吸による口唇閉鎖不全の小児で歯肉肥厚がみられる。歯肉粘膜が常時乾燥状態になり、唾液の自浄作用が低下する。

歯肉退縮

（3）歯肉退縮

前歯部の反対咬合や交叉咬合による咬合性外傷から、動揺と歯肉退縮を生じる（**図 10**）。混合歯列期の切歯萌出期にみられる。上下顎前歯唇側のブラッシング圧が強すぎる場合も歯肉の退縮が起きる。

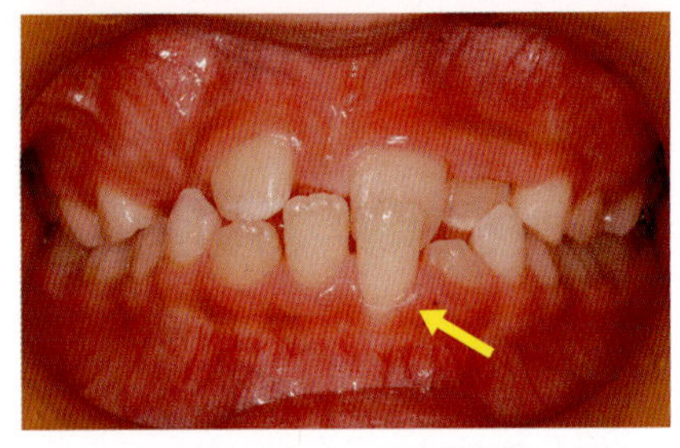

図 10　咬合性外傷による歯肉退縮（⌈1 ）

思春期関連性歯肉炎

（4）思春期関連性歯肉炎

中学生前後の思春期にみられ、女児のほうが多い。直接的な原因はプラークであるが、性ホルモン分泌が歯肉炎に影響している。

歯肉増殖

（5）歯肉増殖

a.　薬物性歯肉増殖

抗てんかん薬（抗痙攣薬）

フェニトイン（ダイランチン）

全身疾患に対する薬物の長期投与の副作用として生じる。抗てんかん薬（抗痙攣薬）のフェニトイン（ダイランチン）、免疫抑制剤のシクロスポリン A、抗高血圧薬あるいは抗狭心症薬として使用される Ca 拮抗薬のニフェジピンなどがある（**図 11**）。プラークの停滞により症状が悪化するため、プラークコントロールが重要である。

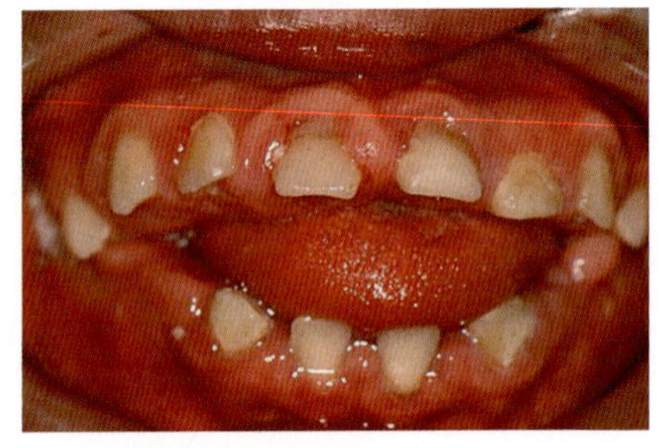

図 11　薬物性歯肉増殖

歯周炎

3　歯周炎

侵襲性歯周炎

1）侵襲性歯周炎

従来の若年性歯周炎および急速進行性歯周炎を併せて侵襲性歯周炎と呼ぶ。限局型と広汎型に分けられ、急速な歯槽骨破壊とアタッチメントロスを認め、限局型のほうが多い（**図 12**）。

いわゆる若年性は、中高生（13 ～ 15 歳頃）に発症する。炎症症状は明確でないが、急激な歯槽骨の破壊が特徴である。前歯と第一大臼歯周辺の著明な歯槽骨の垂直的吸収、歯の動揺と移動、深い歯周ポケットがみられる。*Aggregatibacter actinomycetemcomitans*（*A.a* 菌）が原因菌として重要視されている。急速進行性は 35 歳以前に発生するとされる。

2）全身疾患と歯周炎

疾病や栄養不良､染色体異常や遺伝性疾患などにより全身状態が不良な場合、組織抵抗性や免疫機能が低下し､歯肉溝部の炎症が広がり歯周疾患が進行する。

糖尿病

①糖尿病：糖尿病により歯周疾患が増悪する。逆に、歯周炎の進行は糖尿

病の増悪因子のひとつとされる。

②白血病：歯肉出血と乳頭部壊死がみられる。

③ダウン（Down）症候群：乳歯列期から広範に罹患し進行が速い。

④パピヨン・ルフェーブル（Papillon-Lefèvre）症候群：常染色体劣性遺伝で、乳歯および永久歯の早期喪失がみられる。

⑤ AIDS（後天性免疫不全症候群）

ダウン症候群

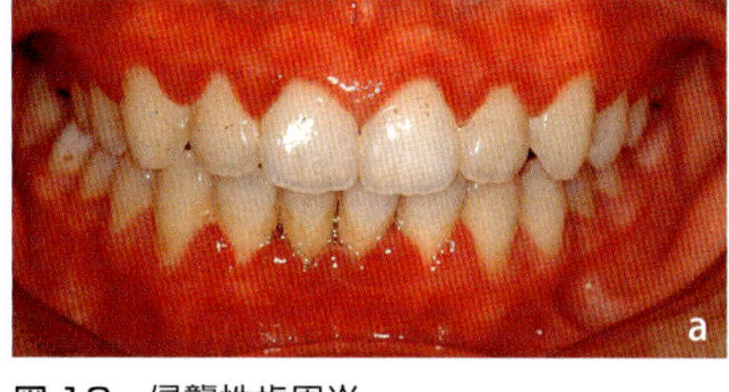

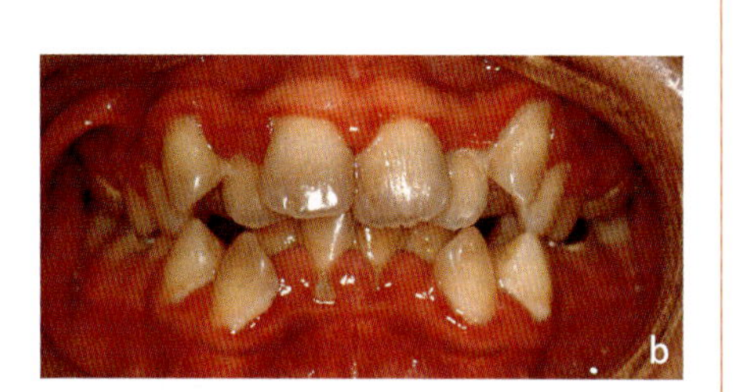

図 12　侵襲性歯周炎
a：若年性歯周炎、b：急速進行性歯周炎。

3　軟組織疾患

1　小帯

1）上唇小帯の異常

上唇小帯の異常

切歯乳頭部付近に付着していた小帯が、歯槽骨成長や歯の萌出に伴っても位置を変えず、歯槽頂を越えて口蓋切歯乳頭まで小帯線維が入り込んだもの。小帯の肥大により口唇移行部で扇状に広がり、口腔前庭部の自浄性が低下する。正中離開、歯の萌出障害、切歯位置異常、発音障害（サ行）、哺乳障害の原因となる。

正中離開
発音障害
哺乳障害
ブランチテスト

上口唇を上方に牽引すると、小帯付着部位の歯肉に貧血帯ができる（ブランチテスト）ことで小帯線維の進入が診断できる（**図 13**）。

乳首の捕捉・吸啜時に障害や影響がなければ、乳歯列期は経過観察とし、上顎中切歯萌出完了または側切歯萌出開始時に正中離開があれば切除・伸展術を行う。ブラッシング困難な場合には、乳歯列期でも切除することがある。

2）舌小帯の異常

舌小帯の異常

出生時には舌尖付近に付着している小帯が、成長過程で後方へ退縮・移動しなかったことによる。乳児期では哺乳障害の原因となることがある。幼児期以降は構音障害（ラ・タ・サ行）の原因となる。舌の前方突出時に、舌尖部がハート状に凹んだり（**図 14**）、歯列や口腔外に出せず丸まったりする。また、開口状態で上顎切歯口蓋側や切歯乳頭部に舌尖を付けられない。

哺乳障害が明らかであれば可及的すみやかに舌小帯（切離）延長術を行う。発音障害のみであれば運動訓練しながら発育による位置変化を待ち、変化がなければ切除する。手術は言語発達の完成前の４～５歳頃までが望ましい。手術後は、創部の癒着や拘縮を防ぐためにも運動訓練が必要である。

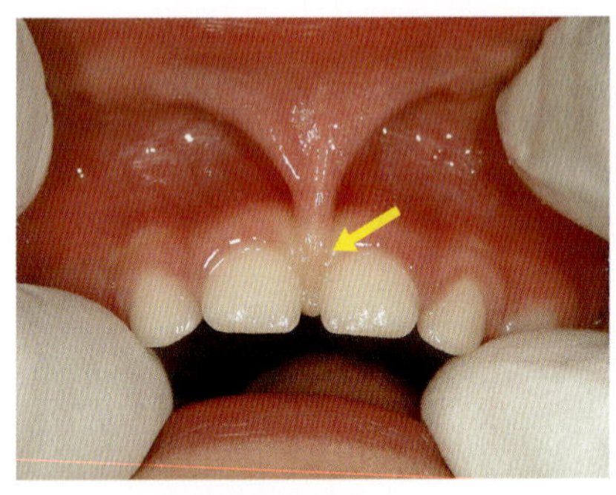

図 13　上唇小帯高位付着
上唇を牽引すると貧血帯ができる。

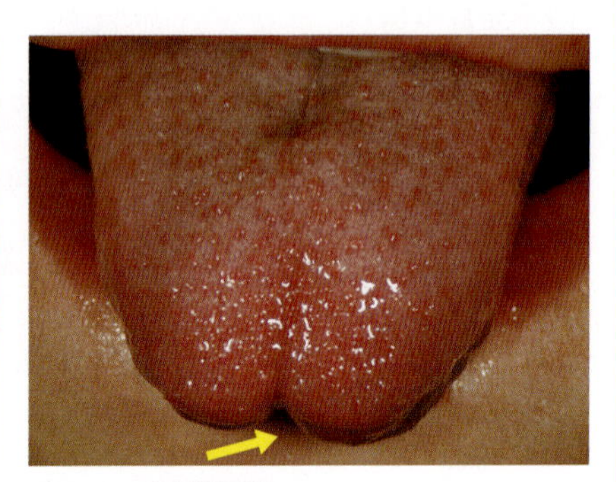

図 14　舌小帯短縮
舌突出時に舌尖がハート状にくびれる。

2 口唇

1）粘液嚢胞

粘液嚢胞

小唾液腺（口唇腺）排泄管が外傷などで損傷を受け、粘膜下組織内に唾液が流出し肉芽組織が増生して嚢胞様腔を形成したものである（**図 15**）。

処置は嚢胞摘出で、縫合を要しないレーザーを用いることも多い。

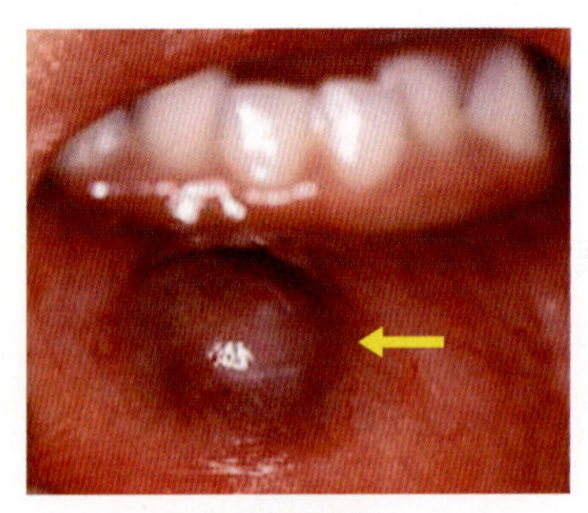

図 15　下口唇粘液嚢胞

2）口唇ヘルペス

口唇ヘルペス

単純疱疹ウイルス（HSV）の感染。口唇・周囲皮膚に小水疱が生じる（**図 16**）。水疱形成の前駆症状として掻痒感や灼熱感がある。自潰して広がりびらんとなったり、下唇に移ることがある。体力消耗時に多いため、体力回復に努め経過観察し、抗ウイルス薬（アシクロビル軟膏）を塗布する。

3）口唇・口角炎

口唇・口角炎

過敏症（食物、玩具、紫外線など）、ビタミンＢ欠乏症、咬唇癖、口腔乾燥症、口腔カンジダ症などによる。口唇の乾燥、剥離や裂溝形成、びらんや潰瘍が生じる（**図 17**）。

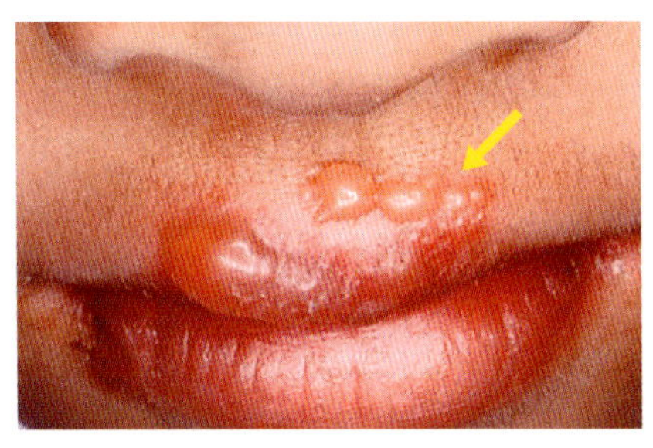
図 16　口唇ヘルペス

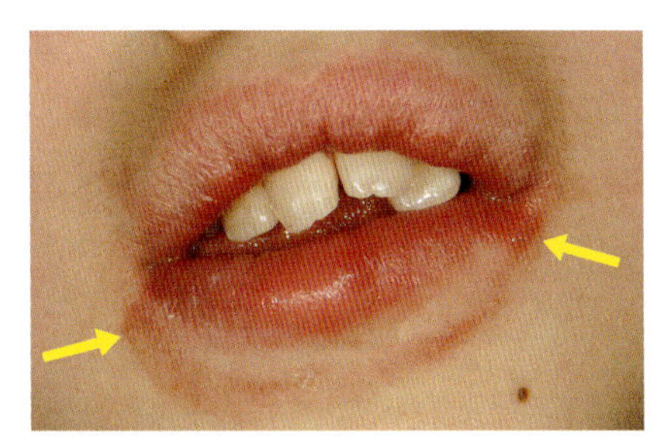
図 17　口唇炎

咬傷

4）咬傷

局所麻酔によって感覚が麻痺した舌や口唇あるいは頬粘膜の誤咬･吸啜により、局所に浮腫を形成する（**図 18**）。全身疾患患児の自傷行為でも起きる。

通常３日～１週間程度で自然治癒する。咬傷部の二次感染で化膿することがある。清潔と安静を保ち経過観察する。化膿した場合は抗菌薬の内服や軟膏塗布する。咬傷には予防が重要で、局所麻酔後は患児と保護者に注意を促す。

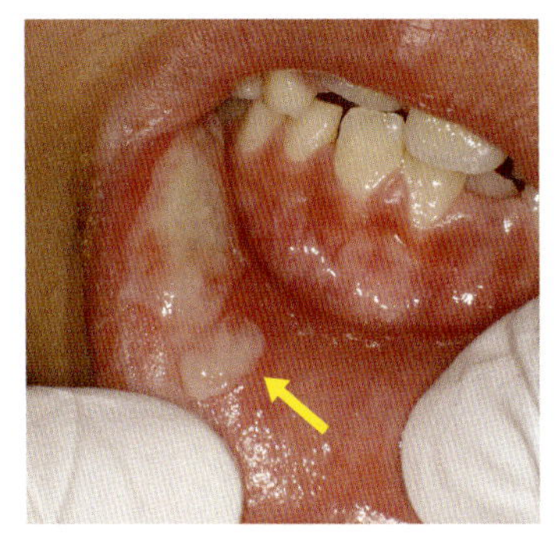
図 18　咬傷

3 歯肉

歯肉膿瘍

1）歯肉膿瘍

外傷やう蝕からの歯髄感染が、根尖に波及した感染根管歯にみられる。化膿性炎症が広がり、原因歯の歯頸部や根尖部歯肉粘膜下に膿が貯留した限局性の半球状膨隆（**図 19**）。瘻孔を形成して排膿する場合もある。原因歯の感染根管治療や抜歯が必要である。

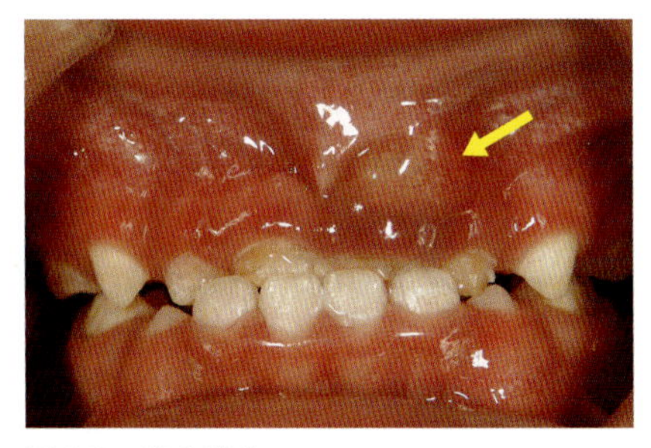
図 19　歯肉膿瘍

萌出性嚢胞

2）萌出性嚢胞

乳歯､永久歯の萌出時にみられる､歯冠部を覆う歯肉の無痛性膨隆である（**図 20**）。乳臼歯部に好発し第一大臼歯にみられることもある。外観は歯肉色だが、嚢胞内で出血すると暗紫色にみえる。自然萌出を期待し経過観察とするが、著しい萌出遅延や咀嚼時不快症状があれば開窓とする。

3）上皮真珠

上皮真珠

生後数か月頃の乳歯萌出前に好発する、歯堤上皮の一部残留によるφ1～3 mm 程度の小真珠様腫瘤（**図 21**）である。上顎前歯部歯槽堤粘膜に多く、上顎口蓋正中部に生じたものは Epstein 真珠と呼ぶ。乳歯萌出前に自然消失するため経過観察とする。

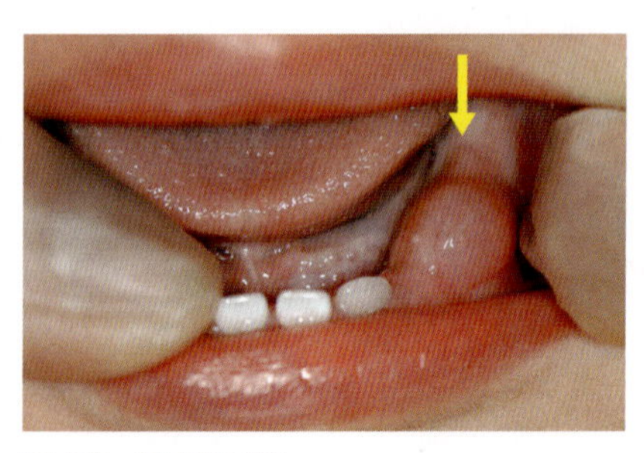

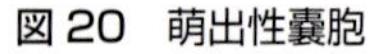
図 20　萌出性嚢胞

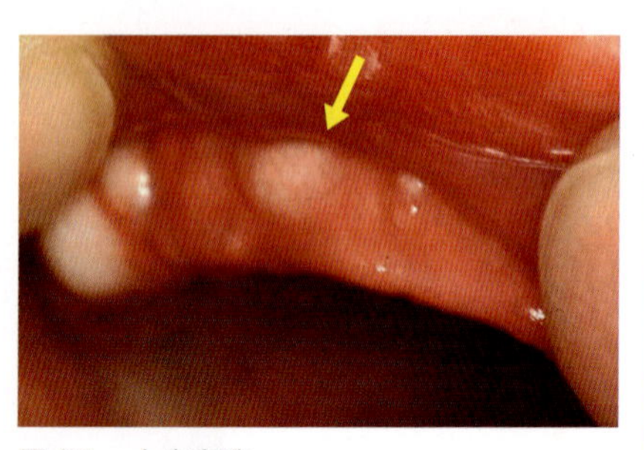

図 21　上皮真珠

4 舌

1）巨舌

巨舌

ダウン症候群などの先天異常やリンパ管腫などの腫瘍性のもの、慢性炎症や代謝異常などによる。舌側縁に歯の圧痕がみられ、開咬や空隙歯列、反対咬合の原因、構音障害の誘因となる。

2）溝状舌

溝状舌

先天性（ダウン症候群など）と後天性（悪性貧血やビタミン B 欠乏など）のものがある。舌背表面に多数の長さや深さがさまざまな溝がみられる（**図 22**）。自覚症状はないが、溝に食渣が停滞しやすく、炎症の誘因や痛みの原因となることがある。感染予防のため含嗽や舌表面の清掃に努める。

3）地図状舌

地図状舌

原因不明である。舌背表面に種々の大きさの淡紅色斑を生じる。周囲は白苔で境界明瞭、数日で斑の形態が変化する（**図 23**）。自覚症状はほとんどないが、刺激痛があればトローチ投与やヒビテングリセリンを塗布する。口腔内清掃に努める。

4）リガ・フェーデ病

リガ・フェーデ病

先天性歯（「第 4 章 5-①-1）早期萌出」p.38 参照）または早期に萌出した下顎乳中切歯の切縁によって、舌尖下面に機械的刺激が加わり、舌小帯付近に褥瘡性潰瘍を形成したもの（**図 24**）。接触痛や自発痛で哺乳・摂食障害をきたす。原因歯が過剰歯の場合は抜去する。真性乳歯では、切縁の削合・研磨、シーネによる一時的な切縁部被覆、セメントやコンポジットレジンによる切縁部被覆（脱落・誤飲に注意）と潰瘍部の消炎処置を行う。

5）ブランディン・ヌーン（Blandin-Nuhn）腺嚢胞

ブランディン・ヌーン（Blandin-Nuhn）腺嚢胞

ブランディン・ヌーン腺（前舌腺）の損傷により唾液が溢出し、舌下面正中部に無痛性、半球状腫脹を生じる（**図 25**）。摘出手術を行う。

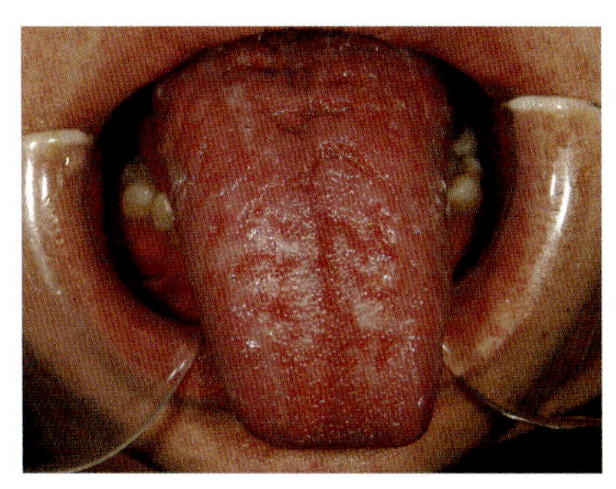

図 22　溝状舌

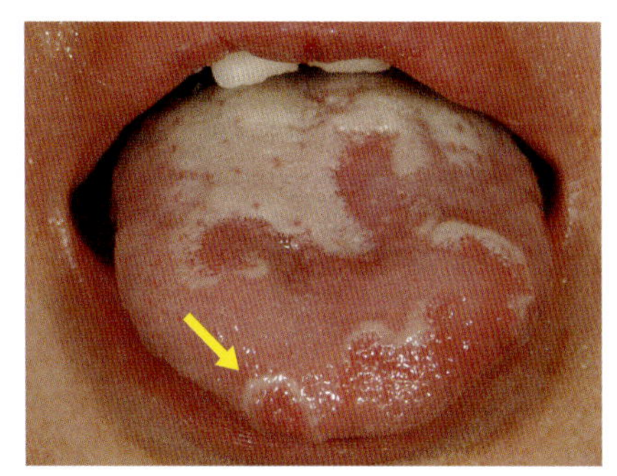

図 23　地図状舌

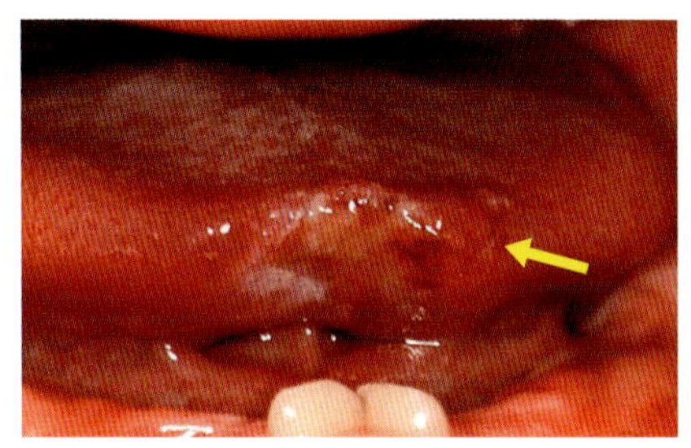

図 24　リガ・フェーデ病

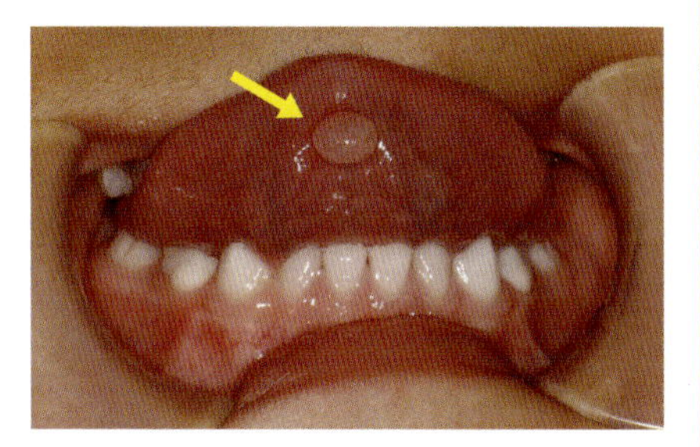

図 25　ブランディン・ヌーン腺嚢胞

5 口腔粘膜

1）口内炎

（1）疱疹性歯肉口内炎（ヘルペス性歯肉口内炎）

疱疹性歯肉口内炎（ヘルペス性歯肉口内炎）

単純疱疹ウイルス（HSV）の初期感染により、歯肉の発赤と腫脹、口唇や舌、歯肉に小水疱が生じる。水疱が破れると疼痛性のびらんとなる。流涎、口臭が著明になり、飲水食の際、疼痛を訴え食欲不振や脱水による発熱を示す。水分補給により脱水を防ぎ、安静を保ち栄養補給で体力回復を図る。口腔清掃とともに重症例では抗ウイルス薬（アシクロビル）を内服させる。患児の隔離により感染拡大を防ぐ。ステロイド薬の投与は禁忌である。

（2）アフタ性口内炎

アフタ性口内炎

原因不明。過労、風邪などによる体力消耗、ストレスなどが誘因と考えられる。頬粘膜、歯肉、口唇粘膜、舌に直径数 mm の境界明瞭な円形・楕円形潰瘍が生じる。有痛性で接触痛が強い。治療には、副腎皮質ホルモン軟膏塗布や貼付剤の使用、レーザー照射による疼痛緩和がある。

2）コプリック（Koplik）斑

コプリック（Koplik）斑

麻疹ウイルスの感染による発疹期に先立ってみられる。両側頬粘膜の臼歯部に紅暈をもつ小白斑の集まりである。麻疹の対症療法として、脱水や栄養障害に対応する。

3）手足口病

コクサッキーウイルスA16やA10型、エンテロウイルス71などの感染による。夏期に多く1～3歳の幼児に好発し感冒様症状を呈する。口腔粘膜、手掌、指、足の裏に2～3mmの丘疹や水疱が出現する。7～14日で自然治癒する。

4）ヘルパンギーナ

ヘルパンギーナ

コクサッキーウイルス

コクサッキーウイルスによる感染症である。乳幼児に多く、高熱とともに軟口蓋扁桃弓に多数の小水疱と潰瘍形成により嚥下困難となる（**図26**）。食欲不振、倦怠感、筋肉痛等もみられる。夏から秋に多い。脱水と栄養障害に注意した対象療法を行う。

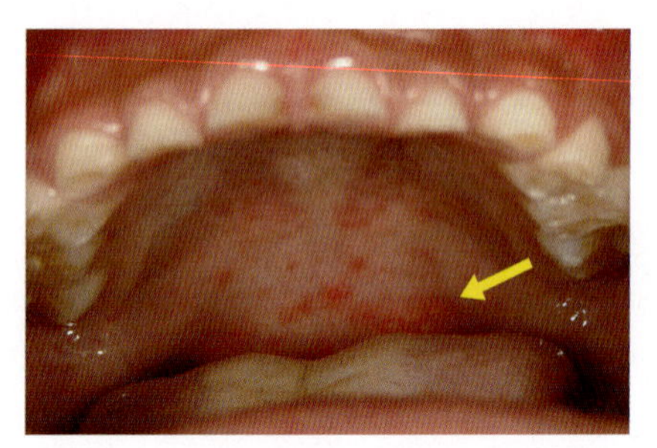

図26　ヘルパンギーナ

4　唇顎口蓋裂

1　唇顎口蓋裂の特徴

唇顎口蓋裂

1）病態

唇顎口蓋裂は口唇と歯槽部口蓋の破裂で、胎生初期（妊娠2～3か月頃）に、母体の栄養障害や精神的ストレス、形態異常を誘発する薬剤（催奇形性薬剤）使用や感染症（風疹など）罹患などにより生じた先天奇形である（**図27**）。日本人では約500人に1人の割合で発生する。

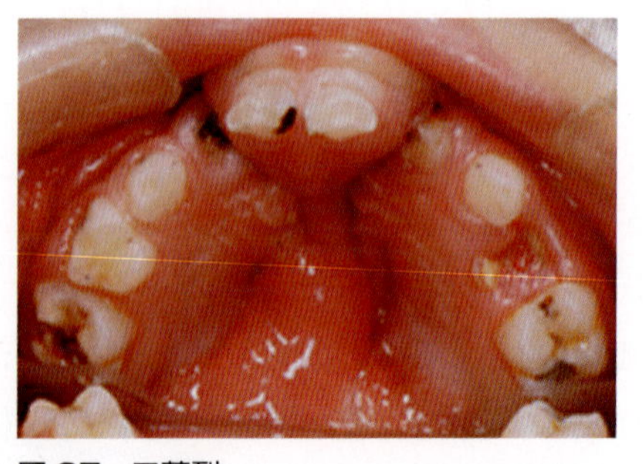

図27　口蓋裂

2）哺乳障害

哺乳障害

破裂により乳首の保持や鼻咽腔閉鎖ができず、哺乳に支障をきたすため、哺乳指導とともに、早期から口蓋床（Hotz 床）を装着して破裂部を閉鎖し哺乳しやすくする。床の調整により顎形態を整えることもでき、後の口蓋閉鎖術にも有利となる。

3）審美障害

審美障害

生後2～4か月頃に口唇形成術、1歳6か月～2歳頃に口蓋形成術を行う。破裂に伴う鼻孔、鼻翼の変形に対しては6歳以降に鼻翼修正術を行う。

4）言語障害

言語障害

鼻咽腔閉鎖不全や口蓋一次閉鎖後の残遺孔､口唇形成術後の拘縮などにより、構音に支障が起きることが多く、幼児期からの訓練が大切である。

5）歯列咬合不正

歯列咬合不正

骨の破裂と同部の歯胚欠如により、上顎骨の劣成長がみられる。前歯部の反対咬合や上顎歯列弓の狭窄に伴う臼歯部交叉咬合も生じやすい。矮小歯などの形態異常あるいは過剰歯が存在することもあり、う蝕による二次的な歯列周長短縮も影響して歯列咬合の不正が生じやすい。

6）耳鼻科疾患

耳鼻科疾患

口腔と鼻腔が交通しているため、鼻咽腔に食物が流れ込むことにより、扁桃炎や中耳炎を起こしやすい。

7）う蝕罹患

う蝕罹患

破裂部に近接して萌出した歯は、口蓋側に変位していることが多く自浄性が低い。一般的に清掃不十分になりやすく、形成不全歯であることも多いため、う蝕罹患率が高い。口蓋床や矯正装置の装着によるプラーク停滞や清掃不良も一因である。

（島村和宏）

文献

１）新谷誠康ほか編：小児歯科学 ベーシックテキスト，第２版，永末書店，京都，2019，153-168,287-300,357-358.
２）下岡荘八ほか編：小児の歯科治療［診察・検査・診断］，永末書店，京都，2010，117-125,127-144.
３）松井恭平ほか編：最新歯科衛生士教本 小児歯科，医歯薬出版，東京，2009，49-57.
４）高木裕三ほか編：小児歯科学，第４版，医歯薬出版，東京，2011，267-282.
５）榎本昭二ほか編：最新口腔外科学，第４版，医歯薬出版，東京，1999，176-214,729-817.

第８章 やってみよう

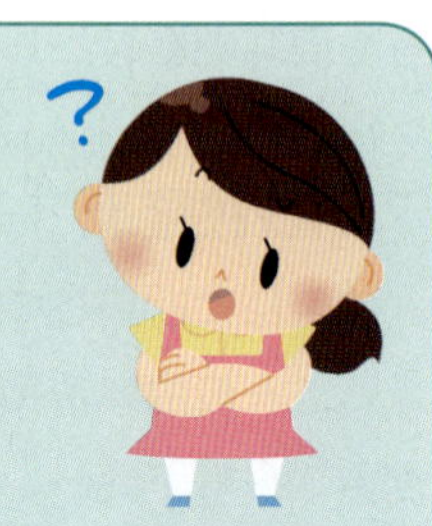

以下の問いに○×で答えてみよう（解答は巻末）

1．乳歯う蝕の進行はゆっくりである。
2．４歳には上下顎乳臼歯隣接面のう蝕が増大する。
3．ターナー歯は先行乳歯の根尖性歯周炎が原因である。
4．幼若永久歯は未成熟なため、う蝕感受性が高い。
5．第一大臼歯では、下顎より上顎のう蝕罹患率が高い。
6．小児の歯肉は明紅色でメラニン沈着が少なく、歯肉溝が浅い。
7．小児は、歯肉炎より歯周炎になりやすい。
8．上唇小帯の異常により、歯列不正が起きる。
9．上皮真珠は自然に消失する。
10．リガ・フェーデ病は３歳頃に多い。
11．唇顎口蓋裂では上顎前突が多い。
12．唇顎口蓋裂では歯数の異常がみられる。

第9章 小児歯科診療の基本

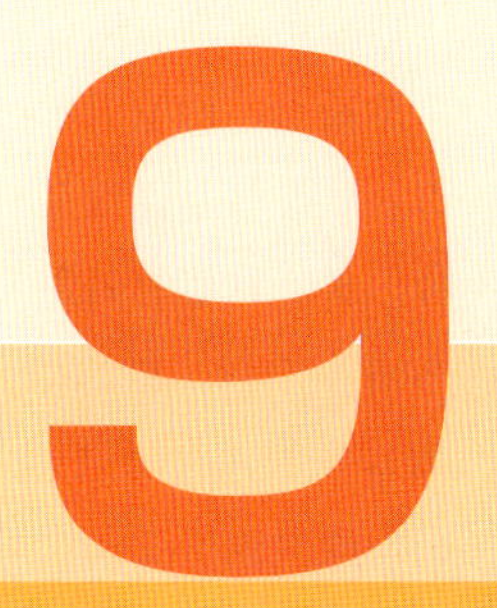

おぼえよう

①小児歯科診療では、歯科医師、歯科衛生士、保護者が協力して、患児の口腔を健全な状態に保つように支援する。

②小児歯科診療は、歯科保健指導から定期健診も含めて成立する。

③各処置においては、診療補助の基本原則を理解したうえで対応する。

④小児への対応や診療効率の観点から、フォーハンドシステムに基づいたチェアーポジションが適している。

⑤小児歯科診療では、成人と比較してより一層の医療安全への配慮が必要である。

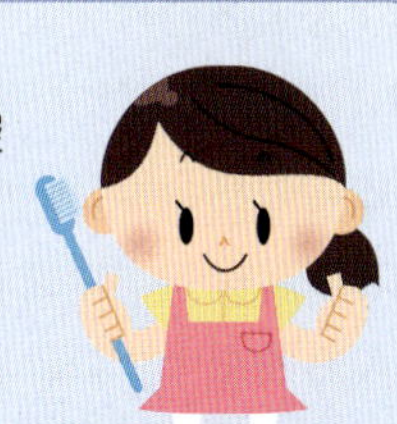

1　小児歯科診療の流れ

1 小児歯科診療とその特徴

小児歯科診療では、永久歯列完成までの変化を予測しながら口腔疾患の治療と予防を行い、健全な発育を遂げられるように導いていく。

1）小児の歯科治療

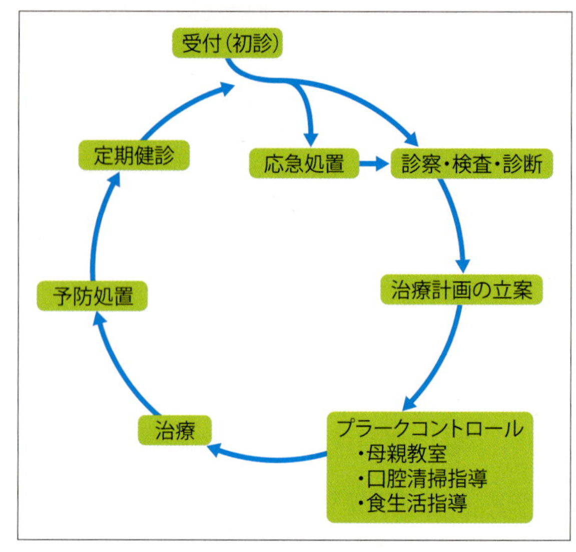

図1　小児歯科診療の流れ

小児歯科は、小児を対象としてあらゆる歯科臨床部門を含んでいる。さらに心身の発育への理解や小児の対応、円滑な診療補助や予防業務まで含めると、歯科衛生士の存在意義はきわめて大きい。

小児歯科診療の一般的な流れを（**図1**）に示す。初診では受診した理由（主訴）を明確にする。通常の流れでは、診察・検査の結果をもとに診断し、治療計画を立案してから処置に移る。しかし、急性症状や外傷が主訴である場合、まずは応急処置を施す。そして症状が落ち着いた後、従来の流れに移行する。歯科治療は口腔衛生が不良な状態で行っても、再発を繰り返すことになってしまう。そのため、母親教室という行程を設け、予防に必要な知識と技術を保護者に習得してもらう。歯科治療終了後は、リコールシステムによる定期健診に入る。健全な永久歯列の完成を目指し、定期健診を繰り返していく。

（1）受付・初診

成人の場合は自分の意志で歯科医院に来院するが、ほとんどの小児は自分の意志ではなく、保護者が治療の必要性を感じて来院する。そのため、小児は診療の目的を十分には理解しておらず、歯科治療に緊張や不安、恐怖感を抱いて来院することが多い。受付は歯科衛生士に初めて接する場所であり、ここでの第一印象が医院全体のイメージを決定づけてしまう。「見られている」という意識を常にもち、笑顔で出迎えることを心がける。

低年齢児の場合は、部位や症状の確認が困難なことが多い。初診を担当する歯科衛生士には、保護者の話に耳を傾け、主訴を簡潔にまとめたうえで歯科医師に伝えることが求められる。

（2）応急処置

低年齢児の場合、精神発達が未熟なため理解力に乏しく、歯科治療が困難である場合も多い。痛みや外傷がなければ一時的な応急処置を行い、精神の発達を待って再度治療を行うこととなる[1]。

急性症状や外傷を主訴として来院した際には、ただちに応急処置を施して症状の軽減をはかる。不協力児の場合には、抑制下での治療もやむをえないことを保護者に説明し、その同意を得る必要がある。また患児や保護者は、出血や痛みにより動転し、不安になっている。そのため、患児や保護者をまず落ち着かせ、安心できる雰囲気をつくることも大切である。

（3）診察・検査・診断

医療面接、全身検査、頭部・顔面・軟組織、口腔内の診察・検査を行う。さらにエックス線写真や診断用模型、口腔内および顔貌写真といった資料を採取する。これらをもとに歯科医師が診断する。必要に応じて、う蝕活動性検査やアレルギー検査などを追加する。

（4）治療計画の立案

一口腔単位に基づき治療計画を立案する。口腔状態の把握に加えて、患児の年齢や協力度、保護者の理解や関心度などから総合的に判断し、治療計画を立てる。小児歯科では口腔内を数ブロックに分け、複数の歯を同時に治療するブロック治療が基本となる。

（5）治療

インフォームド・コンセント

小児歯科の場合、患児の理解力には制限があり、インフォームド・コンセントは保護者によって代替される。保護者に治療計画を説明し、同意を得てから治療を始める。また、得られた同意はいつでも撤回できることを、説明内容に含める[2)]。各処置においては、診療補助の基本原則を理解したうえで対応する。

（6）予防処置

小児歯科診療で良好な治療効果を得るために、口腔清掃指導と食生活指導、う蝕予防処置が組み込まれる。

（7）リコール（定期健診）

小児は成長発育に伴い、歯列・咬合が短期間で変化する。また生活環境の変化により、口腔内環境も変化し、二次疾患にかかりやすい。そのため、小児歯科ではリコールシステムを採用し、定期的な健診が必要とされる。異常を早期に発見し、すみやかに処置を行いながら、健全な永久歯列に至るまで管理していく。

2　診療補助の原則

1　診療補助と歯科衛生士

歯の治療には、誰でもさまざまな不安を抱いて来院してくる。小児歯科治療においては、診療を行う前の患児が歯科診療室でどのような心理状態にあるのかを理解し、歯科衛生士としての対応を考えることが大切である。また、歯科衛生士は、患児、保護者、歯科医師の三者の間に入って歯科治療を円滑に進めるという役割もになっている。話しかけたり、軽く手を握るなどのちょっとした行動が小児の気持ちを和らげ、スムーズな診療につながる。

1）フォーハンドシステム

フォーハンドシステム

（1）歯科衛生士の役割

小児の歯科治療を困難にしている要素のひとつに、小児の協力を得がたいことが挙げられる。小児歯科治療の成否は、小児の信頼を得ることにあり、このため、歯科医師、歯科衛生士、保護者が子どもの歯科治療という目的の元に一致協力することが重要である。また、小児の集中力は短いため、歯科衛生士はその日の治療内容を把握し、必要となる器材を事前に準備しておくなど、チェアータイムを短くする配慮も担う。

（2）チェアーポジション

小児の診療は、術者の２本の手を中心に補助者の手が加わり、合計４本の手で行うフォーハンドシステムが基本となる。この方法は、術者と補助者の４本の手が作業を分担することにより、円滑で効率のよい診療を図るものである。小児の診療補助では、フォーハンドシステムに基づくチェアーポジションが適している。

小児歯科の水平診療において、術者は９時から 12 時の位置に座り、補助者は原則として３時の位置に座ることが基本となる（**図2**）。ただし抑制的治療時では、補助者が頭部の固定を担当するため、12 時から２時の間に位置し、術者は９時から 10 時の位置に座ることもある。

いずれのポジションでも、小児の全身がよくみわたせるよう、補助者のいすの高さは術者より少し高めに調整し、いすには浅くかける（**図3**）。補助者は立って作業することもあるのですぐに起立でき、子どもの突発的対行動や偶発事故にも即座に対応できるようにする。

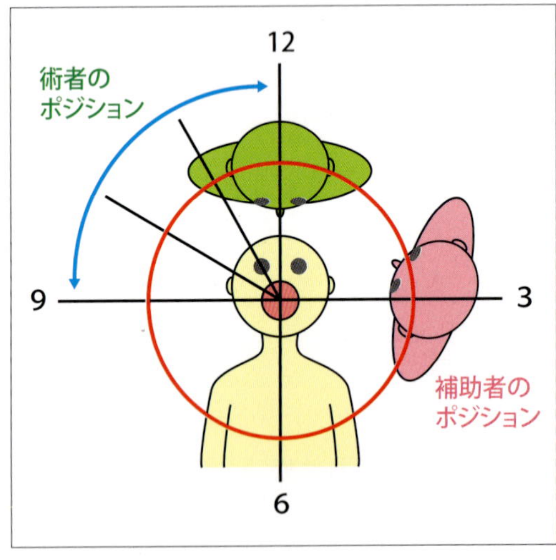

図2　チェアーポジション

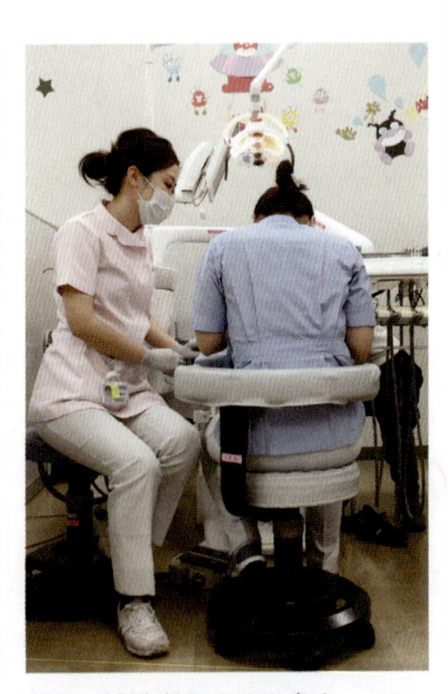

図3　補助者のいすの高さ

（3）器具や材料の受け渡しの基本

治療中の術者の視線は治療部位に集中しており、術者のポジションも相対的に固定されているため、手の可動範囲は限定される。そこで歯科衛生士は次の点に注意する。

a. 受け渡しの場所

器具落下の危険から、顔面上は避ける。器具が患児の目に触れると、恐怖心を抱かせる可能性が高いため、視野外を受け渡し場所として利用する。患児の胸部上面（顎の下）、ヘッドレストの後方および下方が器具の受け渡し場所として適切である（図4a）。

b. 受け渡しの方法

術者が器具を持ち替えることのないよう、使用状態に近い形で渡す（図4b）。そのためには、器具の保持方法の原則を理解しておく必要がある。

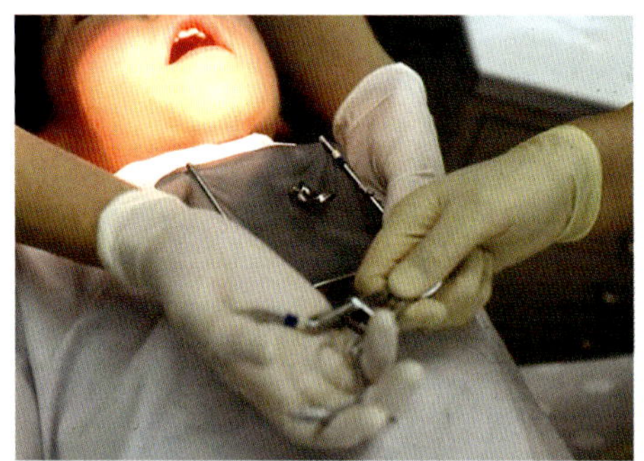

図4a　受け渡しの場所

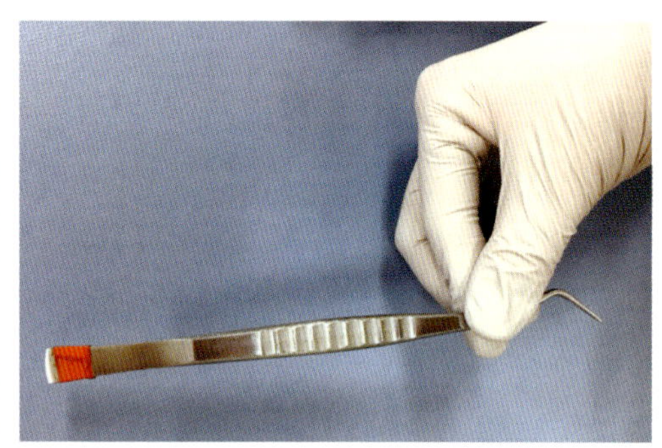

図4b　受け渡しの方法

2）診療前の準備

（1）器材の準備

治療に必要な器材をあらかじめ準備しておくことで、次の利点が得られる。

①治療の進行を円滑にし、診療効率を高める。

②歯科医師が治療に専念できるため、処置の精度が上がる。

（2）環境の整備

待合室や診療室は、キャラクターの壁紙や季節の飾りつけなど、子どもが親しみやすい雰囲気をつくる（図5）。絵本を用意したり、アニメなどの動画を流すことも効果的である（図6）。診療器具は恐怖心を与えることが多いため、できるだけ小児の目に触れない場所に置く配慮が必要である。

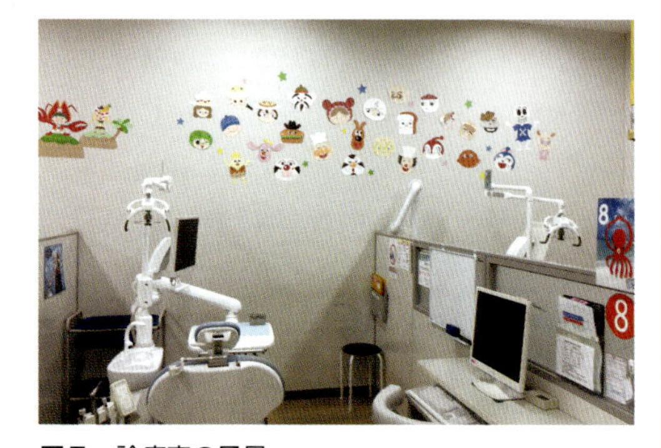

図5　診療室の風景

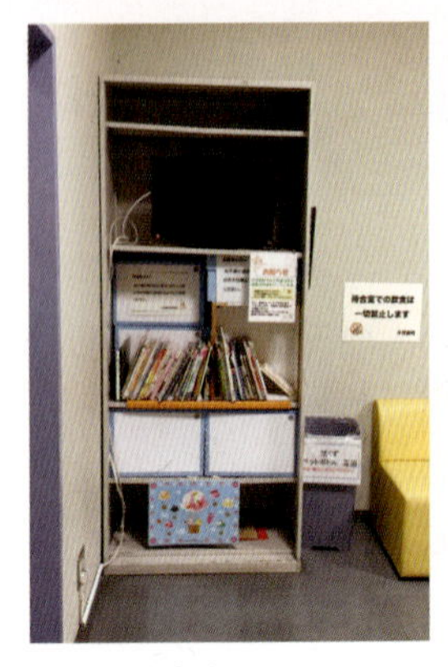
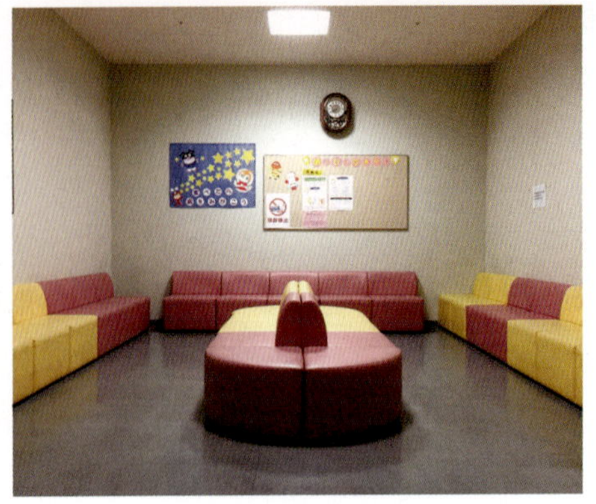

図6　待合室

3）小児患者の導入

小児患者の導入時には優しい態度で迎え、積極的に話しかける。その際、歯科衛生士は屈んで小児と同じ目線で話すことがポイントとなる。

（1）導入前の準備

小児は長時間の治療に耐えられないため、できるかぎりチェアータイムの短縮をはかる。そのためには、治療内容を歯科医師と確認し、必要な器材や薬剤を事前に準備しておく。待合室での小児の態度や、保護者と小児の接触状態を観察することも、その後の対応に有効な情報となる。

（2）患児への配慮

患児の年齢やこれまでの治療態度を事前に把握しておく。初診時では、患児の性格の概要を保護者から聞いておくとよい。誘導する際には、優しい態度と話しかけを忘れず、患児の手をひいて誘導する。チェアーを水平位に設定するときは、背中に支えがなく不安感を与えやすいため、手をあてがう配慮が必要である。また、治療を計画しているにもかかわらず、「今日はみるだけで何もしないよ」と嘘をついてはいけない。このような言動は、歯科衛生士に対する子どもの信頼を失うことになる。

（3）診療後の注意

麻酔処置を行った場合は、誤って口唇を咬んだり、熱いものでやけどをする可能性がある（咬傷）（「第8章3-②-4）咬傷」p.83、「第11章2-②咬傷」p.119参照）。食事は術後約2時間を経過してから摂るように説明する。外科処置を行った場合は、出血時の対処法や、運動制限などの注意事項も説明する。

② 歯科治療上の注意事項

1）患児の体位と対応

患児の体位は水平位とし、全身は伸展させる。両手は下方に置かせることで、子どもが突発的に手を動かしても術者には当たらず、補助者が軽く触れることができる。また、痛みを感じたときは手をあげて合図をするなど、患児の意思伝達手段を決めておくと、小児は安心感を抱く。

2）診療器具

小児用に小さく設計された診療器具を用意する。診療器具は恐怖心を与えることが多いため、できるだけ小児の目に触れない場所に置く配慮が必要である。

3　歯科診療室と器材の管理

1　歯科診療室の管理

子どもの不安感や恐怖感を和らげるためには、診療時の対応とともに、診療室の雰囲気作りが大切である。

1）受付・待合室

受付は患児と歯科衛生士の最初の出会いの場である。明るく楽しい雰囲気にすることはもちろんだが、歯科衛生士の身だしなみや態度から、保護者の抱いた印象が子どもに伝わってしまうことも意識する。

待合室にプレイルームを併設している場合には、事故防止と衛生管理が大切である。子どもが転倒しても怪我をしないよう、柔らかい素材のいすを配置したり、頭をぶつけやすい場所には保護クッションを貼る、死角になる場所は作らないなど、調度類のレイアウトに工夫が必要となる。玩具を置く場合には、壊れやすいものや口に入れて誤飲のおそれのあるものは避ける。また、日常的な衛生管理も診療室と同様に欠かせない。

2）歯科診療室

（1）パーテーション

現在の診療室はパーテーションによって区分けされ、個人情報が保護されるレイアウトが一般的である（**図7**）。各ユニットには番号とともに、目印となるイラストも掲示しておくと、子どもの興味をひき効果的である。

（2）個室診療室

号泣する患児に対しては、周囲の来院患児への心理的な影響を考慮し、個室診療室で診療を行う場合もある（**図8**）。また、周囲の声や音が気になり、治療に集中できない患児の場合も、個室診療室が適している。

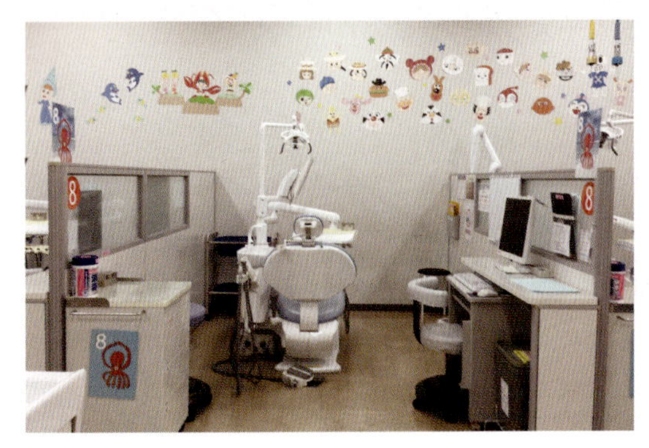

図7　パーテーション

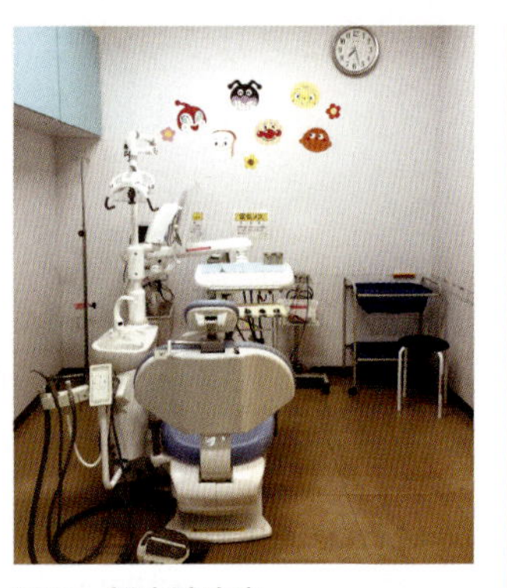

図8　個室診療室

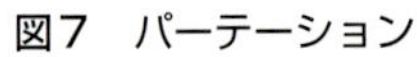2 器材の管理

1）器材の滅菌と管理

スタンダードプリコーション

感染症が疑われるかどうかにかかわらず、すべての人に分け隔てなく行う感染予防策をスタンダードプリコーション（標準予防策）という。患者一人ひとりに使用する器材はこの考えに基づき、滅菌済みもしくは使い捨てのものを選択する（図9）。院内感染の防止とともに、医療従事者自身を守るためにも、スタンダードプリコーションの実施は必須である。

トレーシステム

パックシステム

小児歯科診療では、チェアータイムの短縮をはかるために単純化が求められる。したがって、器材の管理方法には、①トレーシステム、②パックシステム[3)]が適している。

トレーシステムは、治療内容に応じた器具を、トレーごとに準備しておく方法である。迅速に器具を用意できるため、小児歯科診療では有効である。

パックシステムは、器具を消毒袋にパックして、分類する方法である。滅菌状態を維持しやすく、準備も容易である。

2）小児歯科における特徴的な器材の取り扱い

抑制治療時や、チェアータイムが長時間にわたり開口の保持が困難な場合は、開口保持器やバイトブロックを用いる（図10）。特に抑制治療に使用する場合は、開口保持器がずれて粘膜を傷つけないよう注意を払う必要がある。

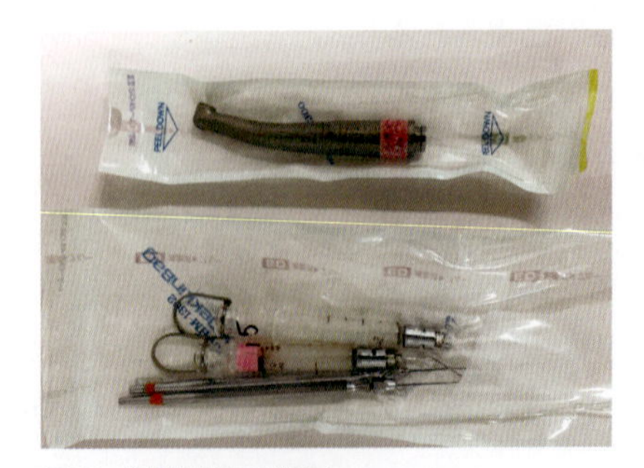

図9　滅菌済みの器具

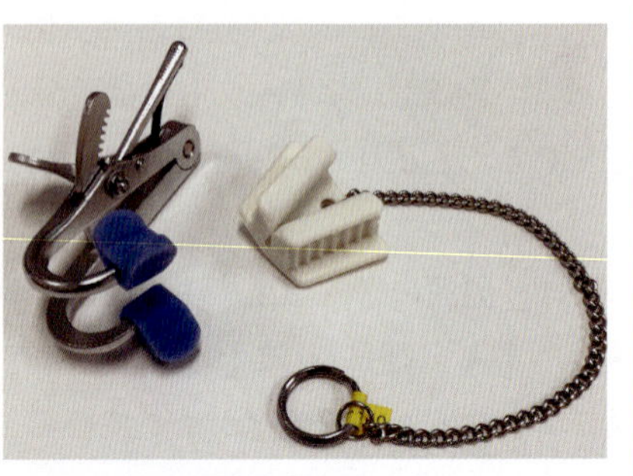

図10　開口保持器とバイトブロック

4　医療安全の考え方

医療安全

1　医療安全と危機管理

小児は心身が未熟であるため、外来刺激に対する抵抗力が弱く、その影響は容易に全身に及ぶ。また、小児は、歯科治療への理解度と協力度が成人と比べて低く、予期せぬ体動も多いため、医療事故のリスクが高くなる[4)]。したがって、小児歯科診療では小児の特性を十分に理解して対応する必要がある。そのためには、歯科衛生士が歯科医師と協働し、お互いに補え合える診療体制を構築することがきわめて重要である。

2　医療安全への配慮

1）小児の行動管理

小児は診療に用いる器具類や薬剤に興味を示し、触ろうとする。ユニットから転落したり、診療室や待合室で転倒することもあるため、患児の動きには常に目を配る必要がある。

2）誤飲・誤嚥、窒息

小児の口腔内は狭いうえに、唾液の流量が多く滑りやすいため、乳歯用既製金属冠や抜去歯、医療用小器具などの誤飲・誤嚥のリスクが高い。万が一異物が口腔内に落下した場合には、すぐに患児の顔を横に向け、バキュームで吸引するか吐き出させる。誤飲・誤嚥させた場合には、胸部または腹部エックス線写真にて位置を確認し、対応を検討する。また、小児用ロールワッテは気管支に吸引しやすいサイズであるため、窒息の原因となる。このような事故防止のためにも、ラバーダム防湿を行うよう努める。しかしながら、ラバーダム防湿にもマイナス面がある。小児は号泣により嘔吐することがあるため、ラバーダム防湿下やレストレーナー使用状態での嘔吐は、窒息を起こしかねない。歯科衛生士はこのような面も考慮しながら、絶えず患児の全身状態に留意する。

3）針刺し事故

針刺し事故は、麻酔カートリッジの交換時やリキャップ時などに起こりやすい。使用後の注射針の針刺しは受傷者のみならず患者の血液検査も必要となるため、事故を未然に予防することが重要である。

予防法には、次のようなものがある。

・カートリッジ式注射針の構造を熟知する。
・注射針は、すべて感染性があると認識する。
・注射器を人に渡すときに不用意な取扱いをしない。
・注射針のリキャップは原則行わない。

受傷した場合には、流水下で受傷部の血液を絞り出すようにして、十分に洗浄後、ヨウ素剤などで消毒し、担当医に報告する。

（伊藤龍朗）

MEMO

ヒヤリハット

患者に被害を及ぼすことはなかったものの、“ヒヤリ”としたり“ハッ”とした事例を、ヒヤリハットという。1件の重大事故の背景には、300件のヒヤリハットが存在するといわれており[5)]、事故に至らなかった事例といえども、その情報は事故原因の解明と対策に有用であるといえる。

文献

1）関本恒夫:小児歯科学と診療補助（歯科臨床と診療補助シリーズ），クインテッセンス出版，東京，2001，43.
2）新谷誠康ほか編：小児歯科学 ベーシックテキスト，第2版，永末書店，京都，2019，6-7.
3）木村光孝ほか編：歯科衛生士教育マニュアル 新編小児歯科学，第2版，クインテッセンス出版，東京，2004，60-61.
4）朝田芳信ほか編：小児の口腔科学，第4版，学建書院，東京，2017，4.
5）高木裕三ほか編：小児歯科学，第4版，医歯薬出版，東京，2011，144-146.

第9章 やってみよう

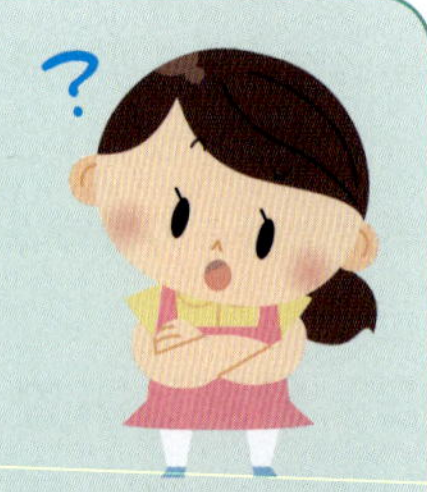

以下の問いに○×で答えてみよう（解答は巻末）

1．小児歯科における歯科衛生士は、円滑な診療補助ができればよい。
2．すべてのう蝕治療がすんだ時点で、小児歯科診療は終了となる。
3．一般的に、小児歯科診療時の補助者のチェアーポジションは、3時である。
4．器具受け渡しの際は、補助者が保持しやすい場所を持って渡す。
5．歯科衛生士は、子どもと保護者の双方に対応する必要がある。
6．口腔内に異物を落下させた場合には、すぐに患児の顔を横に向ける。

第10章
診察・検査

10

おぼえよう

①小児歯科における医療面接とは、患児と保護者との間に良好なコミュニケーションを図りながら、主訴、現病歴、既往歴、家族歴などの情報を収集することである。

②母子健康手帳には歯科保健に関する記載箇所があり、歯科医療現場での積極的な活用が推奨されている。

③診断のための資料として、顔面写真・口腔内写真、歯列模型、エックス線写真などが必要である。

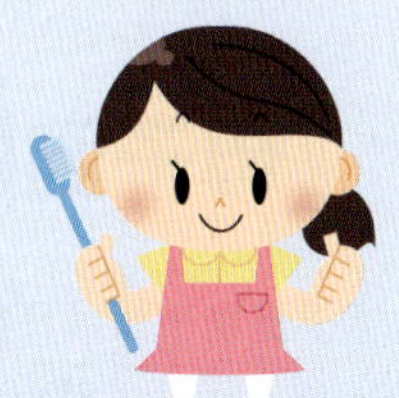

1　診断に必要な診察

❶ 医療面接

コミュニケーション

小児歯科における医療面接とは、歯科医師が患児・保護者との間に良好なコミュニケーションを図りながら、患児の歯科的問題点について情報収集することである。低年齢児の場合、患児自身の表現のあいまいさや歯科医師への警戒心が、医療面接を難しくすることがある。そのため、詳細は保護者から聞く機会も多い。

1）医療面接の基本

初めて歯科を受診した小児は不安感や緊張感を強いられることが多い。よって、小児がリラックスできるように、暖かい愛情をもって接することが大切となる。また、環境への配慮も重要である。たとえば、小児の緊張が緩和するような物を置き、不安や緊張をあおるような器具器材が直接目に触れないようにするとよい。

2）医療面接で収集する情報

（1）主訴

来院の動機を聴取する。

（2）現病歴

主訴に関連する症状について、発症日時、部位、症状の性状や程度など、現在までの経過を聴取する。

（3）既往歴

過去に罹患した全身疾患や感染症、出生時の状態、発育状態、栄養状態、アレルギーの有無などについて聴取する。

（4）家族歴

遺伝性疾患、感染症、形態異常といった家族性に関わる問題を聴取する。

2　母子健康手帳

母子健康手帳は妊婦に対して交付されるものであり、妊娠期、出産、育児期を通じた母と子の健康記録となっている。記載欄には、歯科保健に関する内容が盛り込まれており、初診時の医療面接時に活用することで小児の口腔内の成長や治療の記録を把握することができる（**図1**）。日本小児歯科学会では歯科受診時の持参を呼びかけており、歯科医療現場における母子とのコミュニケーションツールのひとつとして積極的な活用を推奨している。

3　頭部・顔面の診察

顔の形状、左右の対称性、口唇の形態、口腔周囲筋の緊張度などについて診察する。

4　口腔の診察

歯の診察は、現在歯、う蝕の罹患状態、修復状況、歯数異常（先天欠如、過剰歯）、形態異常、色調異常、位置異常などについて行う。

歯列・咬合に関しては、ヘルマンの歯齢、歯列弓形態、歯の配列状態、生理

ヘルマンの歯齢

的歯間空隙の有無を診察する。また、正中関係、前歯部や臼歯部の咬合状態、ターミナルプレーン、第一大臼歯の咬合関係を確認する。

ターミナルプレーン

口腔軟組織については、歯肉、頬粘膜 、口蓋粘膜の病変の有無について診察する。さらに、舌・口唇の形態や機能、小帯の付着位置についても診察を行う。

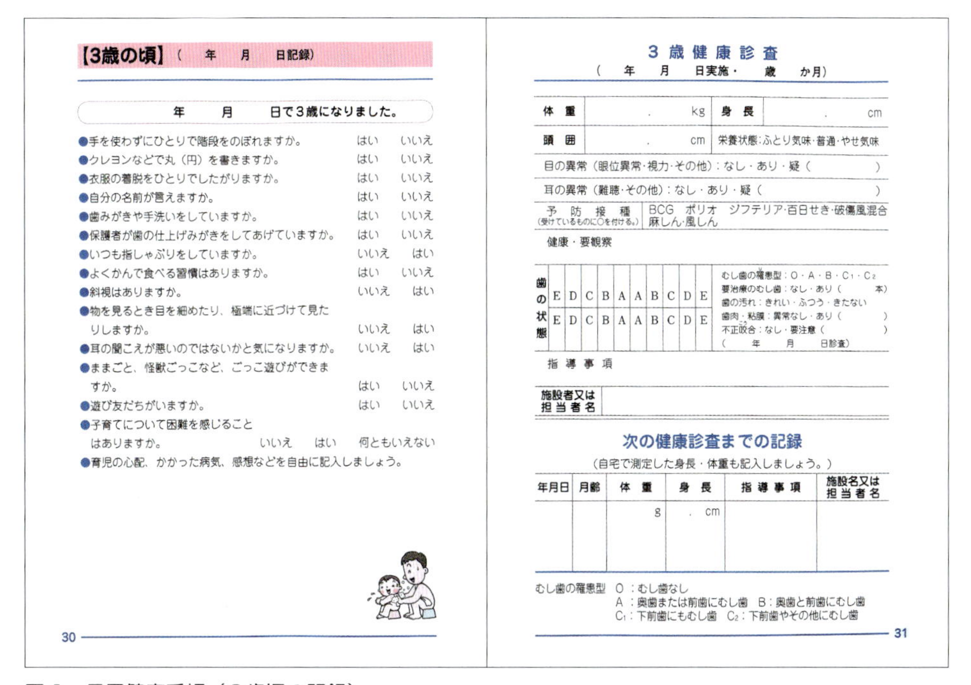

【3歳の頃】（　年　月　日記録）

年　月　日で3歳になりました。

- 手を使わずにひとりで階段をのぼれますか。　はい　いいえ
- クレヨンなどで丸（円）を書きますか。　はい　いいえ
- 衣服の着脱をひとりでしたがりますか。　はい　いいえ
- 自分の名前が言えますか。　はい　いいえ
- 歯みがきや手洗いをしていますか。　はい　いいえ
- 保護者が歯の仕上げみがきをしてあげていますか。　はい　いいえ
- いつも指しゃぶりをしていますか。　いいえ　はい
- よくかんで食べる習慣はありますか。　はい　いいえ
- 斜視はありますか。　いいえ　はい
- 物を見るとき目を細めたり、極端に近づけて見たりしますか。　いいえ　はい
- 耳の聞こえが悪いのではないかと気になりますか。　いいえ　はい
- ままごと、怪獣ごっこなど、ごっこ遊びができますか。　はい　いいえ
- 遊び友だちがいますか。　はい　いいえ
- 子育てについて困難を感じることはありますか。　いいえ　はい　何ともいえない
- 育児の心配、かかった病気、感想などを自由に記入しましょう。

30

3歳健康診査

（　年　月　日実施・　歳　か月）

体重	.　kg	身長	.　cm
頭囲	.　cm	栄養状態：ふとり気味・普通・やせ気味	

目の異常（眼位異常・視力・その他）：なし・あり・疑（　）

耳の異常（難聴・その他）：なし・あり・疑（　）

予防接種（受けているものに○を付ける。）	BCG　ポリオ　ジフテリア・百日せき・破傷風混合　麻しん・風しん

健康・要観察

歯の状態	E	D	C	B	A	A	B	C	D	E	むし歯の罹患型：O・A・B・C_1・C_2 要治療のむし歯：なし・あり（　本） 歯の汚れ：きれい・ふつう・きたない
	E	D	C	B	A	A	B	C	D	E	歯肉・粘膜：異常なし・あり（　） 不正咬合：なし・要注意（　） （　年　月　日診査）

指導事項

施設者又は担当者名	

次の健康診査までの記録

（自宅で測定した身長・体重も記入しましょう。）

年月日	月齢	体重	身長	指導事項	施設名又は担当者名
		g	.　cm		

むし歯の罹患型　O：むし歯なし
A：奥歯または前歯にむし歯　B：奥歯と前歯にむし歯
C_1：下前歯にもむし歯　C_2：下前歯やその他にむし歯

31

図１　母子健康手帳（3歳児の記録）

5 口腔の診察と診療補助

使用機材

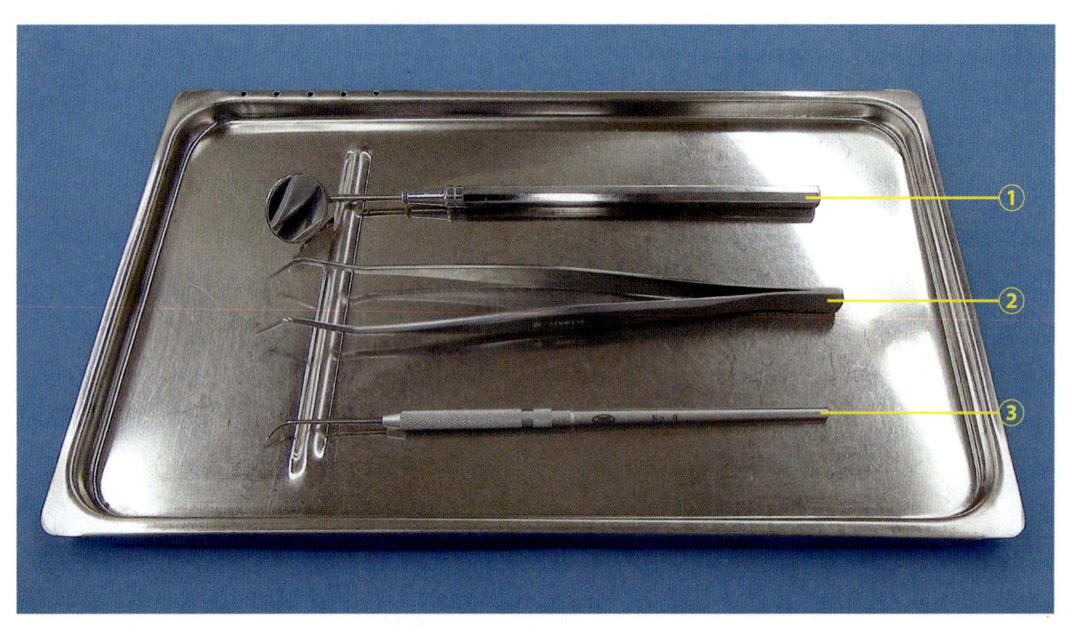

①歯科用ミラー　②歯科用ピンセット　③エキスプローラー

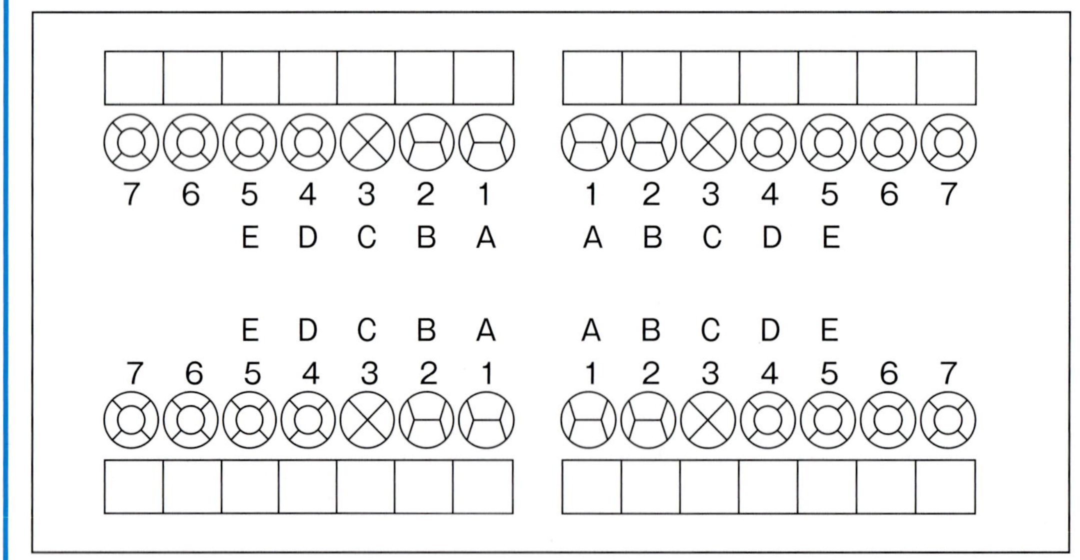

④歯式用紙（日本歯科大学新潟病院小児歯科で使用のもの）

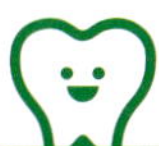

診療手順

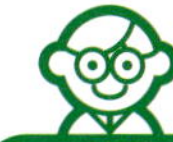

術者手順（歯科医師・歯科衛生士）

診療補助および留意点（歯科衛生士）

診療手順	術者手順（歯科医師・歯科衛生士）	診療補助および留意点（歯科衛生士）
1 前準備 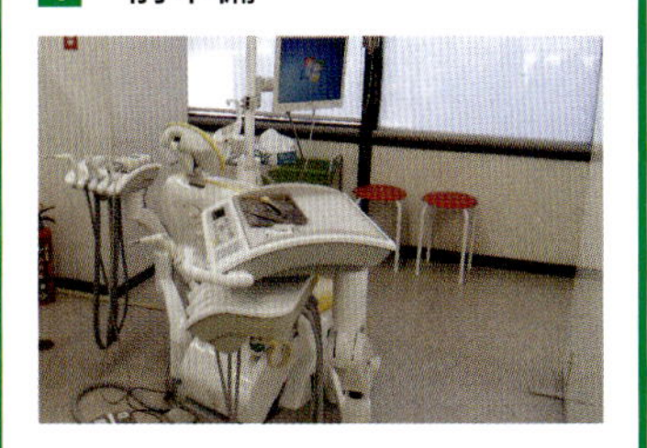		小児では短時間での治療が必要とされるため、能率的な作業が要求される。初診時の検査では不安な様子であったり、恐怖心をもつ子どもも少なくない。歯科衛生士はスムーズな診察を行えるよう、十分に準備をしておく。
2 ユニット誘導 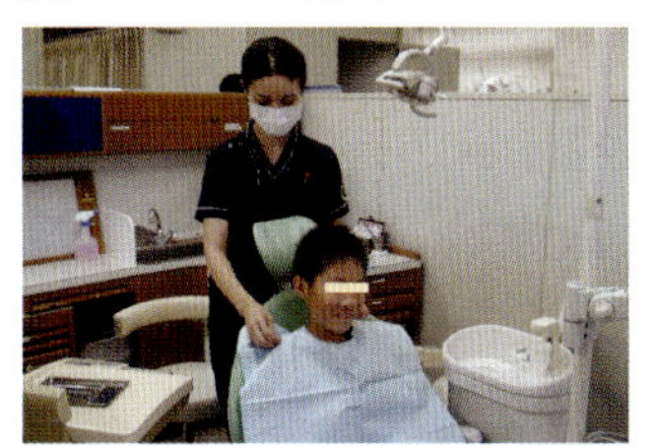		患者がユニットまで進みやすいよう通路の確保も必要である。
3 医療面接 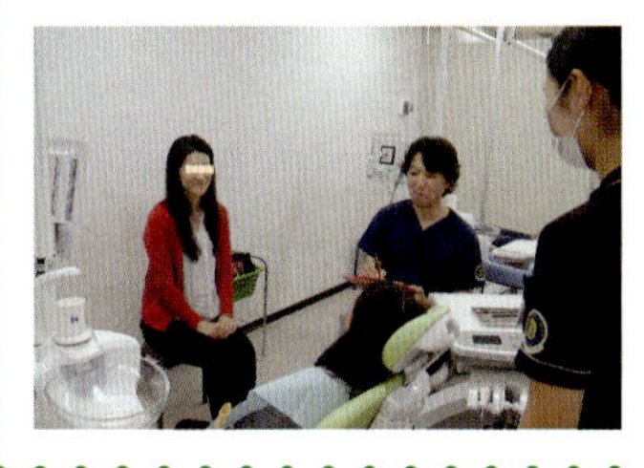	医療面接を行う。ユニットに座るのを拒否する場合は無理せず、トレーニングを優先する。	低年齢児の場合は、保護者と分離せず、患者が見える位置で見守ってもらうと患者の不安が軽減する。
4 口腔内の診察 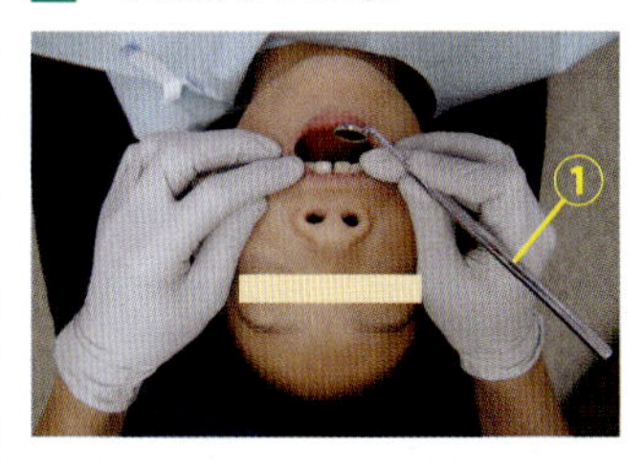 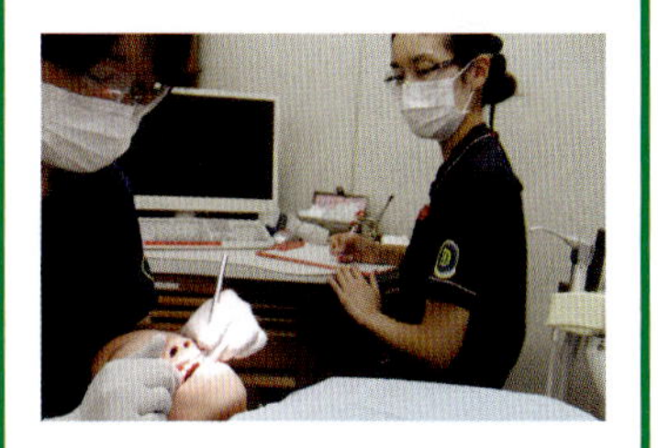	滅菌された歯科用ミラー（①）、ピンセット（②）、エキスプローラー（③）を使用し、歯、歯列・咬合、軟組織などの診察を行う。必要に応じてエックス線写真の撮影を行う。	歯科衛生士は歯科医師の診察を補助し、口腔内状態を歯式用紙（④）へ記載する。 チェアーサイドでは、常に患者の様子を観察し、状況を見ながら声掛けを行い、患者が不安にならないよう配慮する。

2　診断に必要な検査と資料

1 顔面写真・口腔内写真

初診時、治療期間中や終了時のほか、定期健診時に撮影する。小児では、成長とともに顔貌や歯列・咬合が変化するため、経年的に写真撮影することが望ましい（図 2）。

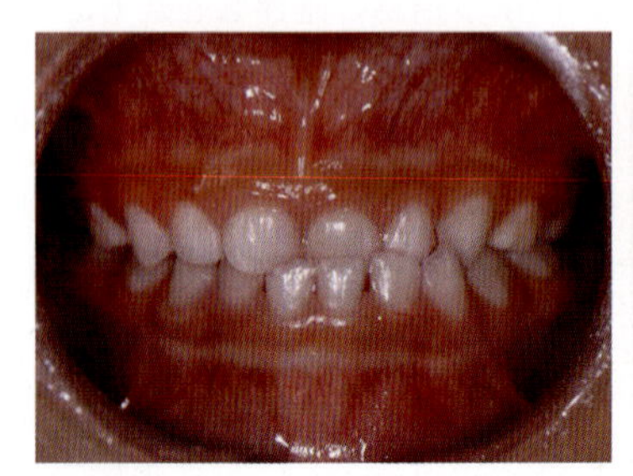
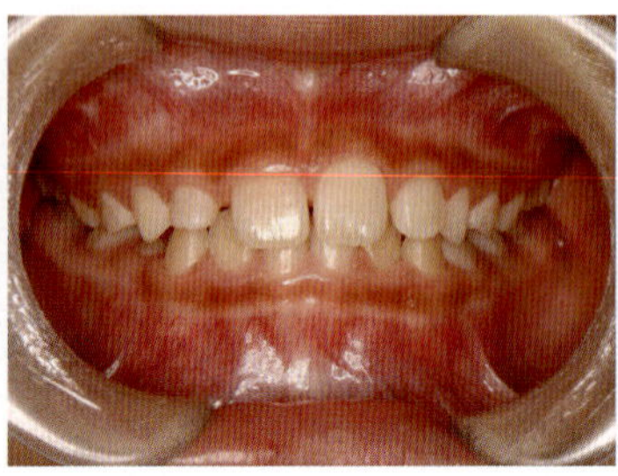
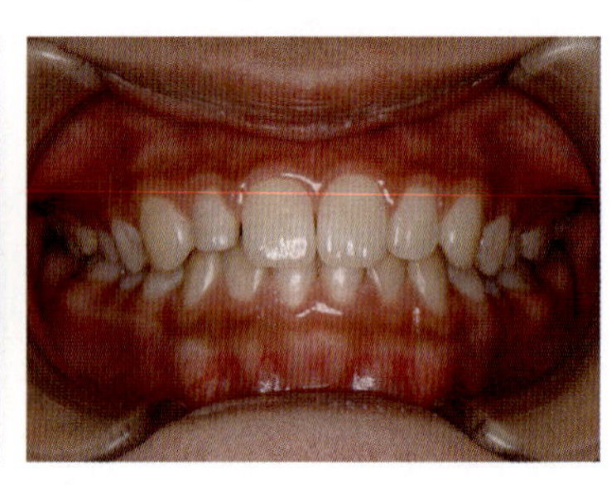

図 2　同一患児の口腔内写真（左から 5 歳、8 歳、12 歳時）

Column

子どもの気持ち、お母さん（保護者）の気持ちを理解しよう

子どもたちの多くは見知らぬ場所に不安をいだく。歯科医院特有の音、においはさらに不安を助長させる。しかし、そのなかで笑顔で手を差し伸べてくれる歯科衛生士がいたらどうだろう。待合室で泣く子どもは診療室でも必ず泣く。まずは、絵本や遊び道具などで楽しい待合室に工夫し、また来たいと思わせる雰囲気作りを心がけよう。

泣く、暴れる、口を開けない、しゃべらないなど、子どもの問題行動には必ず原因がある。緊張感からなのか、不安で逃げ出したいのか、または保護者が過保護または威圧的であることが影響しているのか、いろいろな原因が考えられる。子どもを観察するだけでなく、保護者の態度から子供との関係を分析してみると、子どもの行動も大体分かるものである。なかには、家事・育児、仕事などにより、時間的にも精神的にも余裕がなく、子どもとの関係が希薄になっているケースもある。その場合は、保護者へのコンサルティングも必要になるだろう。

② 顔面写真・口腔内写真撮影と診療補助

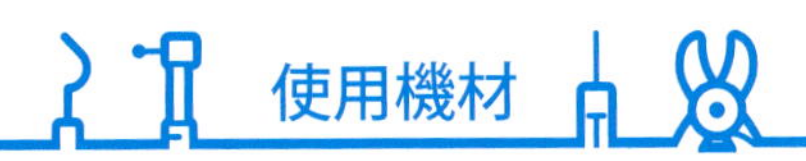

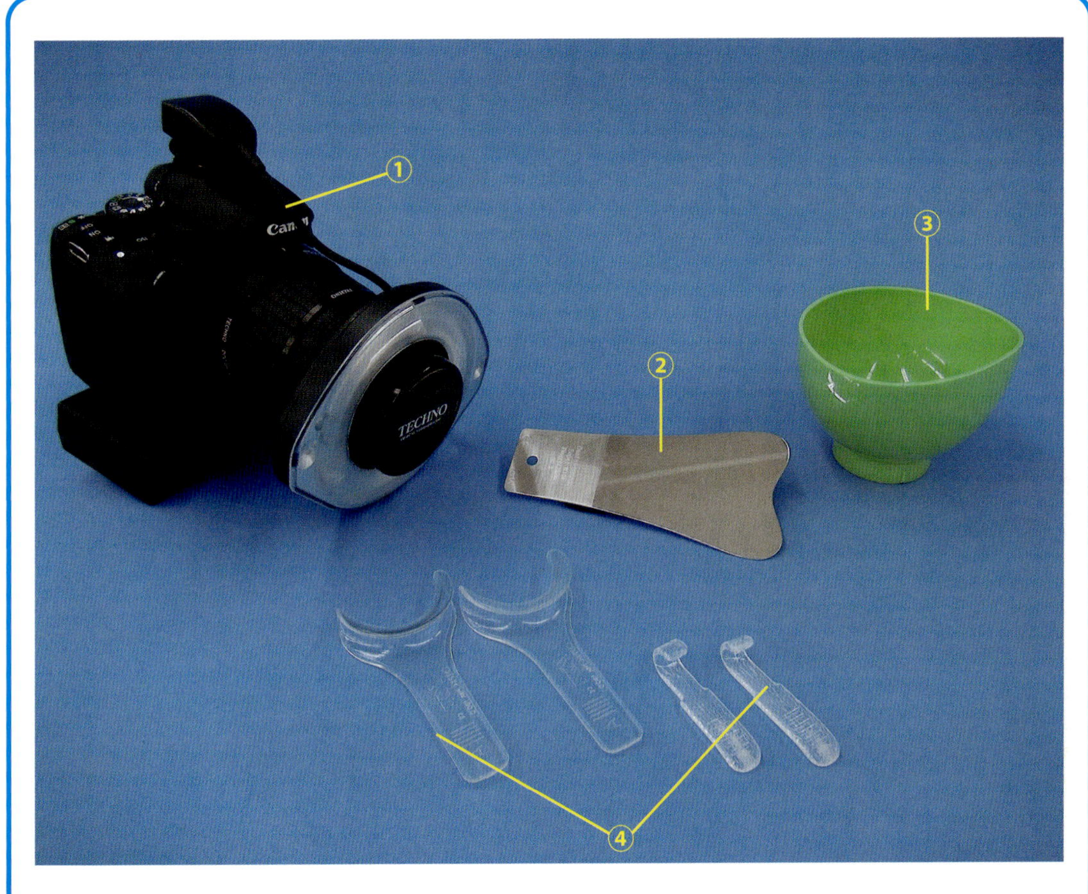

①歯科用デジタルカメラ　②口腔内写真撮影用ミラー
③ラバーボール　④口角鉤

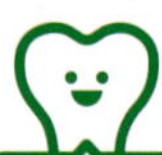

診療手順

術者手順（歯科医師・歯科衛生士）

診療補助および留意点（歯科衛生士）

1 前準備

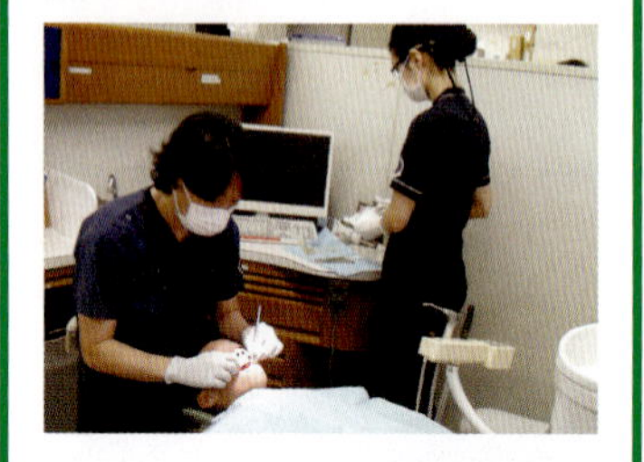

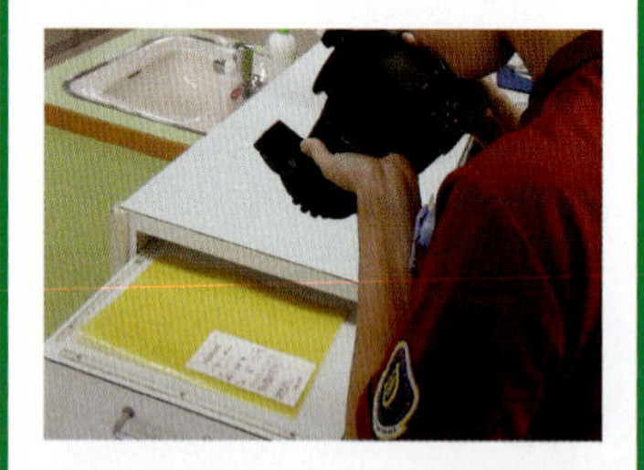

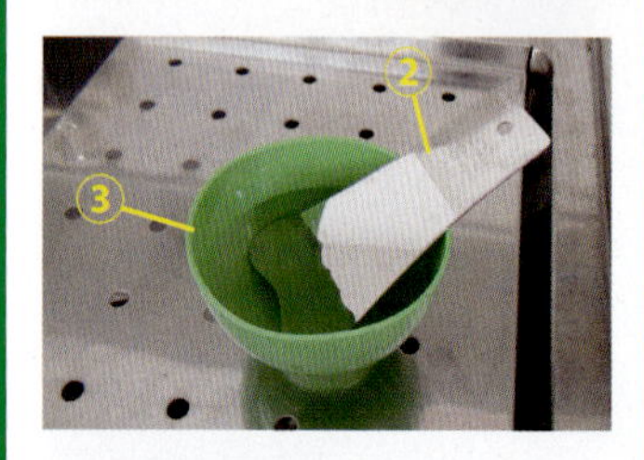

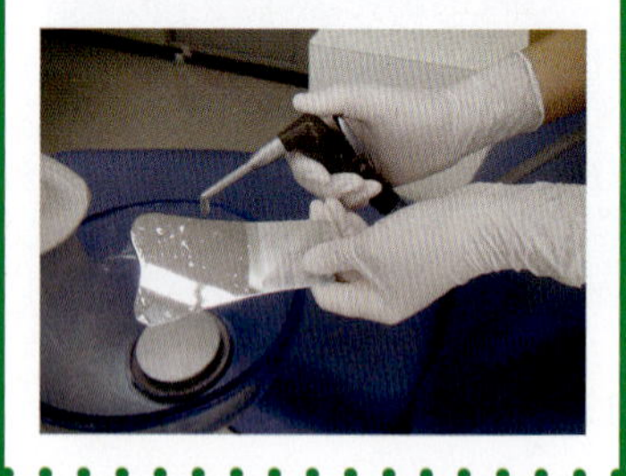

術者手順

撮影を行う前に歯列の状態など、確認を行う。

診療補助および留意点

顔面写真・口腔内写真撮影用カメラ（①）を準備する。

口腔内を撮影する前に患者氏名などを撮っておくと、後で写真の整理をする際に患者の判別がしやすい。

口腔内写真撮影の場合、口角鉤やミラー（②）を用意する。ミラーを使用する際は、口腔内でくもらないよう湯で温めてから用いるとよい（③）。

温めたミラーはエアで十分に水滴を吹き飛ばす。

2 撮影

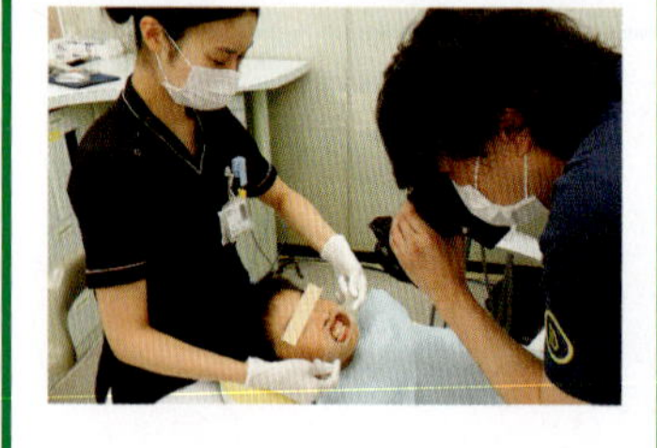

術者手順

顔面写真を撮影した後、口腔内写真を撮影する。

診療補助および留意点

口腔内撮影時は、口角鉤（④）による口唇の排除やミラーの保持を行う。
唾液やくもり防止のため、エアをかける。小児は唾液分泌が多く、写真に唾液が映り込みやすいため、バキューム操作も必要となる。

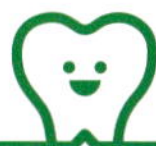

診療手順

術者手順（歯科医師・歯科衛生士）

診療補助および留意点（歯科衛生士）

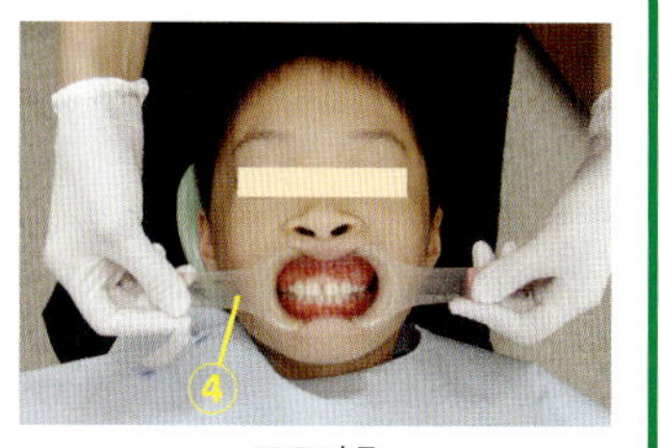

正面観

正面観では、中心咬合位で咬むように指示し、咬合平面が水平になるようにする。

口角鉤は患者方向に押さえつけないように、やや浮かせた状態で左右均等に牽引する。

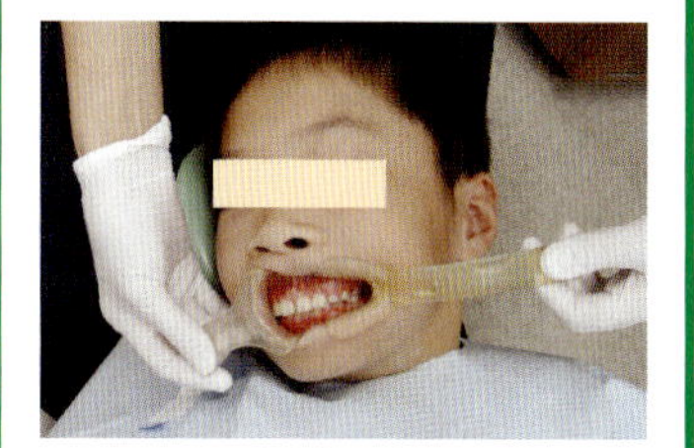

側方面観

側面観では前方から覗き込みながら、できるだけ歯列とカメラが直角になるようにする。

撮影する側の口角鉤を牽引し、大臼歯まで写るようにする。反対側の口角鉤は少し緩める。

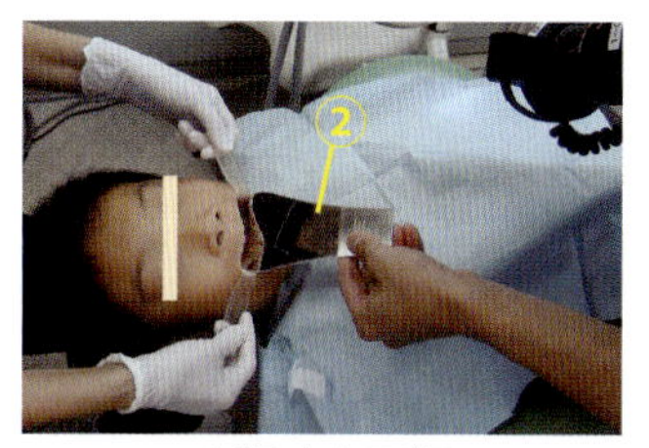

上顎咬合面観

小児に口をできるだけ大きく開けるよう指示し、ミラーと咬合面が約45°になるようする。ミラーに写った虚像を正面から撮影する。

フック型の口角鉤で上唇を排除し、口唇が写らないようにする。

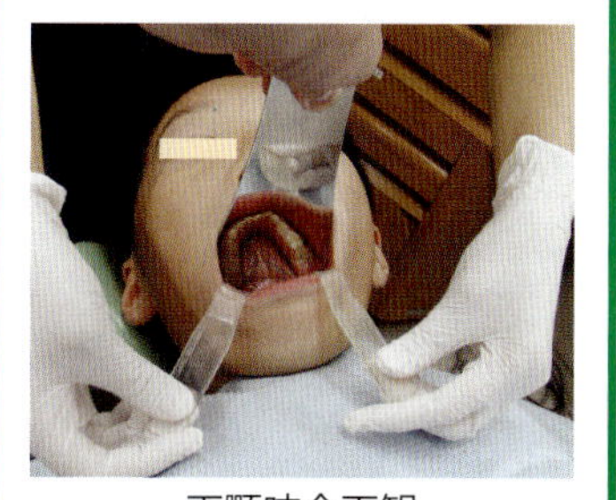

下顎咬合面観

下顎では、舌を口蓋につけるよう指示し、ミラーをゆっくり最後臼歯遠心に挿入して撮影する。

上顎同様、フック型の口角鉤で下唇を排除するとともに舌を口蓋につける努力をしてもらうよう声掛けを行う。

3　写真の管理

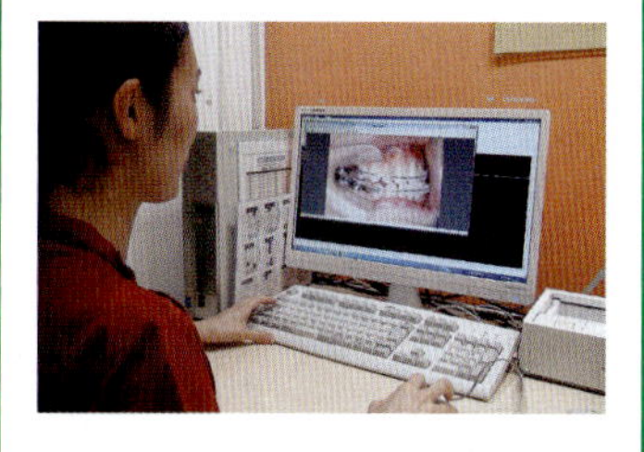

撮影後は、撮影年月日を記録し、患者ごとに写真を整理・管理を行う。

3 歯列模型

視診による口腔内の診察では見える方向に物理的な制約がある。しかし、歯列模型ではあらゆる方向から観察できるため、より多くの情報を収集できる(**図3**)。歯の大きさ、歯列弓・歯槽基底の大きさ、永久歯側方歯群の萌出余地を評価することが可能である（**図4**)。

萌出余地

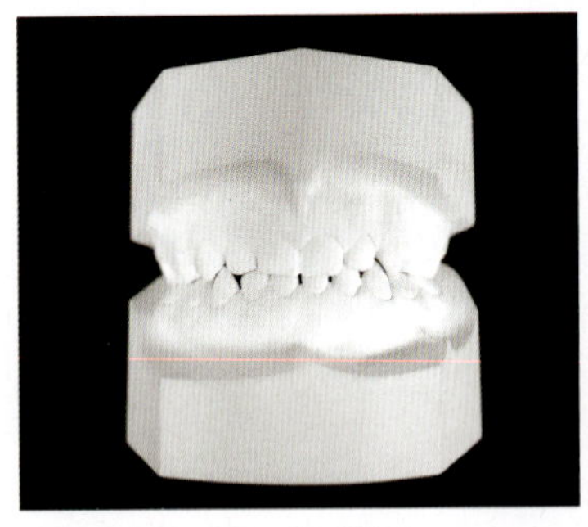

図３　乳歯列期の歯列模型

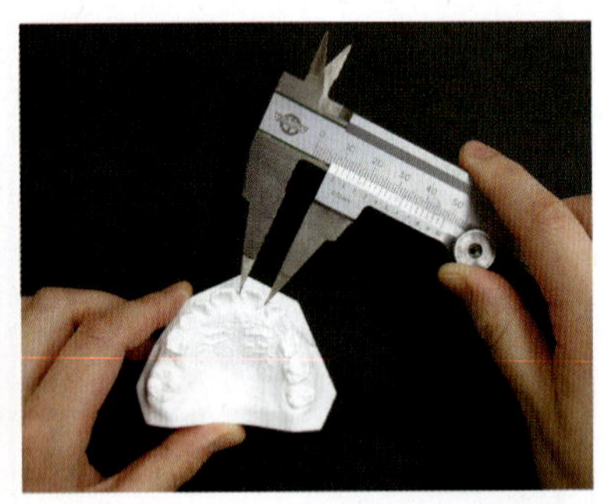

図４　ノギスによる歯冠近遠心幅径の計測

MEMO

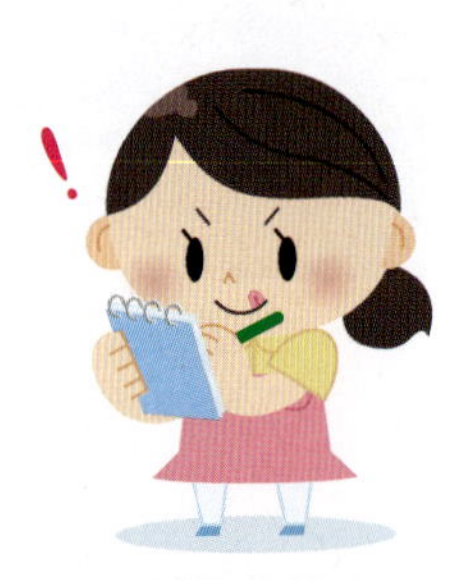

④ 歯列模型作製と診療補助

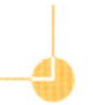

使用機材

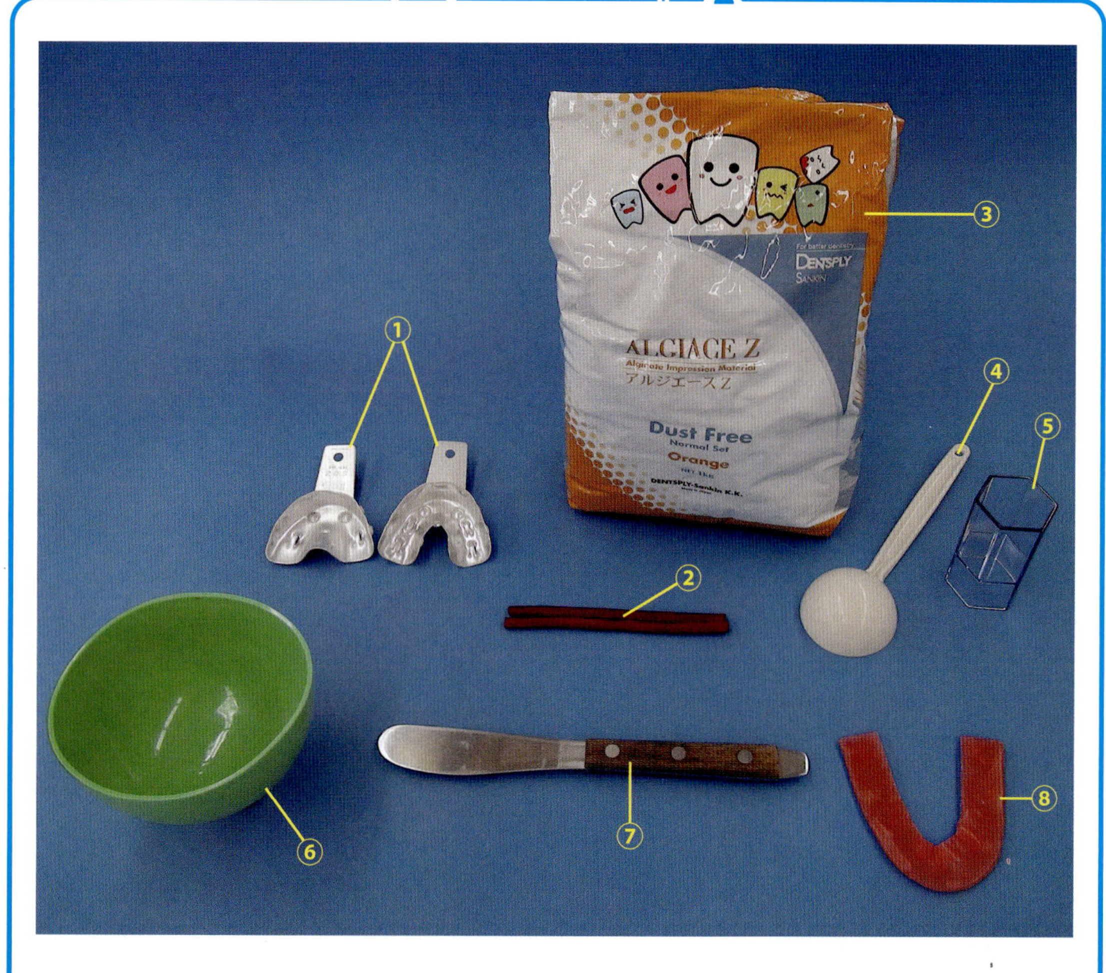

①印象用トレー　②ユーティリティワックス　③印象材
④粉計量器　⑤水計量器　⑥ラバーボール
⑦印象用スパチュラ　⑧パラフィンワックス

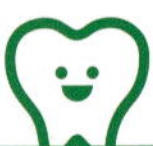

診療手順	術者手順（歯科医師・歯科衛生士）	診療補助および留意点（歯科衛生士）
1　トレーの試適 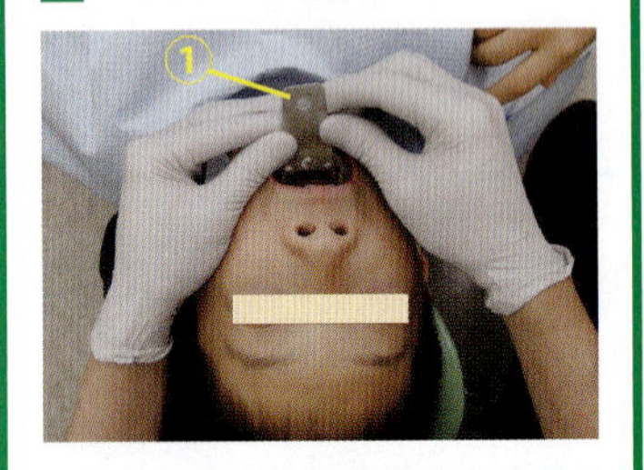	歯列の大きさに合った小児用トレー（①）を選択し、口腔内で試適を行う。	小児は印象採得時に嘔吐反射が誘発されることも多い。そのため、下顎から先に印象採得する。 鼻でゆっくり呼吸してもらうよう声掛けを行う。
2　トレーの調整 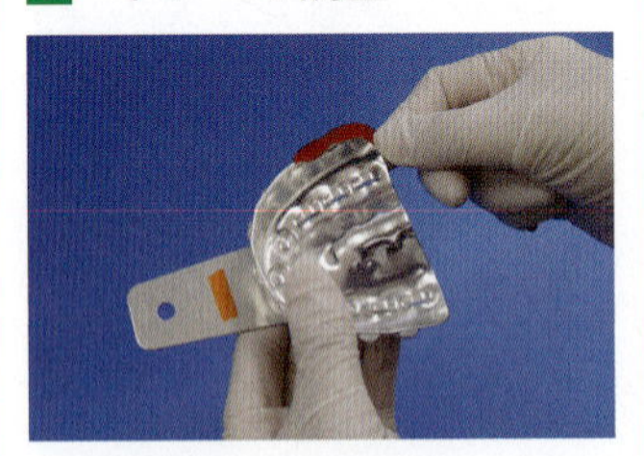	トレーが粘膜に当たったり、最後臼歯までの長さが不足する場合は、トレーを広げたり、ユーティリティワックス（②）を添加して調整する。	
3　印象材の練和 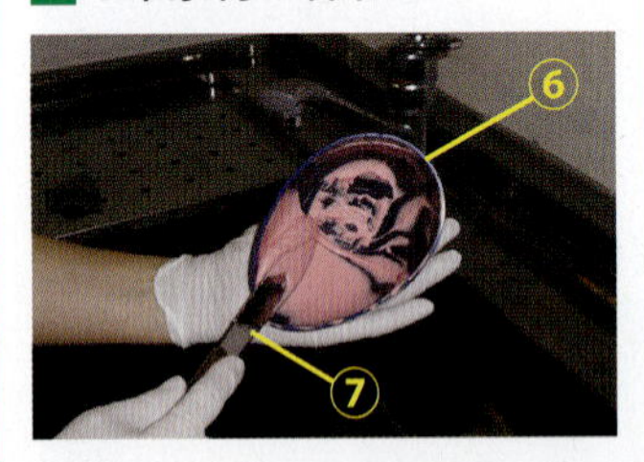	印象材（③）を粉計量器（④）で、水を水計量器（⑤）で計量し、両者をラバーボール（⑥）と印象用スパチュラ（⑦）を用いて練和する。	印象材は、硬化の早いファストタイプを用いると咽頭への流出を防ぎ、チェアータイムの短縮にもつながる。また、口腔内で短時間に硬化するよう、練和時に硬化時間をコントロールすることが望ましい。
4　トレーへの盛付 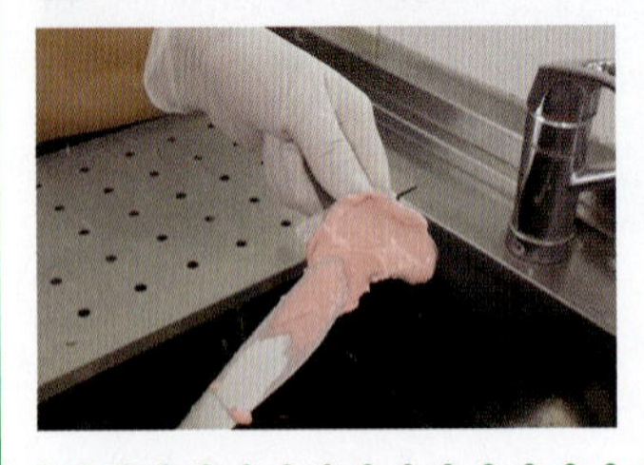	印象用スパチュラで印象材をトレーに盛る。	トレーに盛る際は、咽頭への流出を防ぐため口蓋部分へは厚く盛り過ぎないよう注意する。
5　印象採得 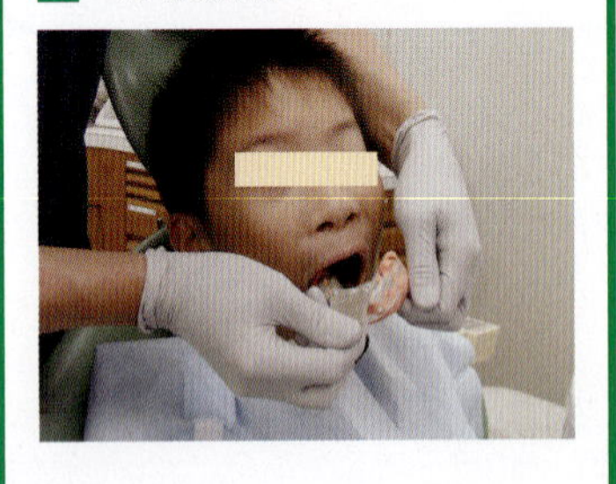	トレーをやや横に向け、トレー側面で口腔内を押し広げ回転させるように挿入する。	

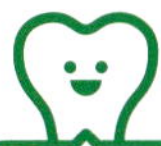

診療手順

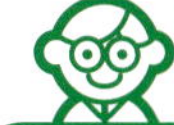

術者手順（歯科医師・歯科衛生士）

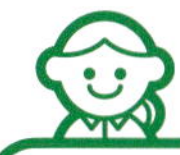

診療補助および留意点（歯科衛生士）

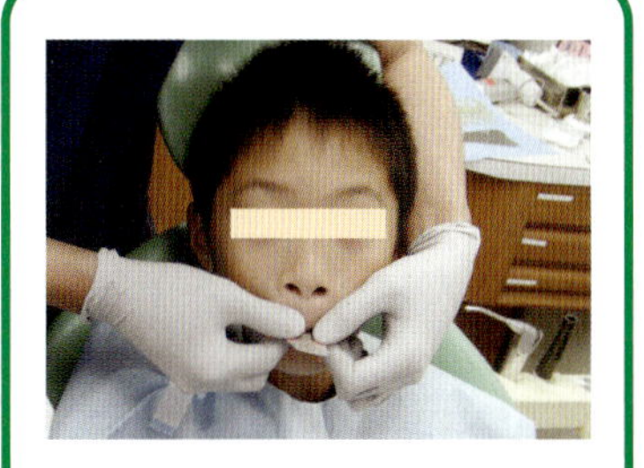

術者手順：トレーは後方から徐々に前方へ圧接する。
上顎では軟口蓋への刺激を抑えるよう、優しくトレーを保持する。下顎では挿入後、舌を上に一度上げてもらう。

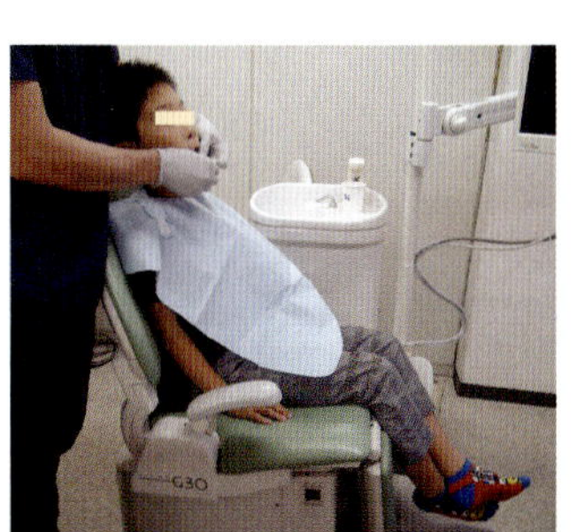

術者手順：印象材の硬化が確認できたら、印象を撤去する。歯軸方向に一挙に外す。

診療補助および留意点：印象採得時は、ユニットを起こし、座位にすると咽頭に印象材が流れず、嘔吐反射も最小限にできる。

6 印象体の処理

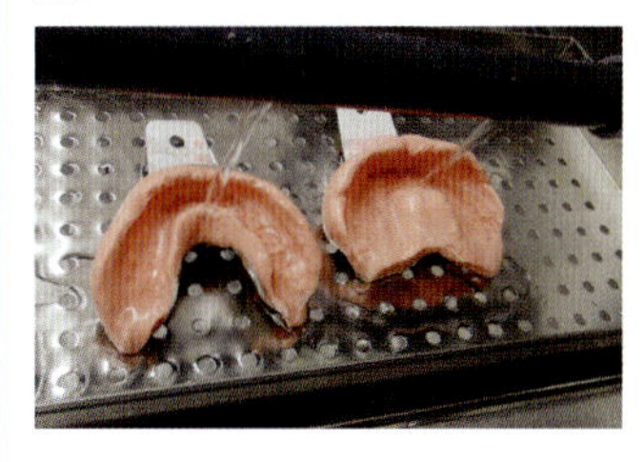

診療補助および留意点：印象面に付着した唾液や血液を水洗する。その後、消毒薬で処理を行い、石膏注入作業に移行する。

7 咬合採得

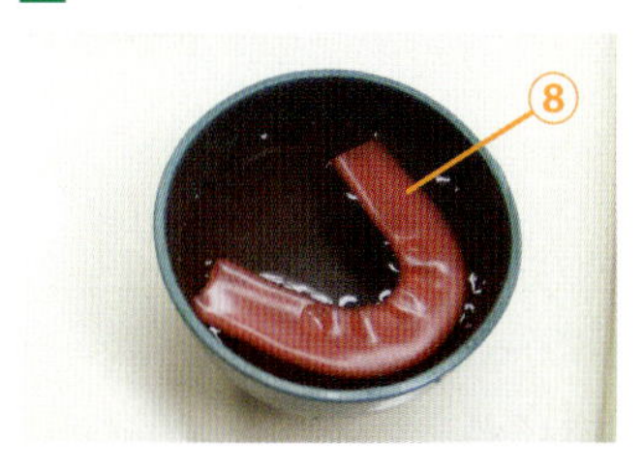

術者手順：咬合採得前に対合関係を確認する。

短冊形のパラフィンワックス（⑧）を歯列弓に合わせて成形する。

診療補助および留意点：お湯を入れたラバーボールにパラフィンワックスを入れて軟化させておく。

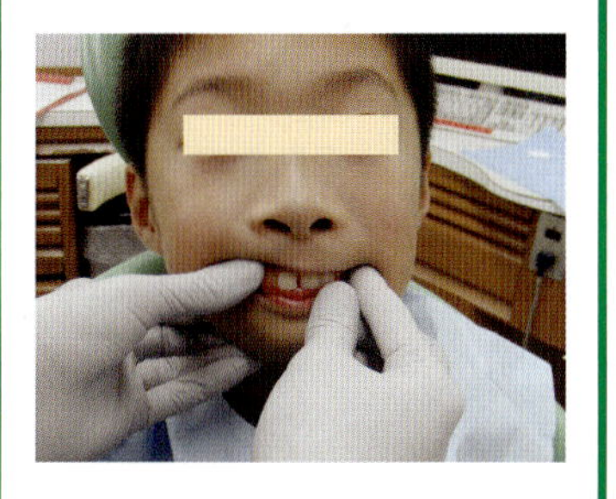

術者手順：軟化したワックスを咬合面上に置き、静かに口を閉じさせる。あらかじめ再確認した咬合関係を確認し、硬化したら変形させないよう撤去する。

診療補助および留意点：採得したチェックバイトは水を入れたラバーボールに入れ、完全に硬化させる。

5 エックス線写真検査

エックス線写真の撮影は治療計画立案のうえで必須である。必要に応じて、デンタルエックス線写真（**図5**）、咬翼法エックス線写真（**図6**）、咬合法エックス線写真、パノラマエックス線写真（**図7**）、頭部エックス線規格写真などを撮影する。

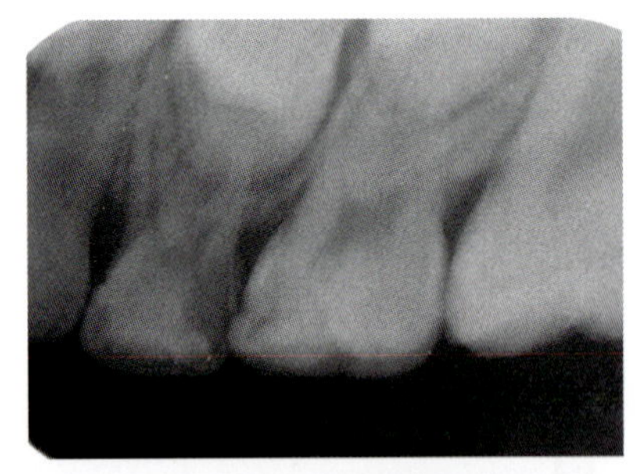

図5　デンタルエックス線写真

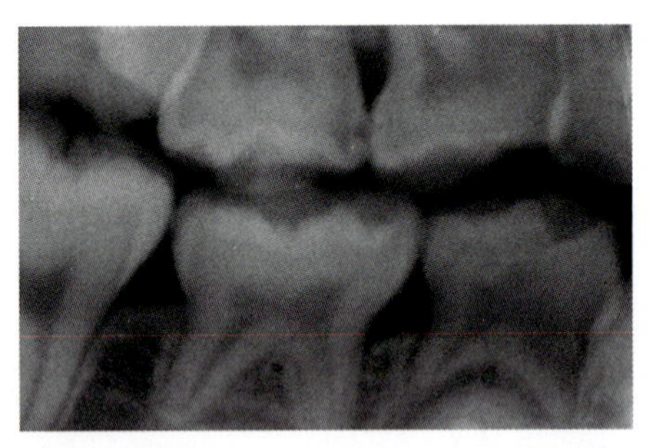

図6　咬翼法エックス線写真

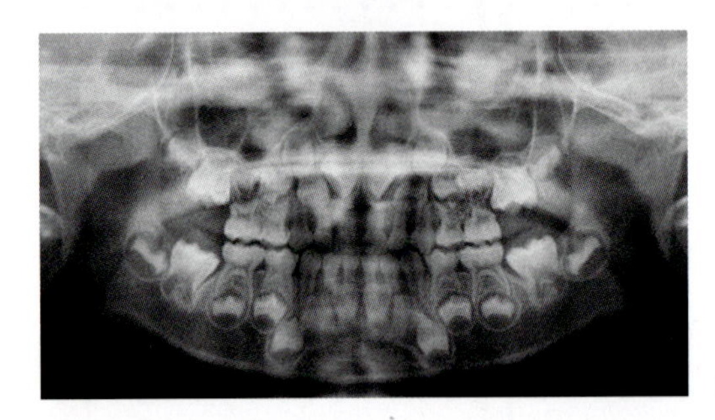

図7　パノラマエックス線写真

6 診察にあたり考慮すべき事項

小児は成長発育の途上にあるため、発育状態を考慮しなければならない。全身状態を把握し、歯科治療に対する理解度や協力度について把握する必要がある。また、小児は自発的に歯科医院を受診することはなく、保護者に付き添われて来院することがほとんどである。よって、保護者の歯科に対する理解度や協力度についても十分に把握し、保護者の信頼を得ることが大変重要となる。

児童虐待

近年、児童虐待が大きな社会的問題となっているが、歯科医療従事者は診療室などで児童虐待を発見しやすい立場にある。特に小児歯科は、子どもと保護者のそれぞれの様子を観察することができるため、そのサインを見逃してはならない。たとえば、口腔内が極端に不潔で、多数歯う蝕が放置されている場合は、ネグレクトの可能性がある。もし、医療面接や歯科的所見から児童虐待が疑われる場合には、児童相談所などへ通告するといった行動を起こすことが大切である（「第15章3-②児童虐待と外傷」p.177参照）。

（三瓶伸也、宮崎晶子、佐藤治美）

文献

1）新谷誠康ほか編：小児歯科学 ベーシックテキスト，第2版，永末書店，京都，2019，181-190.
2）関本恒夫：小児歯科学と診療補助（歯科臨床と診療補助シリーズ），クインテッセンス出版，東京，2001，38-43.
3）松井恭平ほか編：最新歯科衛生士教本 小児歯科，医歯薬出版，東京，2009，124-128.
4）下岡正八ほか編：小児の歯科治療［診察・検査・診断］，永末書店，京都，2010.
5）犬塚勝昭ほか：歯科衛生士のための子どもの“みかた”まるわかりブック，デンタルハイジーン別冊，医歯薬出版，東京，2017.
6）岡崎好秀：UNDER20 特集 もう困らない！子どもの歯科診療誘導術，歯科衛生士，38（2）：47-57，2014.
7）厚生労働省：平成27年度児童相談所での児童虐待相談対応件数＜速報値＞，http://www.mhlw.go.jp/seisaku/2011/07/02.html
8）日本小児歯科学会：子ども虐待防止対応ガイドライン，2009.
9）奥山眞紀子ほか編：医療従事者のための子ども虐待防止サポートブック医療現場からの発信，クインテッセンス出版，東京，2010，80-223.

第10章 やってみよう

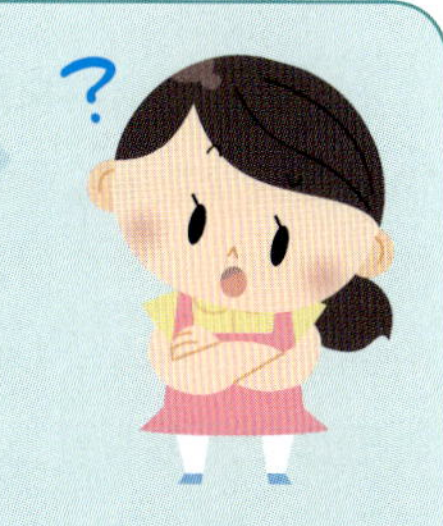

以下の問いに○×で答えてみよう（解答は巻末）

1．医療面接は小児に緊張感を与えて実施する。
2．現病歴とは、来院の動機を聴取したものである。
3．母子健康手帳には、歯科保健に関する記載欄がある。
4．歯列弓の大きさは歯列模型で評価できる。
5．口腔内写真は、経年的に撮影することが望ましい。
6．パノラマエックス線写真は、歯胚の発育状況を検査できる。

第11章

小児歯科における局所麻酔法

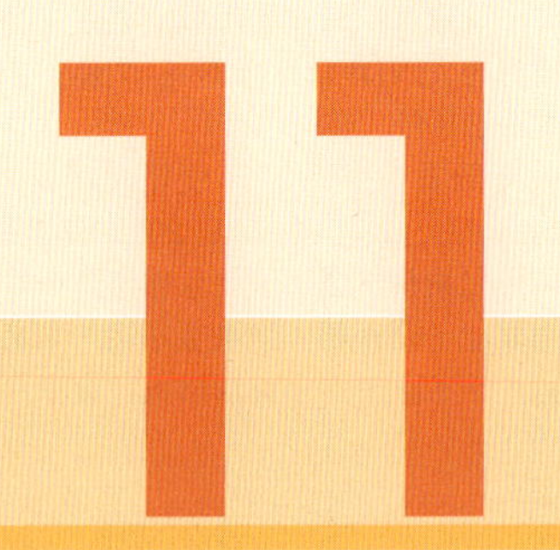

1　局所麻酔の種類

2　局所麻酔の合併症、偶発症

おぼえよう

①小児の局所麻酔には表面麻酔、浸潤麻酔、伝達麻酔がある。
②局所麻酔には表面麻酔剤、局所麻酔剤、注射針、注射筒を用いる。
③局所麻酔時に、補助者は器具の取扱いや患児への対応に注意が必要である。
④局所麻酔の合併症や偶発症には、アレルギー、咬傷などがある。

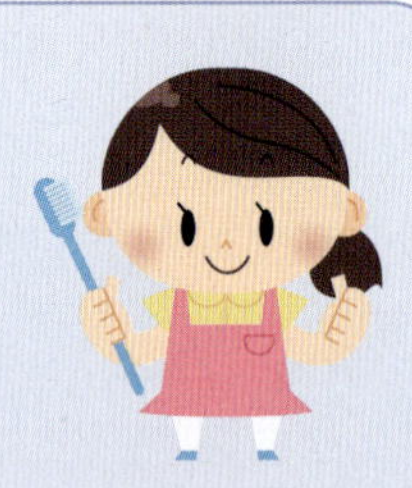

1　局所麻酔の種類

小児の歯科治療を無痛下で行うために、局所麻酔を使用する症例は数多くある。小児が歯科治療時に恐怖を感じる器具の第１位は注射器であり[1]、患児の協力を得て安全な治療を行うためにも、局所麻酔時の器具の取扱いや患児の対応には十分な注意が必要である。使用する器具は、小児の目に触れないチェアーサイドに置くか、あるいは蓋つきのバットに入れる（**図1**）。刺入時や薬液の注入時には、頭を振ったり手を出したりなどの、小児の不意の動きに対応できるよう配慮し、事故防止に努める。

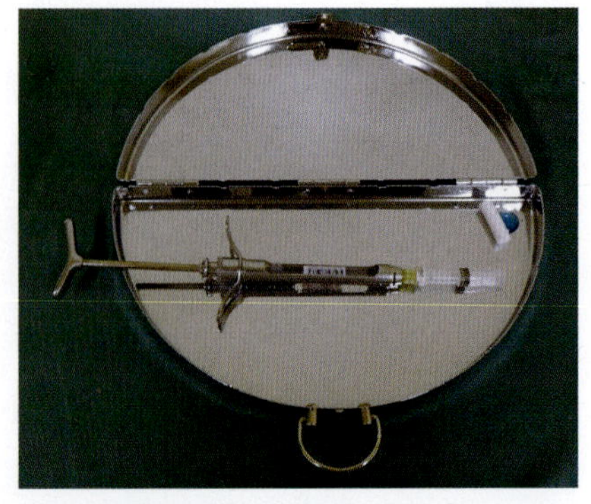

図1　表面麻酔剤は注射器と離れたバットの端に適量出す。バットの蓋を閉めチェアーサイドへ置く。

局所麻酔

局所麻酔には、麻酔の伝達範囲の違いにより、表面麻酔、浸潤麻酔、伝達麻酔の３種類がある。市販されている主な表面麻酔剤を**表１**に、局所麻酔剤カートリッジを**表２**に示す。

表１　歯科用局所麻酔カートリッジ

商品名	主成分	血管収縮剤	防腐剤
歯科用キシロカイン®カートリッジ	２%塩酸リドカイン	エピネフリン	パラオキシ安息香酸メチル
オーラ®注歯科用カートリッジ	２%塩酸リドカイン	酒石酸水素エピネフリン	なし
歯科用シタネストーオクタプレシン®カートリッジ	３%塩酸プロピトカイン	フェリプシン	パラオキシ安息香酸メチル
スキャンドネスト®カートリッジ３%	３%塩酸メピバカイン	なし	なし

表２　表面麻酔剤

商品名	主成分
ビーゾカイン歯科用ゼリー 20%	20%アミノ安息香酸エチル
ハリケインゲル歯科用 20%	20%アミノ安息香酸エチル
キシロカイン®ポンプスプレー８%	８%リドカイン
プロネスパスタアロマ®	10%アミノ安息香酸エチル

1 表面麻酔

表面麻酔

スプレー状、ペースト状、ゲル状のものがある。刺入点となる乾燥した粘膜に、コットンロールや綿球などに付けて塗布する。小児では、即効性のある 20%アミノ安息香酸エチルが主成分のものを用いることが多く、塗布後 30 秒～１分以内で麻酔効果がみられる。

2 浸潤麻酔

浸潤麻酔

小児に広く使用される麻酔法である。注射器準備の手順を**図２**、**図３**に示す。小児の場合、通常は粘膜下の麻酔でも十分奏功する。粘膜下に注入された薬液で、粘膜が**図４**のように膨らむ。細い針（30G ～ 33G）を用いて可及的にゆっくりと、１秒１滴を目安に注入する。電動注射器は、その外観から手動式と比較して恐怖感が少ない[2]との報告もある。

G（ゲージ）
針の太さを表す単位。数字が大きくなるほど細くなる。30G では外径 0.31 ± 0.02mm 内径 0.12 ± 0.03mm。

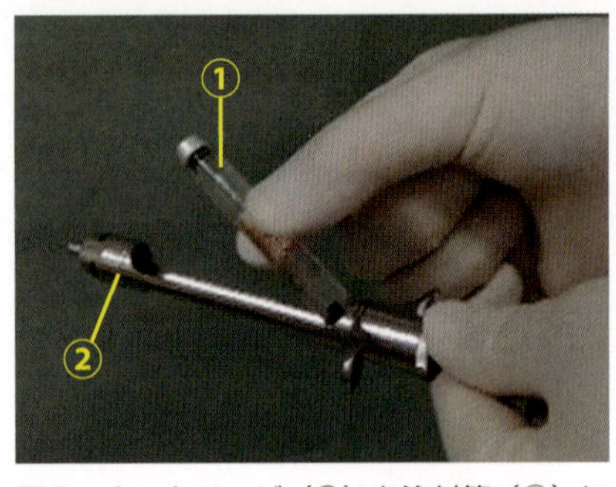

図2　カートリッジ（①）を注射筒（②）に装着する。

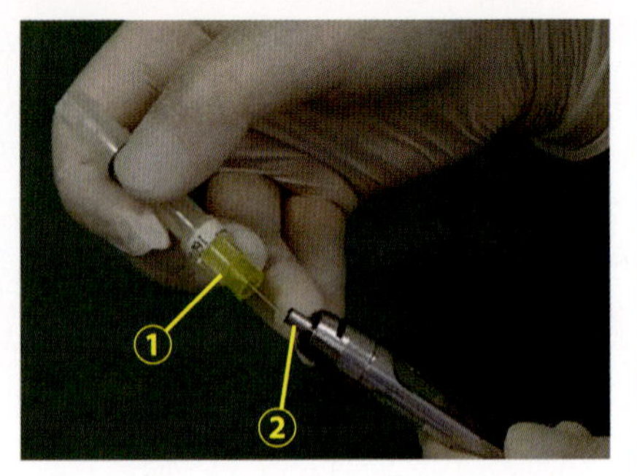

図3　注射針（①）をカートリッジ上部（②）に差し込む。①を時計回りに回転させて針を注射筒に固定する。

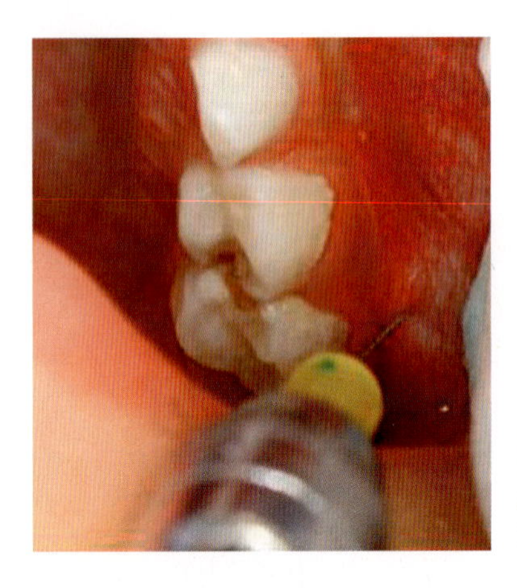

図4　上顎乳臼歯の抜髄処置のため、根尖部付近に浸潤麻酔を行っている。薬液の注入により粘膜が膨らんでみえる。

3 伝達麻酔

伝達麻酔

神経の走行に沿って局所麻酔剤を注入し、支配領域を麻酔する方法である。多数歯に及ぶ処置や、外科的侵襲が広範囲に及び、浸潤麻酔で対応できない場合に行う。下顎孔への麻酔では、下顎孔の位置が小児と成人では異なるため、注意が必要である。成人の下顎孔は、最後方臼歯の咬合平面を後方へ延長した線にほぼ一致しているのに対し、小児のそれは咬合平面の延長線上より 4 mm くらい下方である。小児では、刺入法は三進法より直達法が推奨される。注射針は 27G 前後のものを用いる。

浸潤麻酔の術式と診療補助

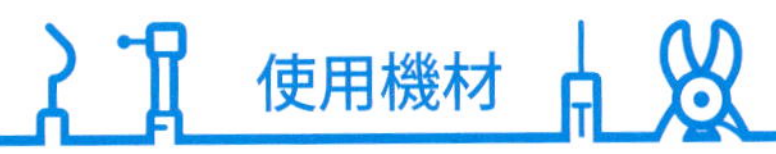

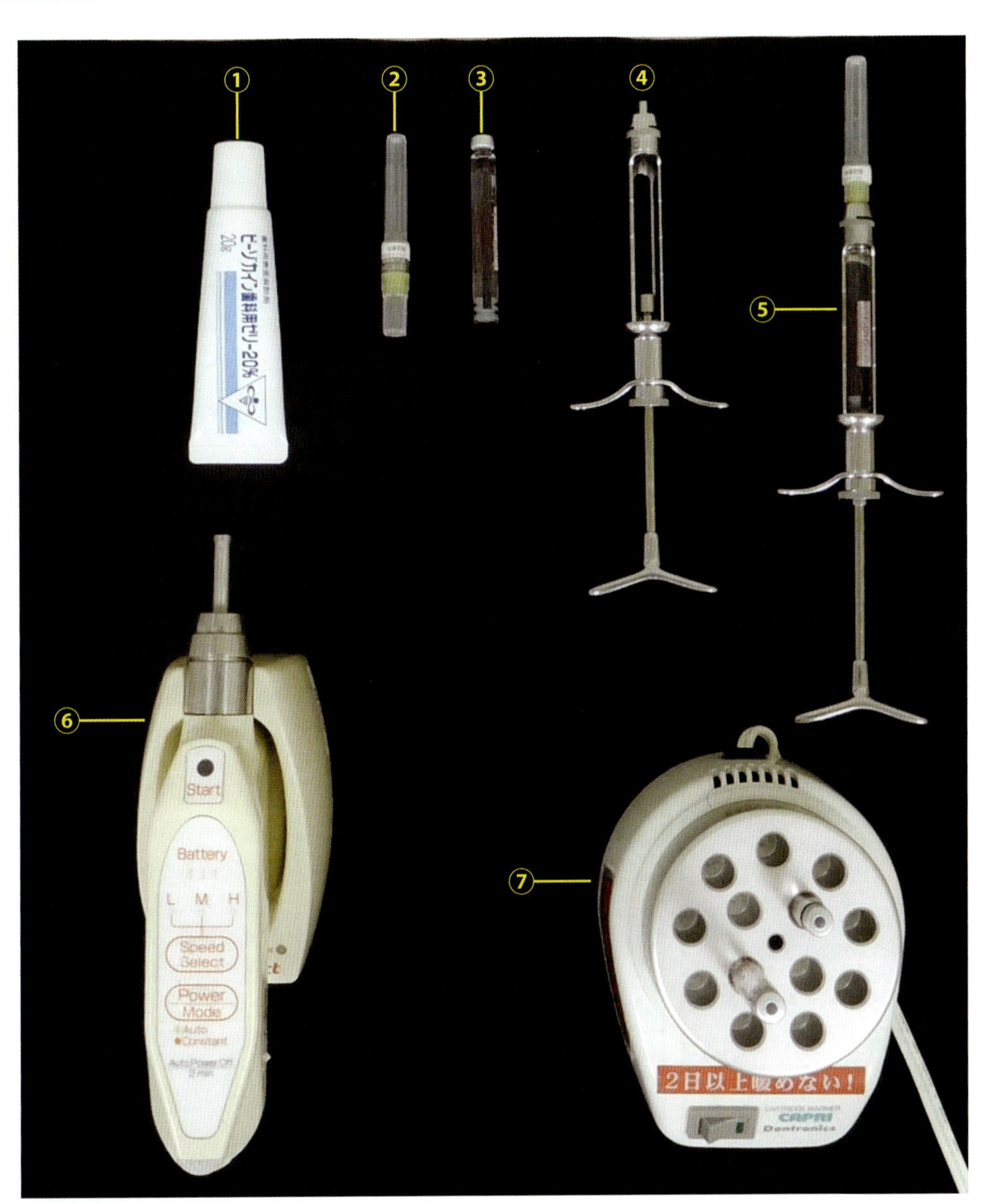

①表面麻酔剤（ゼリー状）　②注射針（30G）　③局所麻酔剤のカートリッジ（1.8mL）

④注射器（1.8mL 用）　⑤②，③，④を組み立てたもの　⑥電動注射器

⑦カートリッジウォーマー

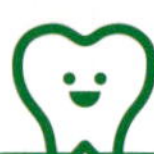

診療手順	術者手順（歯科医師・歯科衛生士）	診療補助および留意点（歯科衛生士）
1　表面麻酔 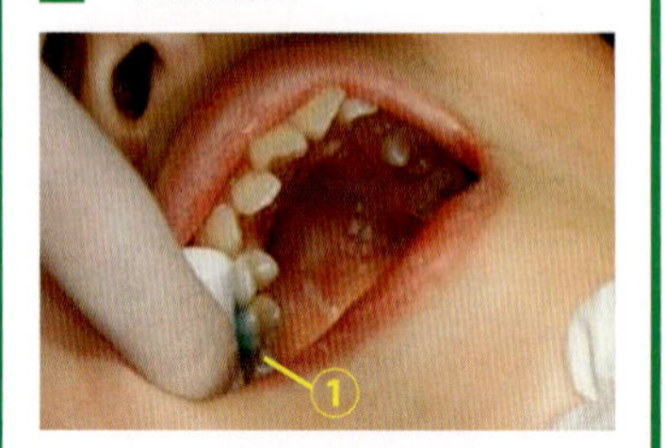 	表面麻酔剤（①）をコットンロール、綿球などで刺入部位に塗布。	表面麻酔剤（①）は、基本セット内あるいは注射器を入れたバットの端のほうに適量を用意する。
2　注射器の受け渡し 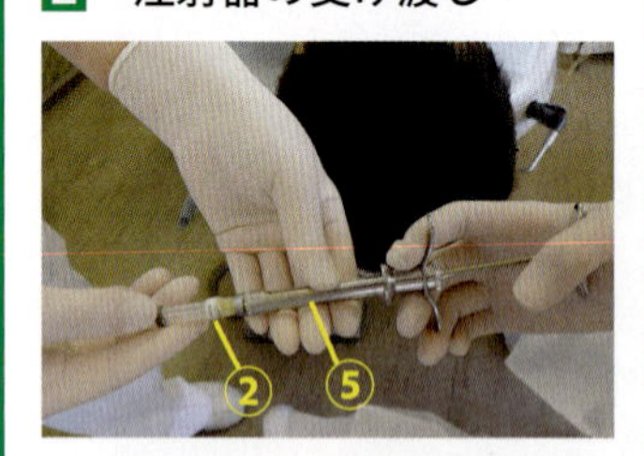 	注射器（⑤）を受け取り、補助者にキャップ（②）を保持してもらいながら外す。	注射器（⑤）は患者の視界に入らないよう術者に渡す。 患者の胸の上部、頭の後ろなどで受け渡しを行う。
3　刺入 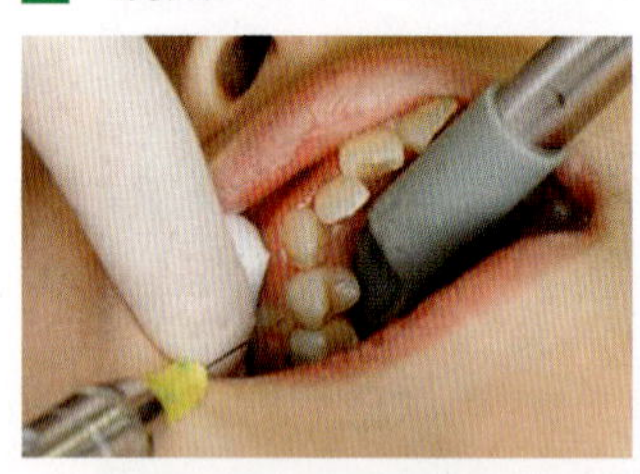	刺入時は、「少し爪で押さえるね」「危ないから動かないでね」などと声を掛けながら行う。	刺入後、口腔内へ漏れてくる麻酔剤をバキュームで吸引する。 麻酔剤は苦味があるため、舌に触れる前に吸引し、不快感を与えないようにする。
	患児の頭や体が動くことが予想される場合には、あらかじめ補助者に手で固定してもらう。	刺入時には患者の不意の動きに備える。刺入時の違和感から、急に患児が手を出したり、首を左右に振ることもある。 不協力児に限らず、幼児の局所麻酔時には、安全のため補助者が頭を手で固定することがある。
4　麻酔剤の注入 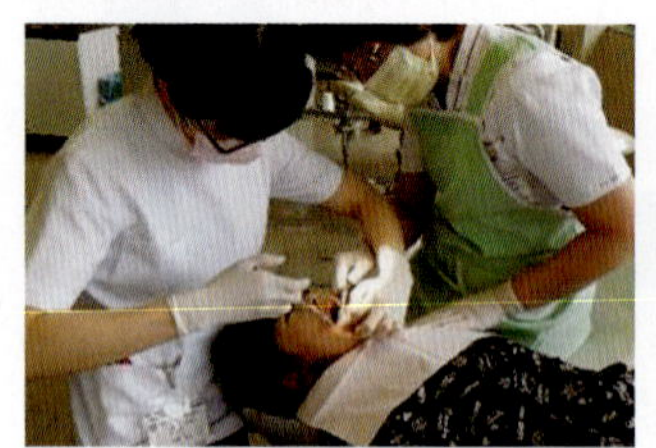	１秒１滴の速度で、ゆっくりと薬液を注入する。	術者の声と重ならないよう気を付けながら、適時患者に声掛けを行う。「頑張ってるね」「強いね」などと患者を応援するような声掛けが望ましい。 空いている左手を患者の肩に手を添えることで、安心感を与えている。 麻酔が終了したら、「これでもうムシバ菌眠ったからね」など声を掛け、含嗽してもらう。

2　局所麻酔の合併症、偶発症

1 アレルギー反応

アレルギー

Ⅰ型（アナフィラキシー反応）あるいはⅣ型により生じるもので、Ⅰ型では蕁麻疹、浮腫、低血圧などがみられる[3]。重篤な場合、アナフィラキシーショックを起こすこともある。また、局所麻酔剤に添加された防腐剤が原因となり、顔面に斑や痂皮を形成する症例もみられる[4,5]。一般に用いられているアミド型局所麻酔薬によるアレルギーの発現頻度はきわめて低い[3]が、アレルギーが疑われる場合には、事前に薬物アレルギーテストにより麻酔剤をスクリーニングする必要がある。

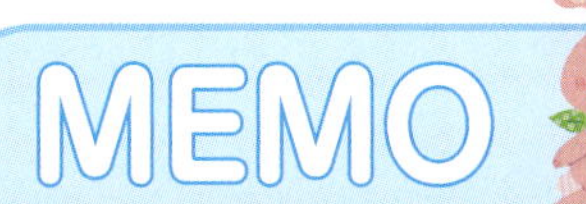
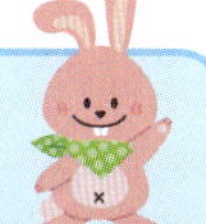

アナフィラキシーショック

全身的なアレルギー反応で、ショック状態になる場合をいう。呼吸困難、頻脈、血圧低下、心停止などの重篤な呼吸循環器障害が急速に進行する。ショック時の対応法としては、アドレナリン（エピネフリン）や抗ヒスタミン薬の投与などがある。

2 咬傷

咬傷

麻酔後の口唇や頬粘膜は感覚がないため、患児が誤って噛んでしまい咬傷が生じることがある（**図5**）。使用した麻酔剤の種類や量によって口唇の感覚が戻る時間は異なるが、特に下顎歯への麻酔後１～２時間は食事を避けて口唇などを咬まないよう、保護者と患児に注意を与える必要がある。咬傷を防ぐために、止血用ガーゼを咬ませる、麻酔を行った部位の頬にシールを貼るなどして注意を促す方法もある。また、短時間作用型の局所麻酔剤の使用も有効である（「第８章 3-②-4）咬傷」p.83 参照）。

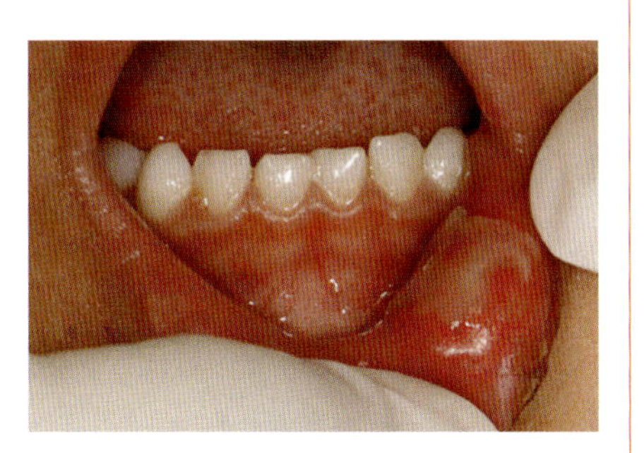

図５　浸潤麻酔後の口唇の咬傷

（飯沼光生、若松紀子）

Column

注射は怖くない、痛くない

予防接種や風邪の治療など、過去の経験から注射に恐怖を感じる子供は多い。また,「注射」という言葉を治療前に親が口に出し,子供が泣きだしてしまうこともある。親の言動は直接子供に影響するため、不用意な言動が治療の妨げとなる場合には、保護者に説明し理解を得ることも必要だ。「注射」という言葉は極力使わず、「歯を眠らせるお薬」「しびれ薬」など表現を変えて説明する。痛みを与えないよう術者が配慮しても、患者本人が激しく抵抗し体を硬直させるなど拒絶反応が強いと、麻酔時の痛みは大きくなる。注射針の刺入時には、「少し爪で押さえるよ」など声掛けを行うとよい。補助者が患児の腕や手に手を添えることで、患児に安心感を与え、患児の不意の体動に備えることができる。

麻酔薬注入時には、呼吸のリズムを整えられるよう、「ゆっくり息を吸って、吐いて」など声掛けをすると、安定した呼吸のリズムになってくる。望ましい行動がとれているときには、「頑張れるね」「強いね」など子供を褒めてあげることも忘れてはならない。また、注射液の温度も注入時の痛みと関係するため、注射液は保温器（カートリッジウォーマー）などで体温程度に温めて用いるとよい。

文献

1）高橋　淳：歯科医ならびに歯科治療器具に対する小児と母親の恐怖感に関する研究，愛院大歯誌，37：187-205，1999.

2）船津敬弘ほか：小児歯科診療における電動注射器アネジェクト®および局所麻酔剤スキャンドネスト®の使用経験について，小児口腔外科，14：19-24，2004.

3）金子明寛ほか編：歯科における薬の使い方 2015-2018，デンタルダイヤモンド社，東京，2014，336-338.

4）堰口宗重ほか：浸麻酔後、オトガイ部皮膚に発現した特異な斑の症例，小児歯誌，22：692-697，1984.

5）長野純也ほか：キシロカインに添加された防腐剤メチルパラベンによるアレルギーの一症例，日歯麻誌，12：274-282，1984.

第11章 やってみよう

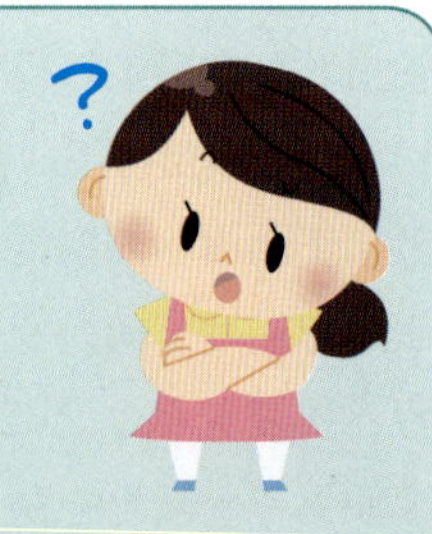

以下の問いに○×で答えてみよう（解答は巻末）

1．伝達麻酔は、浸潤麻酔より広範囲の麻酔が可能である。
2．局所麻酔前の表面麻酔は小児には使用しない。
3．局所麻酔時には、小児の体動に注意が必要である。
4．局所麻酔時に、小児への声掛けは通常は行わない。
5．咬傷は局所麻酔剤のアレルギー反応である。
6．小児では、局所麻酔によるアナフィラキシーショックは起こらない。
7．下顎歯への局所麻酔後は、咬傷を起こさないよう注意が必要である。

第12章
小児の歯冠修復

12

おぼえよう

①ラバーダム防湿の目的として、手術野の明示、周囲軟組織の排除による安全性、患歯の唾液および呼気からの遮断、処置の成功率および操作性の向上がある。
②隔壁は修復作業を容易にする方法である。
③乳歯の特徴的な歯冠修復には、乳歯既製金属冠、コンポジットレジン修復がある。
④幼若永久歯の歯冠修復は咬合が確立していないため、暫間的な修復にとどめる。

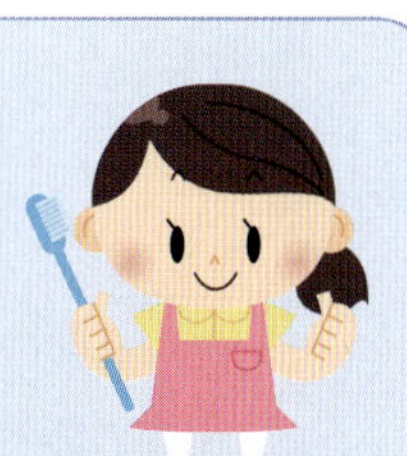

1　乳歯の歯冠修復

1　歯冠修復の目的

乳歯歯冠修復の目的は、う蝕の進行を抑制し、歯の実質欠損を人工材料によって、形態的、機能的ならびに審美的に回復することで、健全な歯列、咬合および口腔機能の育成を図ることである。

② う蝕処置の基本

1）ラバーダム防湿

ラバーダム防湿

　小児歯科の診療ではラバーダム防湿は必須である。ラバーダム防湿の目的として、

　①手術野の明示
　②周囲軟組織の排除による安全性
　③患歯の唾液および呼気からの遮断
　④処置の成功率および操作性の向上

が挙げられる。

（1）ラバーダム防湿に必要な器具（図 1）

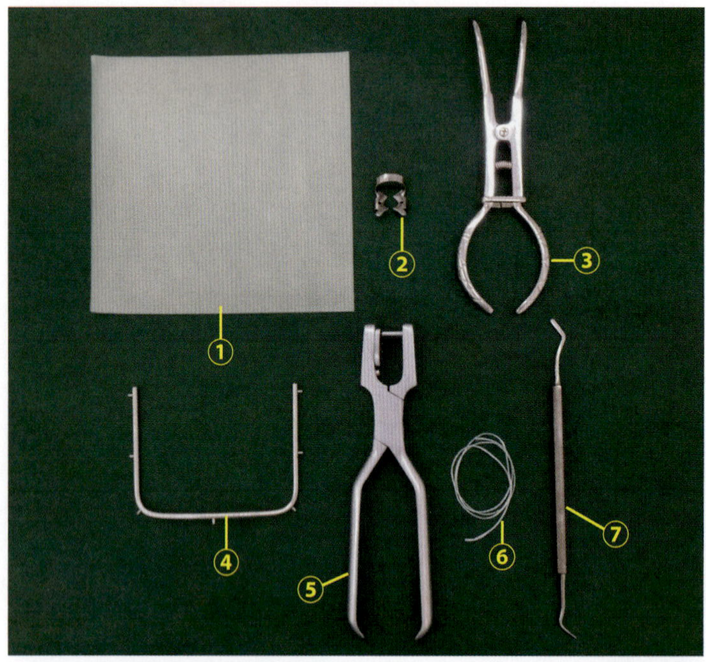

図 1　ラバーダム防湿に必要な器具
①ラバーダムシート　②クランプ　③クランプフォーセップス　④ヤングのフレーム　⑤ラバーダムパンチ　⑥デンタルフロス　⑦平型充塡器

①ラバーダムシート：何種類か色や厚さがあるゴムのシート。ラテックスアレルギーの患児には、ノンラテックスのシートを使用する。
②クランプ：歯種や萌出状態により種類がある。
③クランプフォーセップス：クランプの装着に用いる。
④フレーム：ヤングのフレームを一般的に用いることが多く、成人用、小児用がある。小児では、鼻腔を閉鎖しないよう小児用を使用することが多い。
⑤ラバーダムパンチ：ラバーダムシートに穿孔する。乳歯、永久歯、歯種に

よってサイズがある（**図2**）。

⑥デンタルフロス：クランプの誤嚥防止や歯の結紮に用いる。

⑦平型充填器：ラバーダムシートをクランプ翼から外すときに用いる。

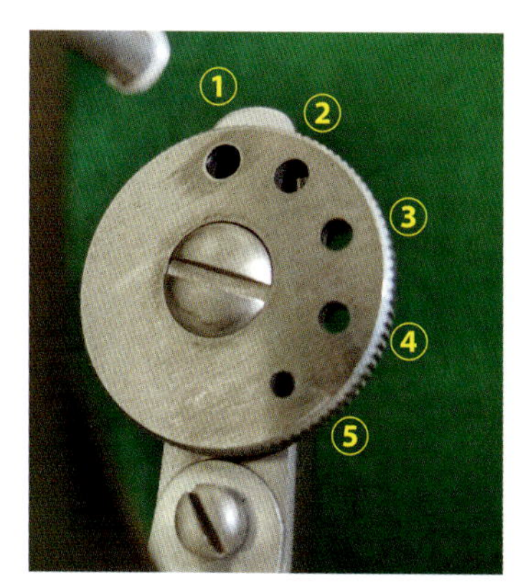

①第一大臼歯
②第二乳臼歯
③第一乳臼歯
④上顎切歯および乳犬歯
⑤下顎乳切歯

図２　歯種ごとのラバーダムパンチの穴の大きさ

（2）手順

①ラバーダムパンチをクランプ装着する患歯にあった穴の大きさに調節する。

②ラバーダムパンチによりラバーダムシートを穿孔する。

③クランプを選択し、誤飲・誤嚥防止のためスプリング部位にフロスを結紮する。

④クランプの試適を行う。

⑤ラバーダムシートへクランプとフレームを装着する。

⑥クランプフォーセップスを用いて患歯へ装着する。

⑦クランプの翼からラバーダムシートを外す。

2）歯冠分離と隔壁

（1）歯冠分離

隣接面の診察、修復操作を適切に行うため、隣接する歯冠を分離することである[4)]。

隣接面の検査、窩洞形成・充填・仕上げ研磨や隣在歯の接触の回復を容易にする目的で行う。

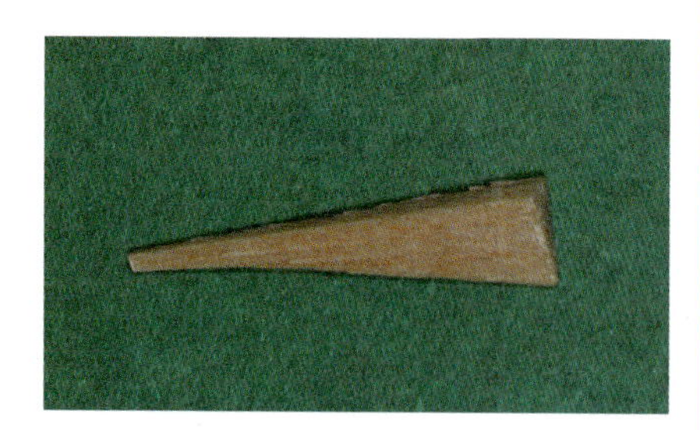

図３　ウッドウェッジ

歯間分離の種類には、アイボリーのシンプルセパレーター、エリオットのセパレーター、ウッドウェッジ（くさび）（**図３**）などがあるが、乳歯の歯冠修復処置にはセパレーターは用いられない。

（2）隔壁

複雑窩洞を一時的に単純化し、修復作業を容易にする方法である[4)]。

隔壁の目的として、

①側方に開放された複雑窩洞の単純化

②修復物付形の容易

③隣在歯の保護

④形成充塡材料の側方または歯肉側への溢出の防止

⑤ラバーダムシートや歯肉の窩洞内への侵入防止

隔壁の種類には、トッフルマイヤー型リテーナー（**図 4**）、アイボリー型リテーナー、セクショナルマトリックス、石塚式イージーマトリックス（**図 5**）、T バンド（**図 6**）などがある。

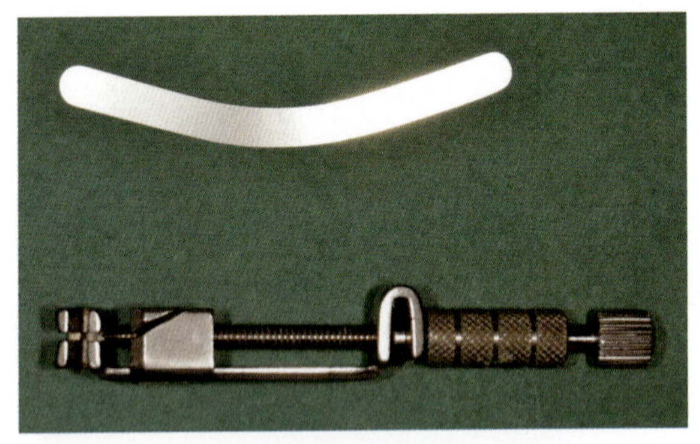

図 4　トッフルマイヤー型リテーナー

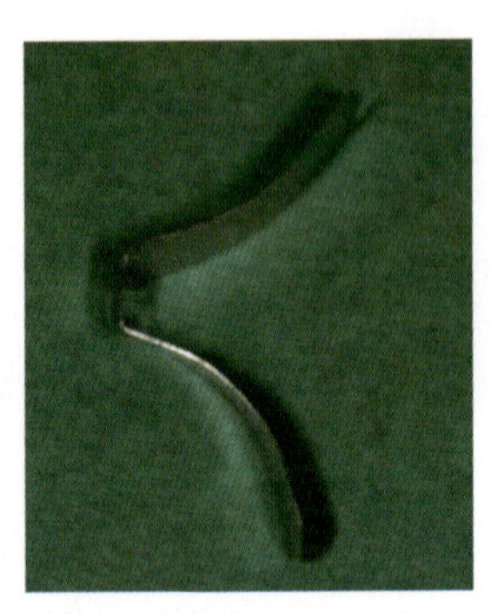

図 5　石塚式イージーマトリックス

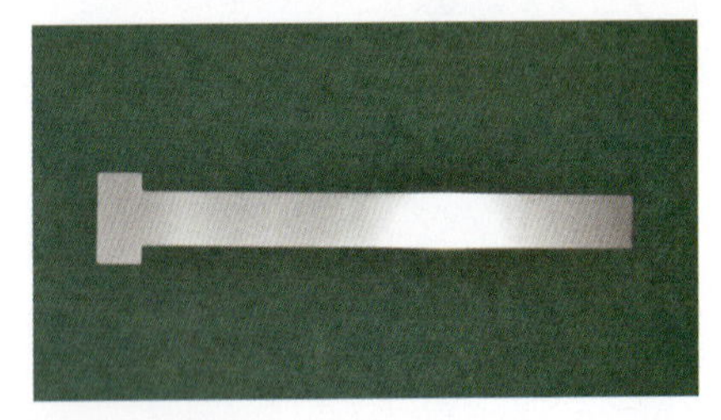

図 6　T バンド

③ 歯冠修復法の種類と選択

1）コンポジットレジン修復

コンポジットレジンは高分子合成樹脂（レジン）とフィラーとの複合材料である。現在、臨床で最も使用頻度が高い歯冠修復材料である。

I．成形修復

（1）使用する器材

切削器具：エアタービン、コントラアングルハンドピース、形成用バー＆ポイント

エッチング材、プライマー材、ボンディング材、光重合型レジン充塡材

レジン充塡器、レジン形成器、光照射器

研磨用バー＆ポイント、研磨用ストリップス

咬合紙、咬合紙ホルダー

＊エッチング材、プライマー材、ボンディング材は、商品により添付され

ている取扱説明書に従って使用する必要がある。

（2）手順

①局所麻酔：表面麻酔・浸潤麻酔
②ラバーダム防湿
③う窩の開拡・軟化象牙質の除去
④歯髄保護：覆髄、裏層
⑤窩洞形成
⑥歯面処理
⑦レジン充塡
⑧ラバーダム防湿除去
⑨咬合確認、咬合調整、研磨

MEMO

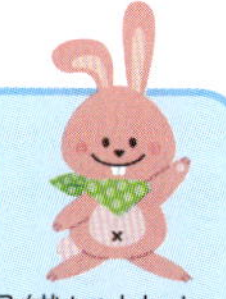

MIの考え方

2000年にFDIが提唱したminimal intervention（最小の侵襲：歯の組織に対する外科的侵襲を最小限に抑えて治療する）の概念は、2002年10月にオーストラリアのヴィエナで開催された第90回国際歯科連盟世界会議総会において"minimal intervention"によるう蝕管理の原則に関する公式声明として採択された。
基本的な考えは下記の５項目である。
①脱灰進行とう窩形成のリスク除去を目的としたう蝕原性菌の減少
②患者教育
③初期う蝕の再石灰化処置
④う窩形成のあるう蝕に対する必要最小限の切削処置
⑤欠陥のある修復物の補修修復
切削という外科的侵襲を最小限に抑えることが、歯を延命させることにつながるとされている。

Ⅱ．全部被覆冠

（1）使用する器材

切削器具：エアタービン、コントラアングルハンドピース、形成用バー＆ポイント
エッチング材、プライマー材、ボンディング材
クラウンフォーム、金冠ばさみ、レジン充塡器、光重合型レジン充塡材、光照射器
研磨用バー＆ポイント、研磨用ストリップス
咬合紙、咬合紙ホルダー
＊エッチング材、プライマー材、ボンディング材は、商品により添付されている取扱説明書に従って使用する必要がある。

（2）手順

①局所麻酔：表面麻酔・浸潤麻酔
②ラバーダム防湿
③う窩の開拡・軟化象牙質の除去
④歯髄保護：覆髄、裏層
⑤支台歯形成
⑥クラウンフォーム試適・調整
⑦歯面処理
⑧クラウンフォーム内にレジンを填入し患歯に圧接する
⑨光照射
⑩硬化の確認
⑪クラウンフォームの除去
⑫ラバーダム防湿除去
⑬咬合確認、咬合調整、研磨

MEMO

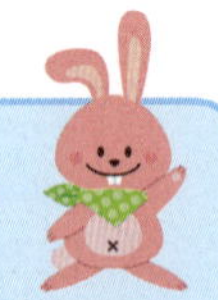

アマルガム修復について

アマルガムとは、水銀との化合物の総称で、銀錫合金粉末と水銀との混合物である銀錫アマルガムが一般的である。アマルガムは 100 年以上の歴史をもつ修復材料であるが、アマルガム中の水銀によるアレルギーや環境汚染問題により、近年使用頻度は激減し、現在ではコンポジットレジンが主流となっている。

2）グラスアイオノマーセメント修復

（1）使用する器材

切削器具：エアタービン、コントラアングルハンドピース、形成用バー＆ポイント
光重合型充填用グラスアイオノマーセメント、CR シリンジ、バーニッシュ
光照射器
研磨用バー＆ポイント、研磨用ストリップス
咬合紙、咬合紙ホルダー

（2）手順

①局所麻酔：表面麻酔・浸潤麻酔
②ラバーダム防湿
③う窩の開拡・軟化象牙質の除去
④窩洞形成
⑤グラスアイオノマーセメント充填
⑥光照射

⑦バーニッシュ塗布
⑧ラバーダム防湿除去
⑨咬合確認、咬合調整、研磨

3）メタルインレー修復

乳歯のインレー修復には、銀合金を主とした金属インレーが一般的である。

（1）使用する器材

〈インレー形成〉
切削器具：エアタービン、コントラアングルハンドピース、形成用バー＆ポイント
印象材（アルギン酸印象材+寒天印象材またはシリコーンゴム印象材）
印象用回転トレー、バイトワックス
仮封材
〈インレー合着〉
探針、咬合紙、咬合紙ホルダー
咬合調整用器具（カーボランダムポイント、ペーパーコーン、シリコーンポイント）
《２級窩洞の場合》
コンタクトゲージ、デンタルフロス
合着用セメント、紙練板、セメントスパチュラ

（2）手順

〈インレー形成〉
①局所麻酔：表面麻酔・浸潤麻酔
②ラバーダム防湿
③う窩の開拡・軟化象牙質の除去
④歯髄保護：覆髄、裏層
⑤窩洞形成
⑥印象採得・咬合採得
⑦窩洞の仮封
〈インレー合着〉
仮封除去
①インレー体試適・調整
②合着
③余剰セメントの除去

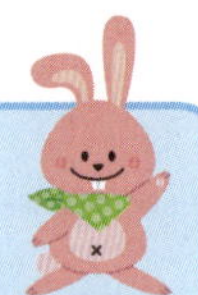

MEMO

メタルインレー修復について

歯質が永久歯の 1/2 の厚さ、歯髄腔が広い、髄角が突出している、歯頸部が狭窄しているなどの乳歯の解剖学的特徴から、側室を形成せず、保持抵抗形態として頬面溝や舌面溝に沿って階段状に形成した乳歯に特徴的な Willett のインレー窩洞がある。

しかし最近では、MI やメタルフリーの考えや、コンポジットレジンの性能の向上により、インレー修復は少なくなってきている。

4）乳歯既製金属冠修復

乳歯既製金属冠

乳臼歯の全部被覆冠には、乳歯既製金属冠と全部鋳造冠がある。一般的に即日処置が可能である乳歯既製金属冠が多く使用されている。

(1) 使用する器材

切削器具：エアタービン、コントラアングルハンドピース、形成用バー＆ポイント

乳歯既製金属冠

金冠ばさみ、ゴードンのプライヤー、ムシャーンのプライヤー、咬合面調整鉗子

咬合紙、咬合紙ホルダー

研磨用器具（カーボランダムポイント、シリコーンポイント）

合着用セメント、紙練板、セメントスパチュラ

デンタルフロス

(2) 手順

①局所麻酔：表面麻酔・浸潤麻酔

②う窩の開拡・軟化象牙質の除去

③歯髄保護：覆髄、裏層

④支台歯形成

⑤乳歯既製金属冠の選択、試適、調整

⑥研磨

⑦セメント合着

⑧余剰セメントの除去

④コンポジットレジン修復の術式と診療補助

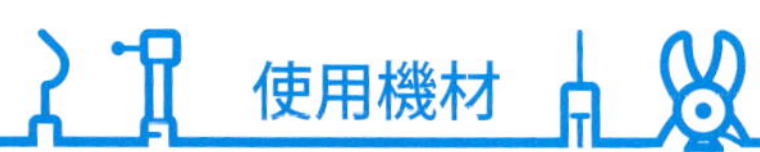

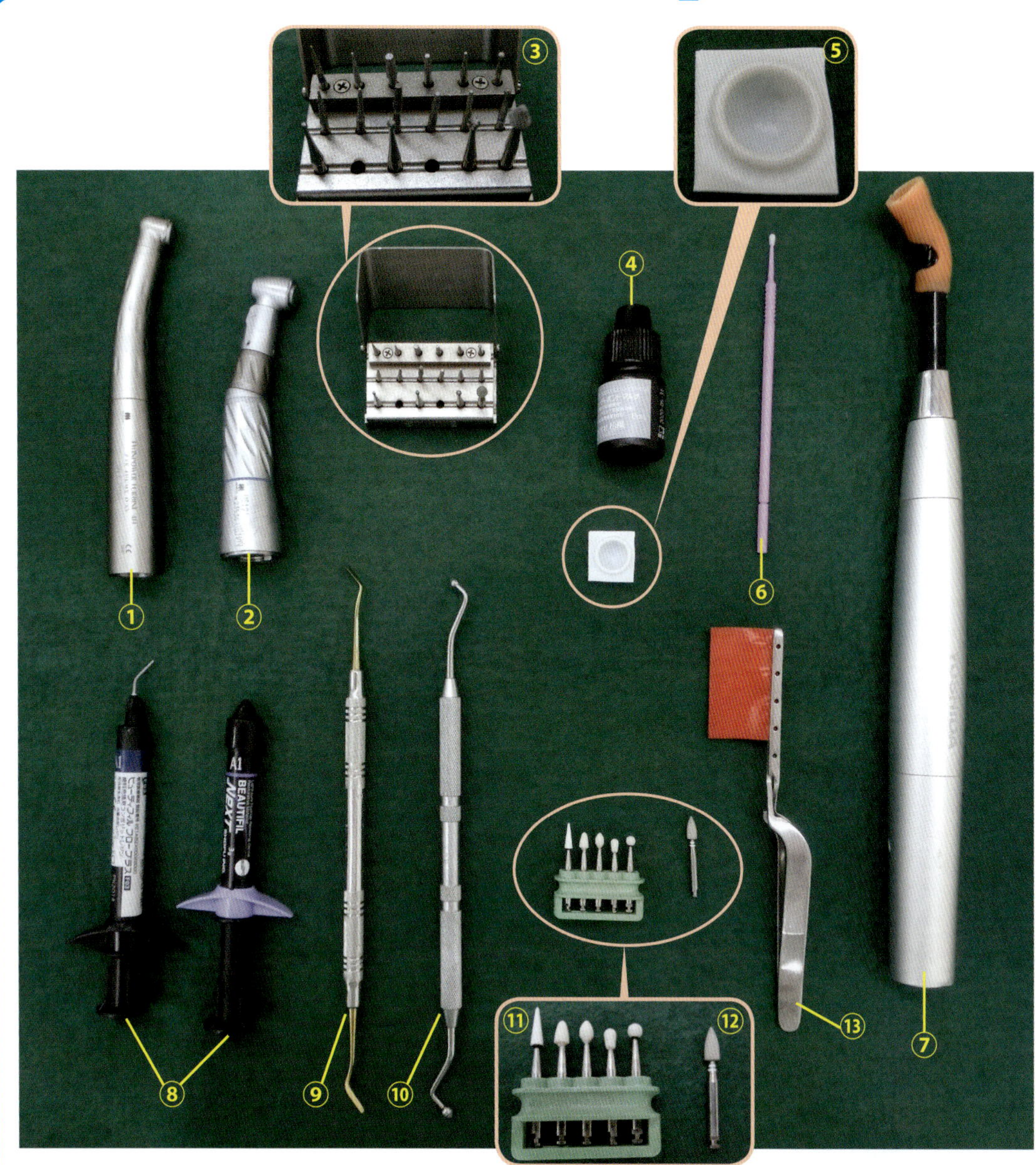

①エアタービン　②コントラアングルハンドピース　③形成用バー＆ポイント
④セルフエッチングプライマー　⑤ディッシュ　⑥マイクロブラシ
⑦光照射器　⑧レジン充填材（フロアブルタイプ、ペーストタイプ）
⑨レジン充填器　⑩レジン形成器　⑪コントラアングル用ホワイトポイント
⑫研磨用シリコーンポイント　⑬咬合紙・咬合紙ホルダー

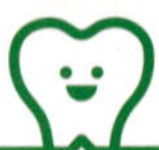

診療手順	術者手順（歯科医師・歯科衛生士）	診療補助および留意点（歯科衛生士）
1 局所麻酔 ※第 11 章「④浸潤麻酔の術式と診療補助」p.118 参照 **2 ラバーダム防湿** ※第 17 章「④予防塡塞（フィッシャーシーラント）の術式と診療補助」p.206 参照	患歯の歯肉頬移行部付近に表面麻酔薬塗布後、局所麻酔を行う。	浸潤麻酔などの器具は小児の目に触れないように準備する。その際、金属音を出さないように注意する。注射筒は、小児の目に入らない胸元やヘッドレストの下から術者に渡す。浸潤麻酔後は状態の変化に注意を払う。
3 軟化象牙質の除去 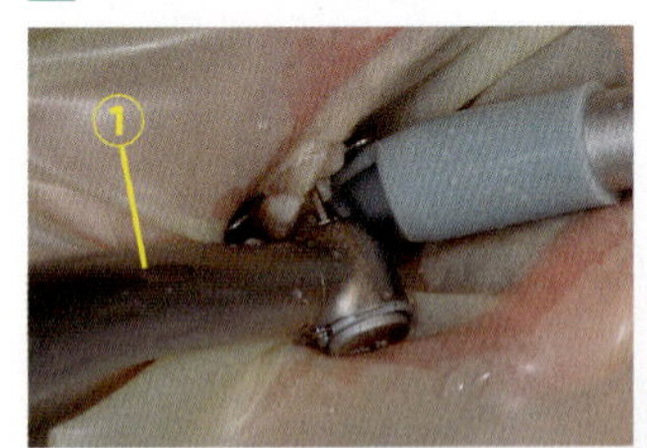 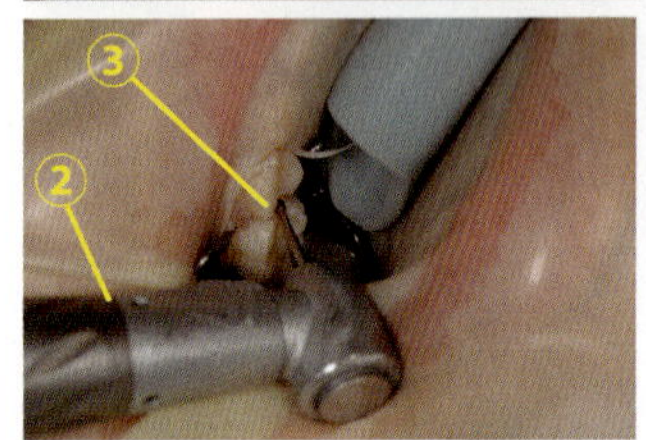 	遊離エナメル質をエアタービン（①）、ダイヤモンドポイントにて除去し、軟化象牙質をコントラアングルハンドピース（②）、ラウンドバー、エキスカベーターを用いて除去する。う蝕検知液にて、軟化象牙質の残存の有無を確認する。 歯髄に近接した場合は、水酸化カルシウム製剤などで覆髄を行う。	切削中は、冷却水や切削片をバキュームにて吸引する。 バキュームチップが術者の視野を邪魔しないよう注意する。 エアタービン（①）の音は不快であるため、適宜話しかけを行い不安を和らげる。 間接覆髄材や裏層材が必要な場合は必要量を準備する。
4 歯面処理 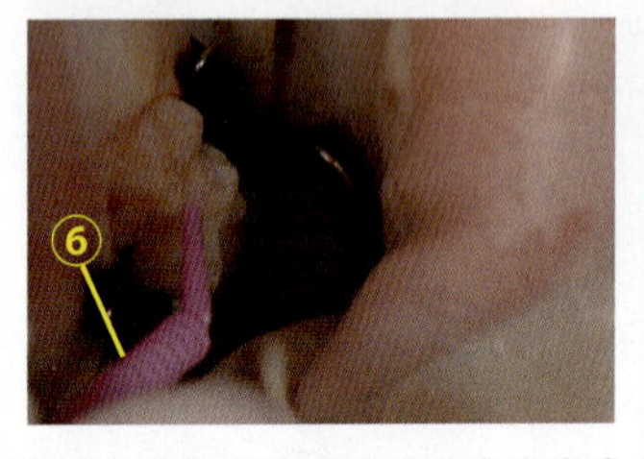 	取扱説明書通りに歯面処理（④⑤⑥）を行う。ボンディング材にて隣在歯がつかないように光照射の前に隔壁を挿入しておく。	セルフエッチングプライマー（④⑤⑥）等の必要器材を準備する。各メーカーにより歯面処理の方法が異なるため、処理の方法、時間などに注意する。
5 光硬化型コンポジットレジン充塡 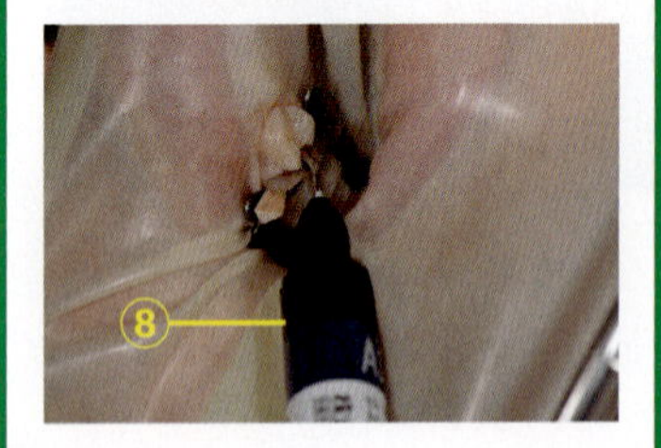 	気泡の混入を防ぐため 1 回で塡入・圧接する。窩洞が 3 mm 以上の場合は、重合収縮や光硬化のため積層充塡を行う。 ペーストの場合はレジン充塡器（⑨）、レジン形成器（⑩）を用いる。	適切な色調のコンポジットレジン（⑧）、レジン充塡器（⑨）、レジン形成器（⑩）を準備する。レジンのペーストは術者が取りやすい位置に置く。また、ライトでレジンが硬化しないように注意する。

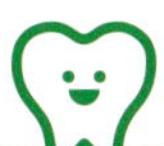

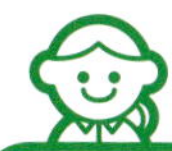

診療手順	術者手順（歯科医師・歯科衛生士）	診療補助および留意点（歯科衛生士）
6 光照射 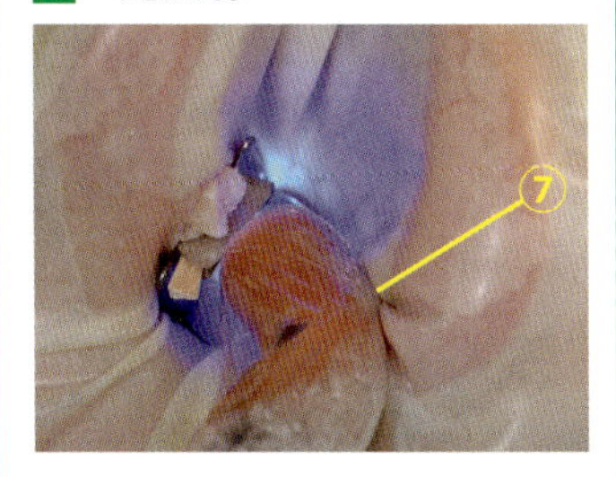	光照射器（⑦）を充填したコンポジットレジン面に近接させ、角度を変えて数回照射する。	患児の目に照射の光が入らないように注意する。 術者、補助者においてもゴーグル等で目を保護する。
7 隔壁の除去 **8 形態修正** 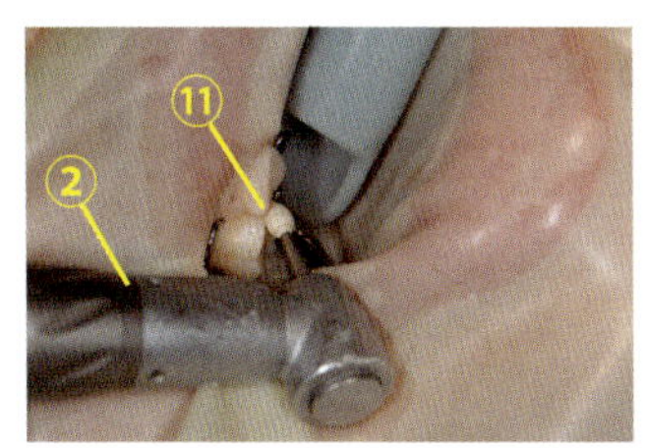	修復物に注意しながら、ウェッジ、隔壁をゆっくり外す。 コントラアングル用ホワイトポイント（⑪）を用いて、過剰溢出部を除去する。	切削中は、冷却水や切削片をバキュームにて吸引する。バキュームチップが術者の視野を邪魔しないよう注意する。
9 咬合調整 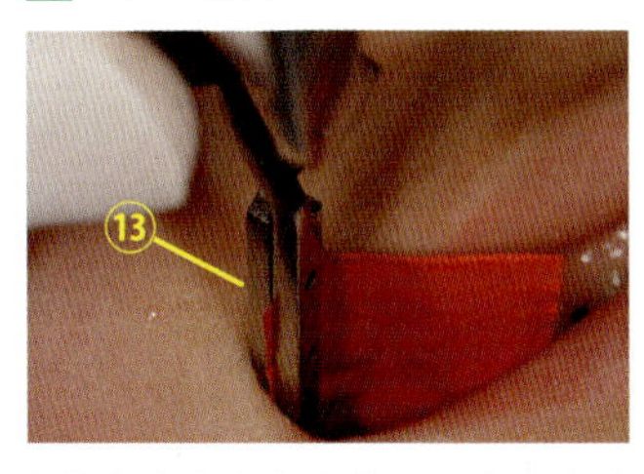	コントラアングル用ホワイトポイント（⑪）および咬合紙・咬合紙ホルダー（⑬）を用いて咬合調整を行う。	
10 研磨 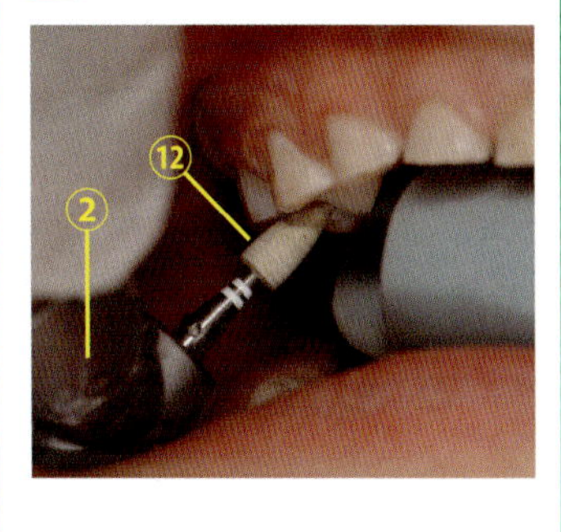	研磨用シリコーンポイント（⑫）を用いて、コンポジットレジン表面を研磨する。隣接面を含む場合は、潤滑材を塗布したプラスチックストリップを用いて研磨する。研磨後、フロスを用いて適合状態を確認する。	研磨中は、冷却水や切削片をバキュームにて吸引する。 バキュームチップがコントラアングルハンドピース（②）のヘッドに当たらないように注意する。

MEMO

5 コンポジットレジン冠修復の術式と診療補助

使用機材

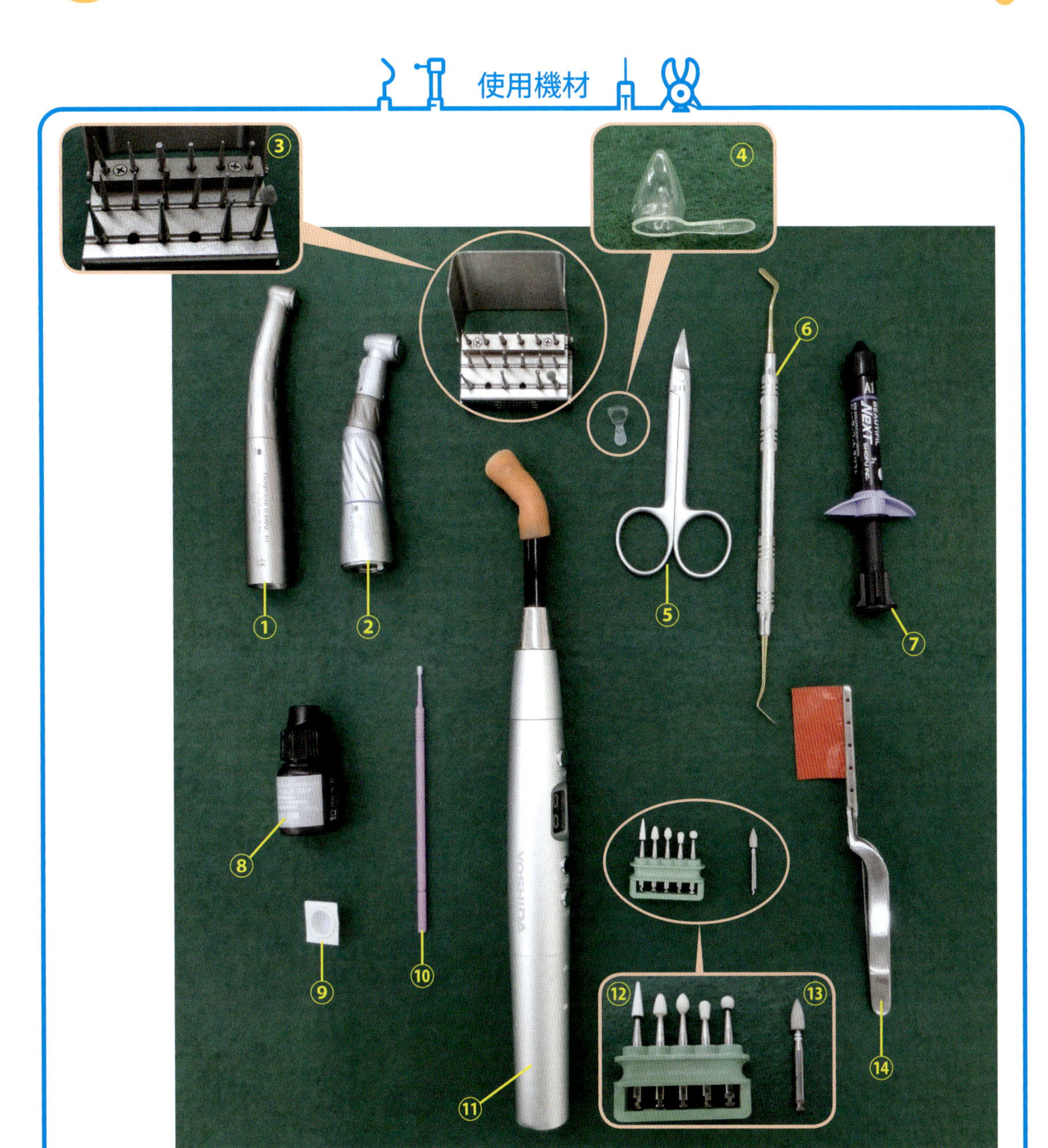

①エアタービン　②コントラアングルハンドピース　③形成用バー＆ポイント
④フラサコクラウン　⑤金冠ばさみ　⑥レジン充塡器
⑦レジン充塡材　⑧セルフエッチングプライマー　⑨ディッシュ
⑩マイクロブラシ　⑪光照射器　⑫コントラアングル用ホワイトポイント
⑬研磨用シリコーンポイント　⑭咬合紙・咬合紙ホルダー

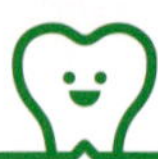 診療手順	術者手順（歯科医師・歯科衛生士）	診療補助および留意点（歯科衛生士）
1 局所麻酔 ※第 11 章「④浸潤麻酔の術式と診療補助」p.118 参照 **2 ラバーダム防湿** ※第 17 章「④予防填塞（フィッシャーシーラント）の術式と診療補助」p.206 参照 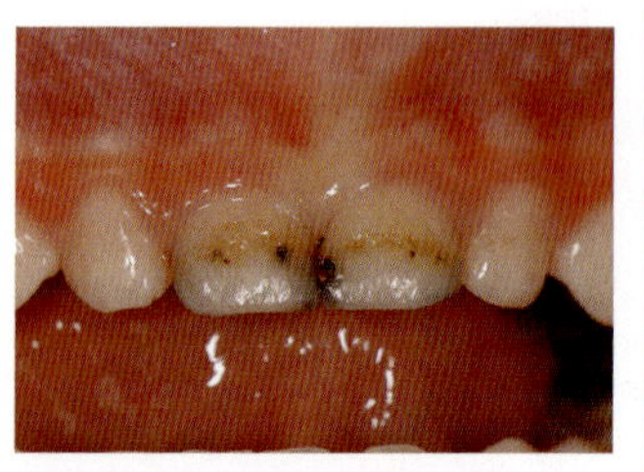	患歯の歯肉頬移行部付近に表面麻酔薬塗布後、局所麻酔を行う。	浸潤麻酔などの器具は、患児の目に触れないように準備する。その際、金属音を出さないように注意する。注射筒は、患児の目に入らない胸元やヘッドレストの下から術者に渡す。浸潤麻酔後は状態の変化に注意を払う。
3 軟化象牙質の除去 **4 支台歯形成** 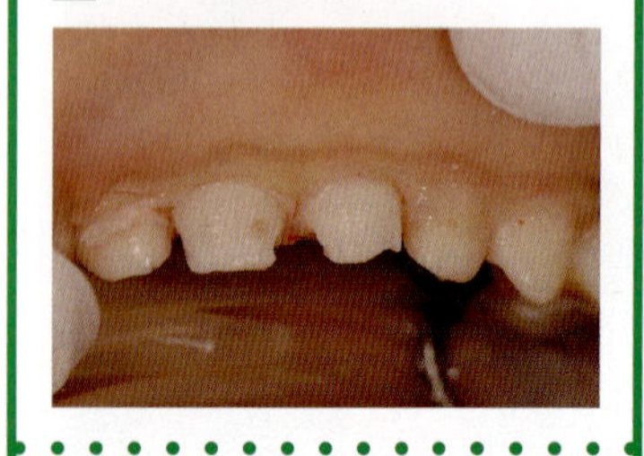	遊離エナメル質をエアタービンとダイヤモンドポイントにて除去し、軟化象牙質をスプーンエキスカベーター、コントラアングルハンドピースとラウンドバーを用いて除去する。	切削中は、冷却水や切削片をバキュームにて吸引する。 バキュームチップが術者の視野を邪魔しないよう注意する。 エアタービンの音は不快であるため、適宜話しかけを行い不安を和らげる。
5 クラウンフォームのトリミング 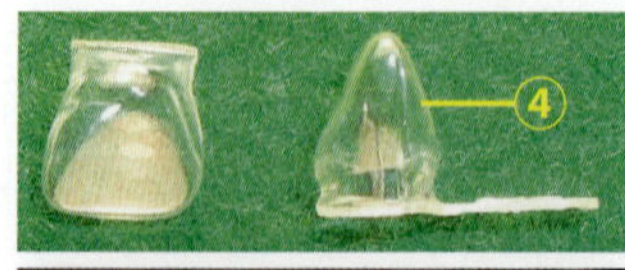 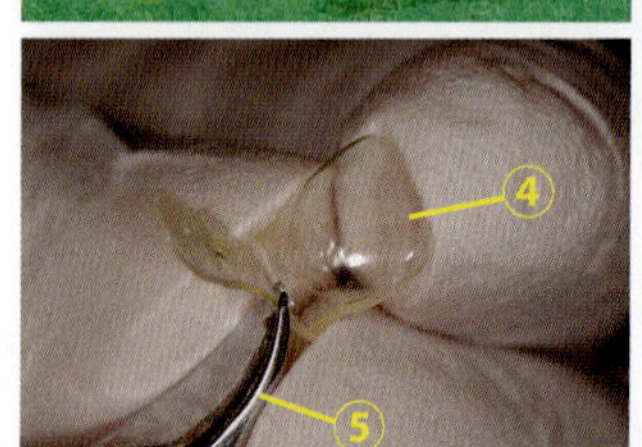 	最適と思われるサイズのクラウンフォーム（④）を選択し、歯頸部のトリミングを金冠ばさみ（⑤）にて行う。	クラウンフォームキットや必要器材を準備する。
6 クラウンフォームの試適 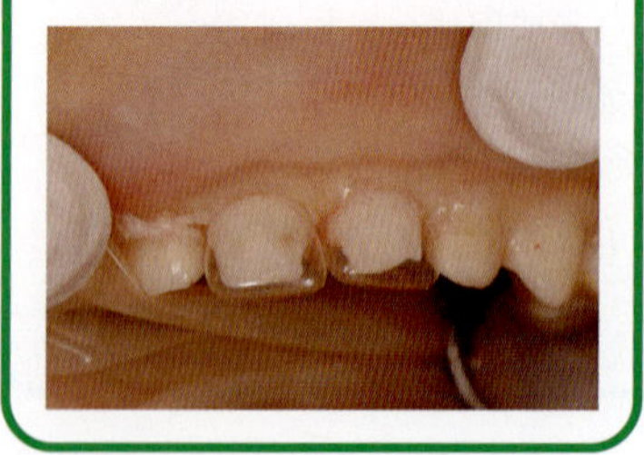	支台歯に試適して、クラウンフォームと支台歯の適合状態を確認する。	

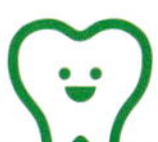

診療手順

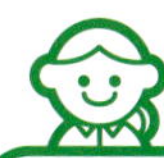

術者手順（歯科医師・歯科衛生士）

診療補助および留意点（歯科衛生士）

診療手順	術者手順（歯科医師・歯科衛生士）	診療補助および留意点（歯科衛生士）
7　遁路形成・レジンの塡入 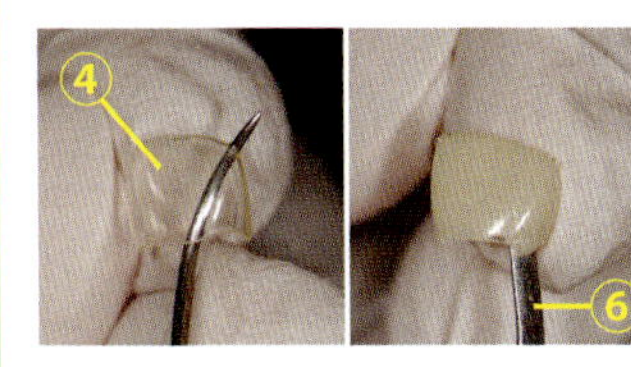 	クラウンフォーム（④）に気泡を封入させせないために探針にて隅角部に穴をあけ、クラウンフォーム（④）にレジン（⑦）を塡入する。	適切な色調のコンポジットレジンを準備する。レジンのペーストは術者が取りやすい位置に置く。また、ライトでレジンが硬化しないように注意する。
8　ボンディング塗布・圧接 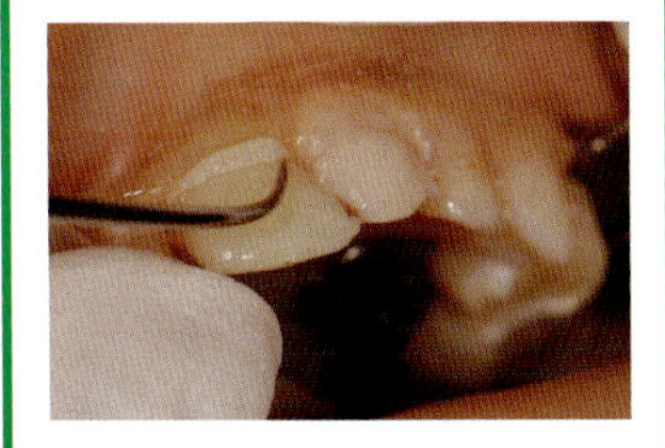 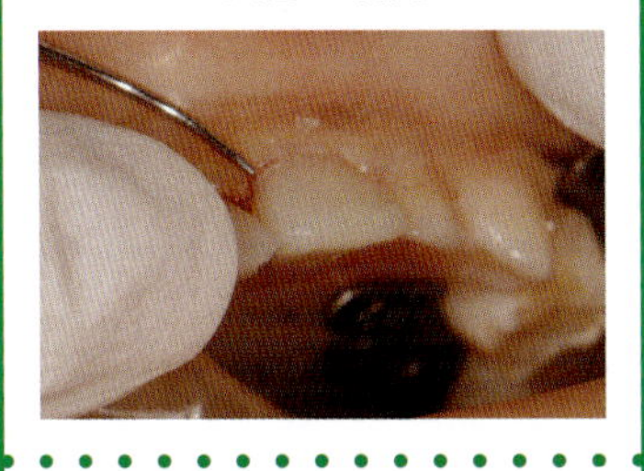 	十分に調整した後に光照射器（⑪）にて硬化させ、クラウンフォームを除去する。	セルフエッチングプライマー等の必要器材（⑧⑨⑩）を準備する。患児の目に照射の光が入らないように注意する。 術者、補助者においてもゴーグル等で目を保護する。
9　コンポジットレジンジャケット冠の硬化	支台歯に取扱説明書通りに歯面処理（⑧⑨⑩）を行う。 支台歯に圧接し、溢出した過剰なレジンを探針や充塡器などで除去する。	クラウンフォーム（④）除去時の誤飲に注意を払う。
10　咬合調整・仕上げ・研磨 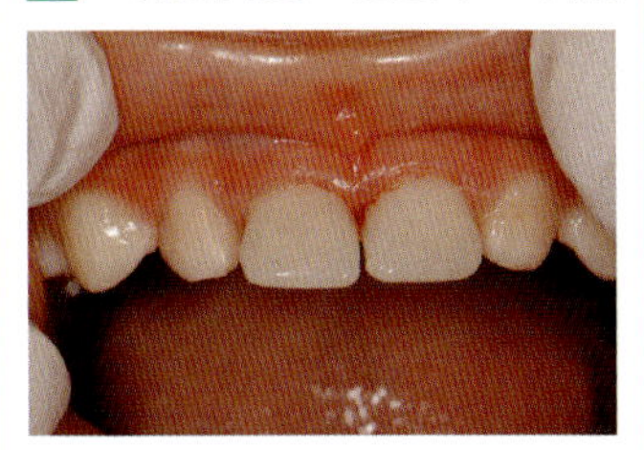	咬合関係、歯冠形態、歯軸関係、歯頸部の適合状態を確認し、研磨用機材にて研磨し修復を完了する。	エアタービンと研磨用バー＆ポイントでの研磨中は、冷却水や切削片をバキュームにて吸引する。 バキュームチップがエアタービンやコントラアングルハンドピースのヘッドに当たらないように注意する。

⑥ 乳歯既製金属冠修復の術式と診療補助

使用機材

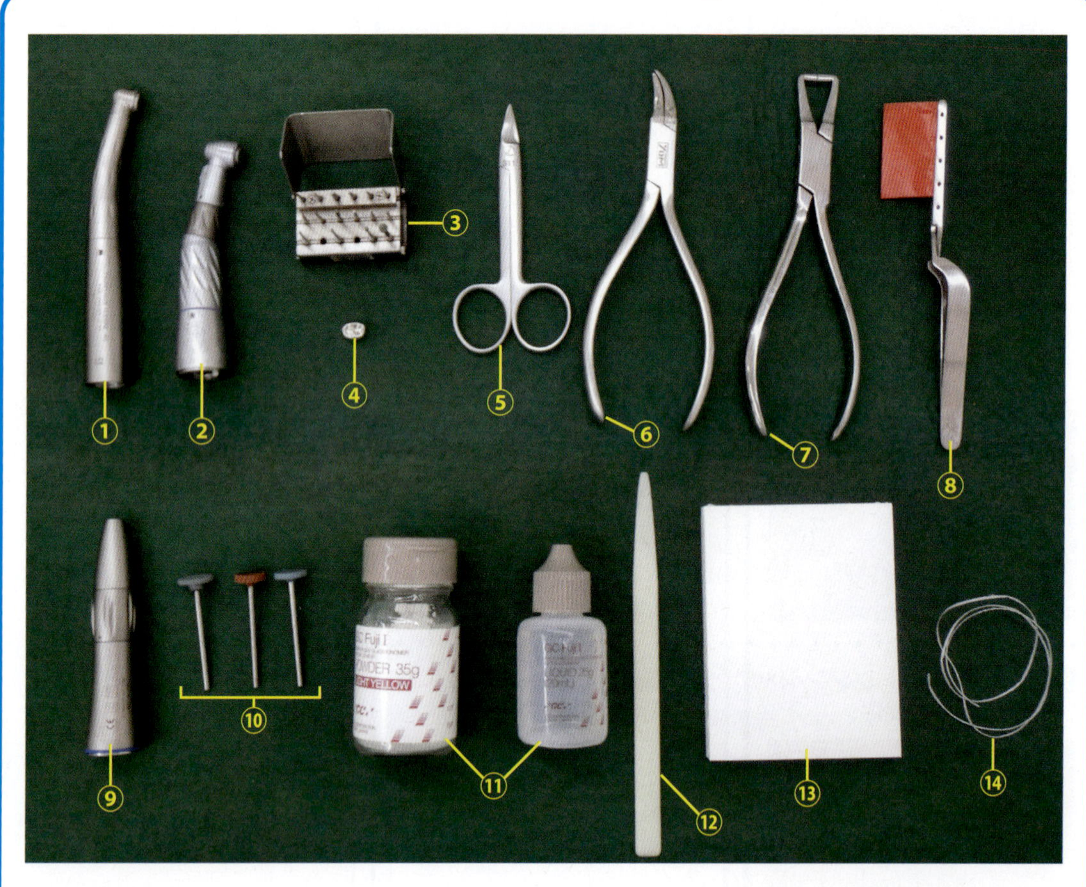

①エアタービン　②コントラアングルハンドピース　③形成用バー＆ポイント
④乳歯既製金属冠　⑤金冠ばさみ　⑥ゴードンのプライヤー
⑦咬合面調整鉗子　⑧咬合紙・咬合紙ホルダー　⑨ストレートハンドピース
⑩研磨用器具（カーボランダムポイント、シリコーンポイント）
⑪合着用グラスアイオノマーセメント　⑫プラスチックスパチュラ
⑬紙練板　⑭デンタルフロス

使用機材

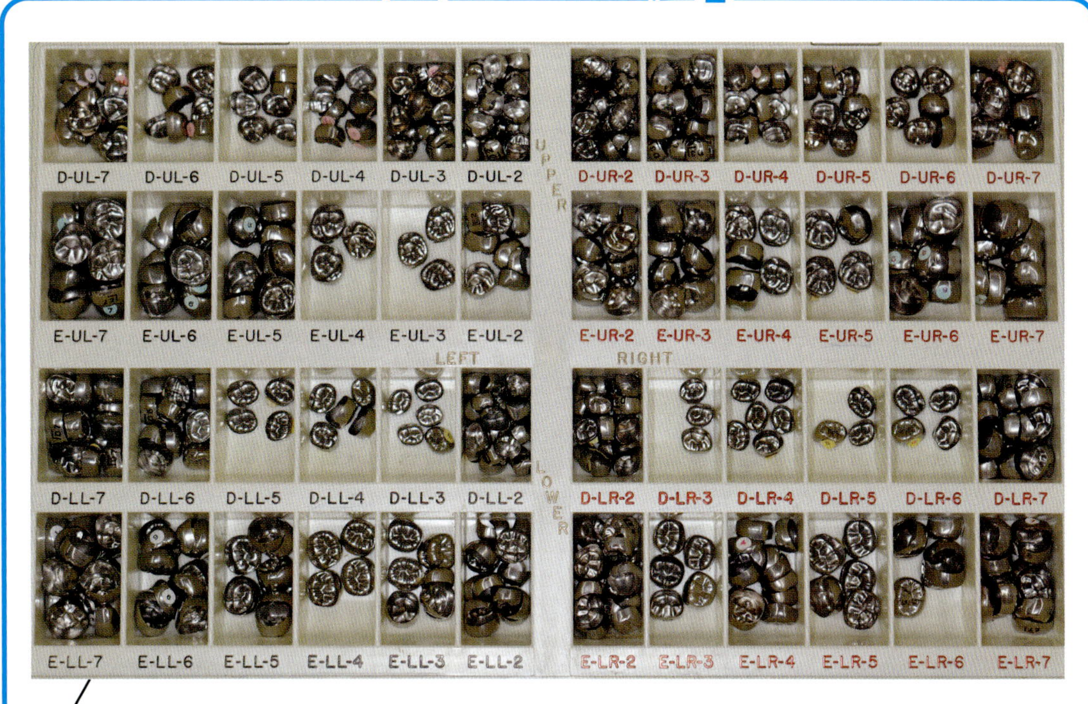

④

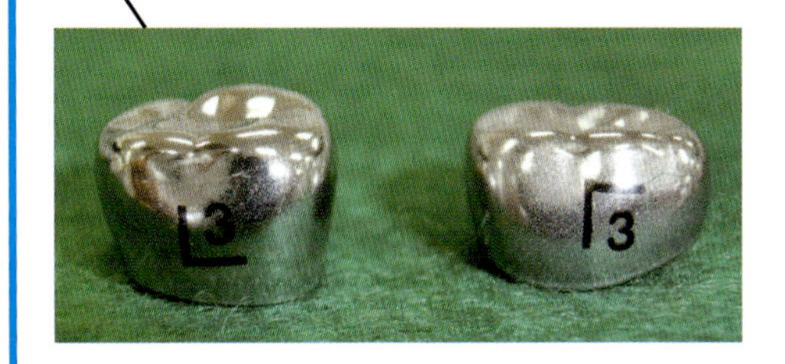

④乳歯既製金属冠

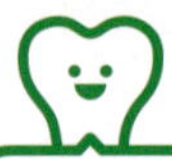

診療手順	術者手順（歯科医師・歯科衛生士）	診療補助および留意点（歯科衛生士）
1　支台歯形成 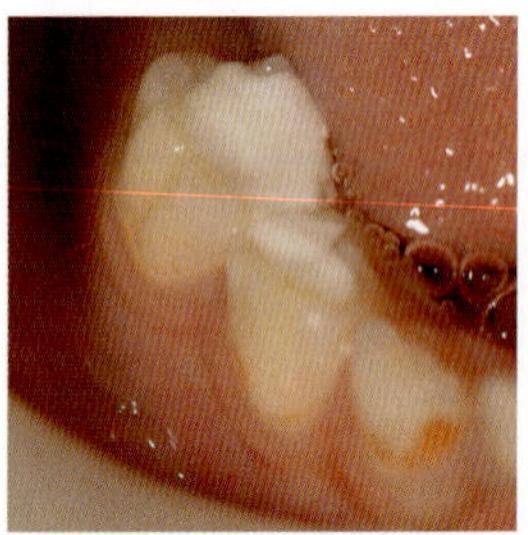 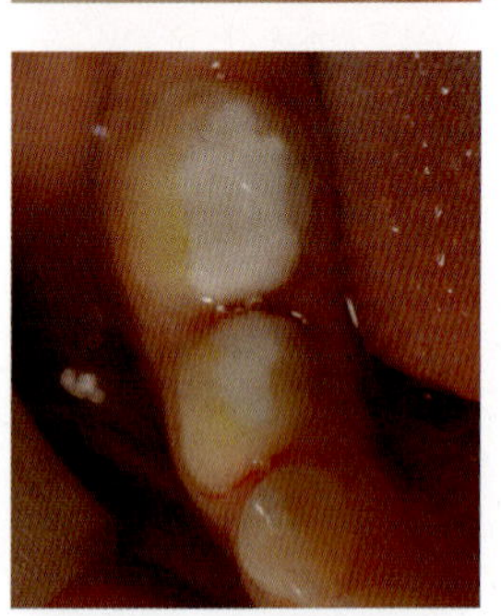	エアタービン（①）、コントラアングルハンドピース（②）、ダイヤモンドポイント（③）を用いて、咬合面、隣接面、頬舌面の形成、支台歯全体の修正を行う。	支台歯形成を行うときに、ラバーダム防湿を行っていない下顎臼歯部の場合は、切削片を吸引しながら、バキュームチップで舌の排除も一緒に行い危険を防ぐ。嘔吐反射が強い場合は、バキュームを奥に入れすぎない、舌を押さえすぎないように注意する。小児は急に動くことがあるためバキュームは慎重に行う。
2　乳歯冠の選択 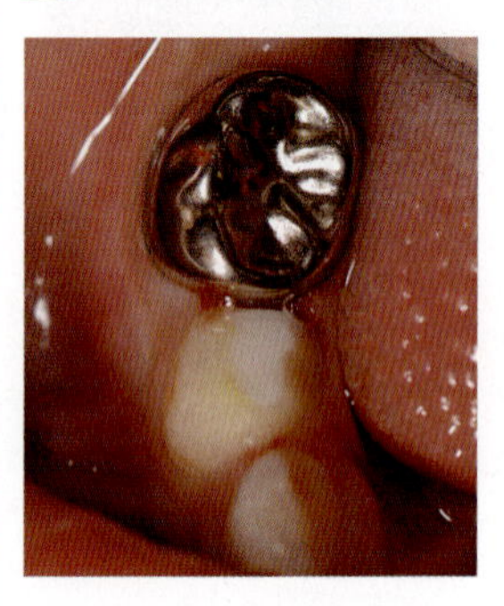	乳歯冠（④）は、支台歯に合ったサイズのものを選択していく。円筒型は最大豊隆部歯冠周長を基準とし歯頸部の適合状態をチェックする。	既製乳歯冠キット（④）や必要器材を準備する。乳歯冠試適時に歯がしめつけられるような不快感があるため、適宜話しかけを行い不安を和らげる。乳歯冠の誤飲に注意を払う。
3　乳歯冠の調整 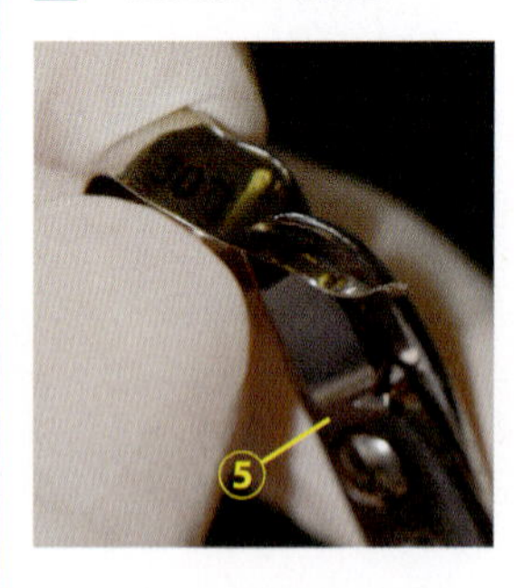 	**1）乳歯冠の調整** 冠縁の高さが歯肉縁下 0.5 ～ 1 mm になるように、金冠ばさみ（⑤）やカーボランダムポイント（⑨⑩）を用いてトリミングを行う。	調整器材（⑤⑥⑦⑧⑨⑩）を準備する。

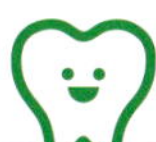

診療手順

術者手順（歯科医師・歯科衛生士）

診療補助および留意点（歯科衛生士）

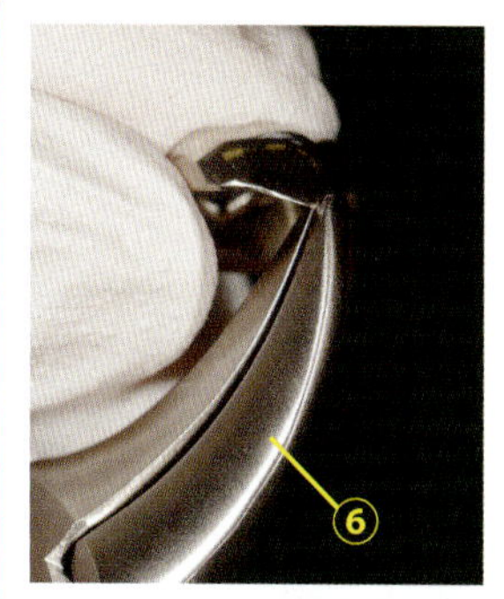

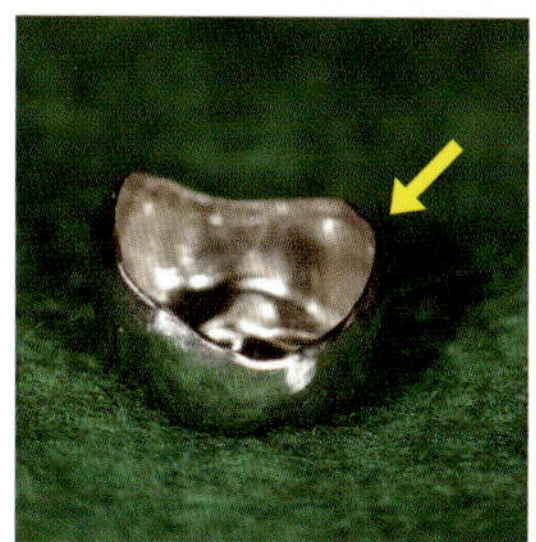

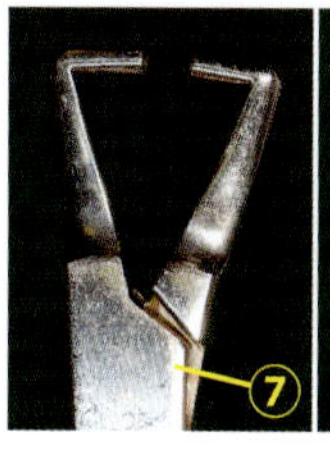

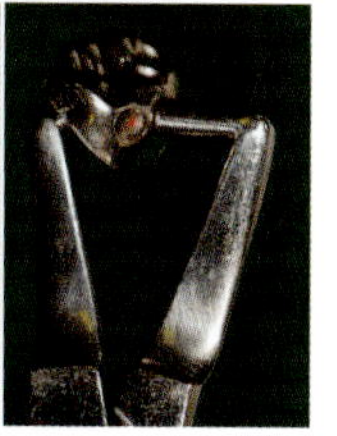

2）冠縁の調整

冠縁の調整には、ゴードンのプライヤー（⑥）でクリンピングを行い、スナップ維持を付与する。

3）咬合調整

咬合面の早期接触部は乳歯冠の厚さは薄いため削合せず、咬合面調整鉗子（⑦）を使用し調整する。
カーボランダムポイント、シリコーンポイント（⑨⑩）などで、冠縁（⇦）をナイフエッジ状に仕上げ研磨を行う。

4 合着

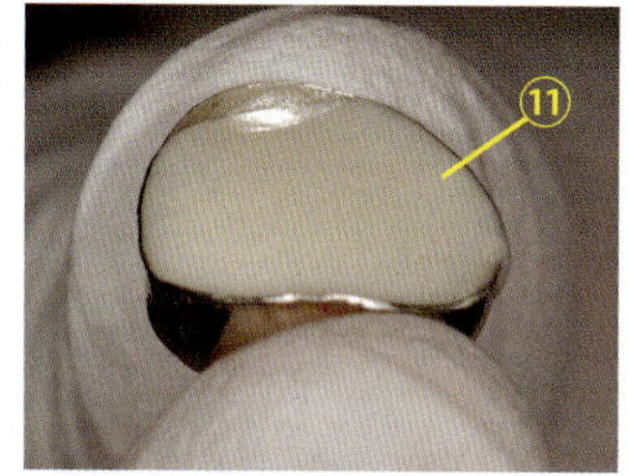

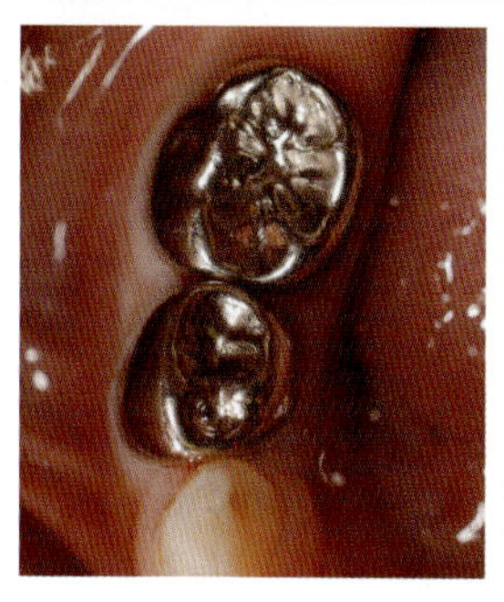

合着用グラスアイオノマーセメントを練和し（⑪⑫⑬）合着する。既製金属冠内に気泡が入らないようにセメントで満たし、乳歯用既製金属冠を所定の位置に装着し、咬合を確認後、余剰セメントを可及的に除去し、そのまま咬合させる。セメントの硬化後、余剰セメントを除去して最終確認を行う。

調整が完了した乳歯冠を消毒、乾燥させる。合着用グラスアイオノマーセメント（⑪）、プラスチックスパチュラ（⑫）、紙練板（⑬）を準備し練和する。合着中唾液がたまるようであれば、適宜バキュームを行う。硬化完了まで見守りを行う。

2　幼若永久歯の歯冠修復

幼若永久歯

1 歯冠修復法の種類と選択

幼若永久歯の歯冠修復は歯根未完成で、咬合が確立していないため、暫間的な修復にとどめ、咬合が完成してから最終修復を行う。

そのため、コンポジットレジン修復やグラスアイオノマーセメント修復、臼歯部の歯髄処置を行った歯や広範囲の形成不全歯では、既製金属冠修復を選択する。

1）成形修復

Ⅰ．コンポジットレジン修復、グラスアイオノマーセメント修復

（1）使用する器材

切削器具：エアタービン、コントラアングルハンドピース、形成用バー＆ポイント

研磨用バー＆ポイント、研磨用ストリップス

咬合紙、咬合紙ホルダー

《コンポジットレジン修復の場合》

エッチング材、プライマー材、ボンディング材、光重合型レジン充塡材

レジン充塡器、レジン形成器、光照射器

《グラスアイオノマーセメント修復の場合》

光重合型充塡用グラスアイオノマーセメント、CRシリンジ、バーニッシュ

（2）手順

①局所麻酔：表面麻酔・浸潤麻酔

②ラバーダム防湿

③う窩の開拡・軟化象牙質の除去

④歯髄保護；覆髄、裏層

⑤窩洞形成

⑥コンポジットレジン修復の場合：歯面処理、レジン充塡、光照射

グラスアイオノマーセメント修復の場合：グラスアイオノマーセメント、光照射、バーニッシュ塗布

⑧ラバーダム防湿除去

⑨咬合確認、咬合調整、研磨

2）既製金属冠修復

う蝕により実質欠損の範囲が多歯面に及ぶ場合や、形成不全のため実質欠損

が著しい場合には、支台歯形成を行い永久歯用の既製金属冠修復を用いて暫間修復を行う。永久歯列が完成し咬合関係が確立後に、最終修復処置が必要である。

（1）使用する器材

切削器具：エアタービン、コントラアングルハンドピース、形成用バー＆ポイント

既製金属冠

金冠ばさみ、ゴードンのプライヤー、ムシャーンのプライヤー、咬合面調整鉗子

咬合紙、咬合紙ホルダー

研磨用器具（カーボランダムポイント、ペーパーコーン、シリコーンポイント）

合着用セメント、紙練板、セメントスパチュラ

デンタルフロス

（2）手順

①局所麻酔：表面麻酔・浸潤麻酔

②う窩の開拡・軟化象牙質の除去

③歯髄保護：覆髄、裏層

④支台歯形成

⑤既製金属冠の選択、試適、調整

⑥研磨

⑦セメント合着

⑧余剰セメントの除去

（横山三菜、木本茂成、山本裕子、阿部智子）

文献

1）小谷順一郎編：スタンダード全身管理学・歯科麻酔学，第３版，学研書院，東京，2014，207-248,287-313.

2）新谷誠康ほか編：小児歯科学 ベーシックテキスト，第２版，永末書店，京都，2019，271.

3）福島和昭ほか編：歯科麻酔学，第７版，医歯薬出版，東京，2011，183-192.

4）千田　彰ほか編：保存修復学，第６版，医歯薬出版，東京，2013，129-130,132-134.

第12章 やってみよう

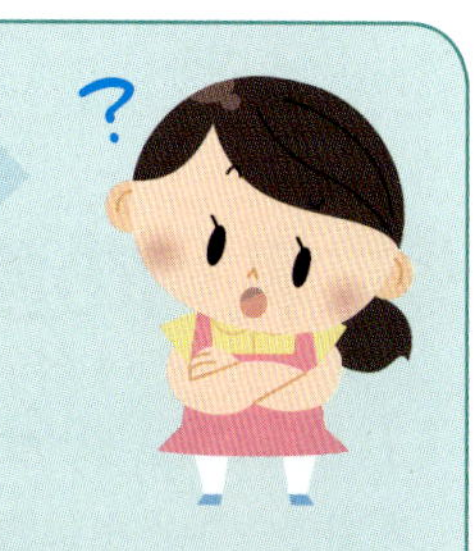

以下の問いに○×で答えてみよう（解答は巻末）

1．小児では痛みの軽減のため、表面麻酔は必須である。

2．ラバーダム防湿は、患歯を唾液から遮断する。

3．隔壁は、側方に開放した窩洞を複雑にする。

4．乳歯既製金属冠は即日処置が可能である。

5．幼若永久歯の修復では、全部鋳造冠修復を行う。

第13章
歯内療法

13

おぼえよう

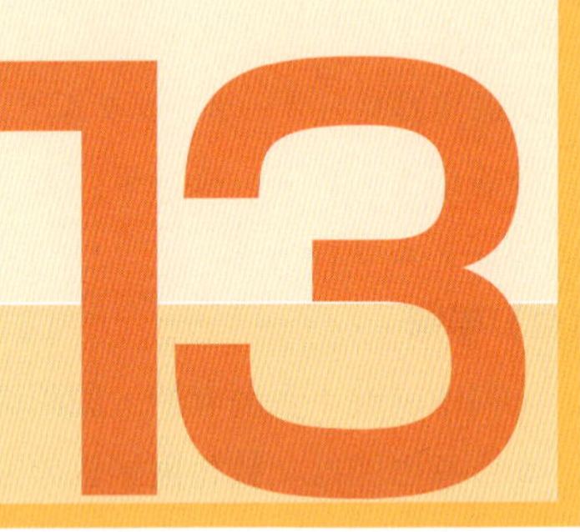

①歯内療法時には、ラバーダム防湿が必須である。
②乳歯は生理的歯根吸収があるため、治療法の選択基準や治療後の経過が永久歯と異なる。
③水酸化カルシウム法による生活歯髄切断後は、デンティンブリッジができ、根部歯髄は生活状態を維持できる。
④乳歯の根管充塡剤は、歯根の生理的歯根吸収とともに吸収する水酸化カルシウム製剤が用いられる。
⑤幼若永久歯は成人の永久歯と異なり、歯根の成長があるため、治療後の経過が異なる。アペキソゲネーシスとアペキシフィケーションの違いを理解する。

1　乳歯の歯内療法

1　乳歯の歯髄疾患

1）歯髄疾患の分類と特徴

乳歯の歯髄疾患は**表1**のように分類される。乳歯では永久歯に比べ、う蝕から歯髄炎への進行は早く、根尖部まで波及しやすい。その一方で、修復象牙質の形成が迅速で量も多いという特徴がある。

修復象牙質

表１　乳歯の歯髄疾患と臨床症状の関係

<table>
<tr><th colspan="2">臨床診断名</th><th>感染</th><th>う蝕の程度</th><th>歯髄の状態</th><th>その他</th></tr>
<tr><td rowspan="5">歯髄炎</td><td>急性単純性歯髄炎</td><td>非感染性</td><td>う蝕症第２度
外傷が原因の場合関連なし</td><td>非露髄</td><td>臨床では病理組織学的に歯髄充血とされるものも含む</td></tr>
<tr><td>急性化膿性歯髄炎</td><td rowspan="4">感染性</td><td rowspan="4">う蝕症第３度</td><td>仮性露髄</td><td>急性症状が治まると慢性潰瘍性歯髄炎の状態になる</td></tr>
<tr><td>慢性潰瘍性歯髄炎</td><td rowspan="3">露髄</td><td>乳歯の歯髄疾患で最も多い</td></tr>
<tr><td>慢性増殖性歯髄炎</td><td>慢性潰瘍性歯髄炎の一型</td></tr>
<tr><td>壊疽性歯髄炎</td><td>特有の壊疽臭がある
歯髄がすべて死滅すると歯髄壊疽</td></tr>
<tr><td rowspan="2">歯髄死</td><td>歯髄壊死</td><td>非感染性</td><td>う蝕症第２度
外傷が原因の場合関連なし</td><td rowspan="2">不活歯髄</td><td>外傷後に起きやすい</td></tr>
<tr><td>歯髄壊疽</td><td>感染性</td><td>う蝕症第３度</td><td>特有の壊疽臭がある
生活歯髄があれば壊疽性歯髄炎</td></tr>
</table>

（１）急性単純性歯髄炎（図１）

急性単純性歯髄炎

自発痛は軽度で、冷温刺激で一過性の疼痛がある。う蝕や外傷、切削刺激により歯髄が刺激に対して過敏になっている状態である。非露髄であり、刺激がなくなれば痛みは消失する。

（２）急性化膿性歯髄炎（図２）

急性化膿性歯髄炎

う蝕が歯髄に達し、拍動性の激しい自発痛がある。う蝕は通常、急性う蝕で、う窩には褐色、湿潤性の軟化象牙質が存在する仮性露髄の状態を呈する。

（３）慢性潰瘍性歯髄炎（図３）

慢性潰瘍性歯髄炎

乳歯の歯髄疾患では最も多い。う蝕が歯髄に達しているが、自発痛の訴えはないか軽度である。う蝕は通常慢性う蝕で、う窩に食片が圧入されるなどの刺激で痛みを訴えることがある。

（４）慢性増殖性歯髄炎（図４）

慢性増殖性歯髄炎

慢性潰瘍性歯髄炎の潰瘍面から肉芽組織が増生して、歯髄息肉を形成したものである。う窩内に歯髄息肉が存在する。自発痛はないことが多いが、息肉に食片や対合歯が当たるなどの機械的刺激で痛みを訴える。

（５）壊疽性歯髄炎

壊疽性歯髄炎

特有の壊疽臭を発するが、歯髄の一部は生活状態にある。歯冠の変色を認めることがある。根管内に器具を入れたときに痛みがあれば、生活歯髄が残っていると考え、壊疽性歯髄炎と診断する。

（６）歯髄壊死（図５）

歯髄壊死

外傷により根尖部から歯髄の血流が不足し歯髄が死滅した場合と、う蝕症第２度でう窩からの慢性刺激で歯髄が死滅した場合を指す。歯冠の変色がみられることがある。外傷が原因の場合は外傷の既往がある。

（７）歯髄壊疽

歯髄壊疽

特有の壊疽臭を発する。歯冠の変色を認めることがある。根管内に器具を入れたときに痛みがなければ、歯髄は死滅していると考え歯髄壊疽と診断する。

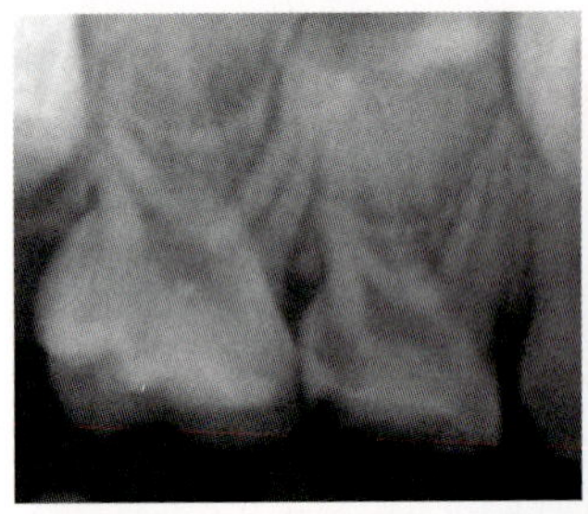
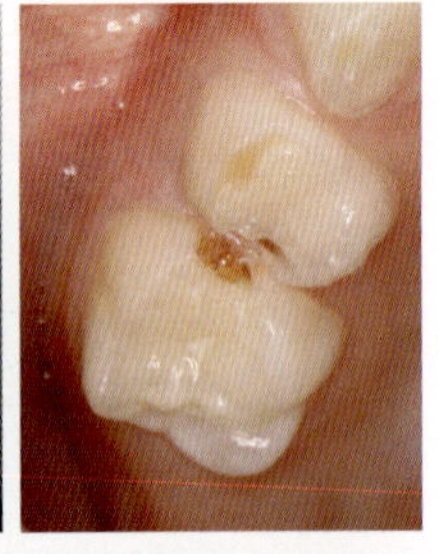

図1　急性単純性歯髄炎
D| はう窩と歯髄腔に健康象牙質が介在。自発痛はないが、冷水痛を訴える。

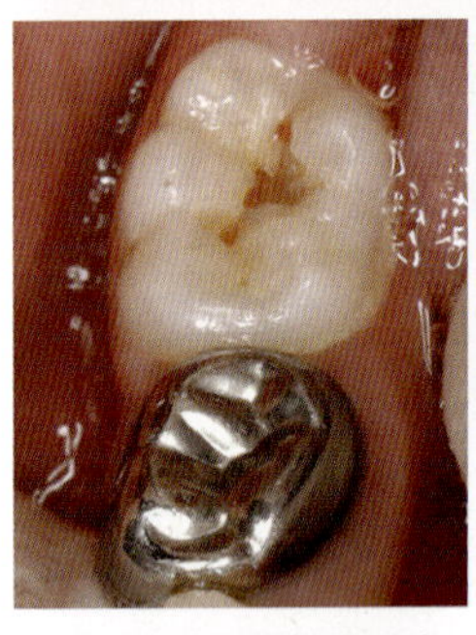
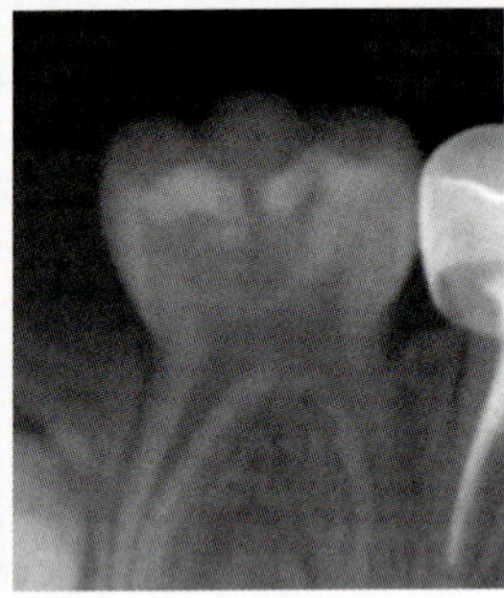
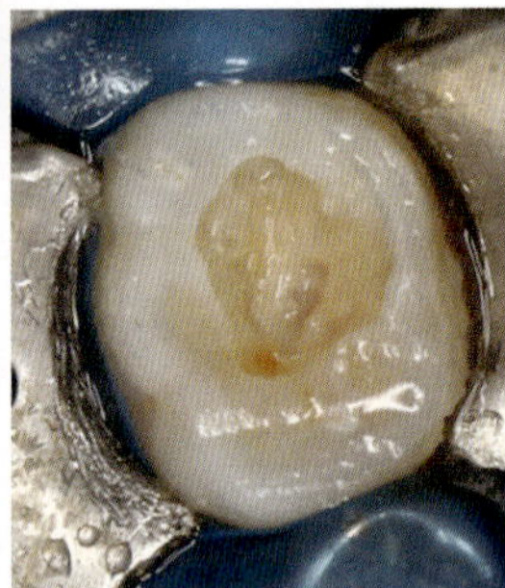
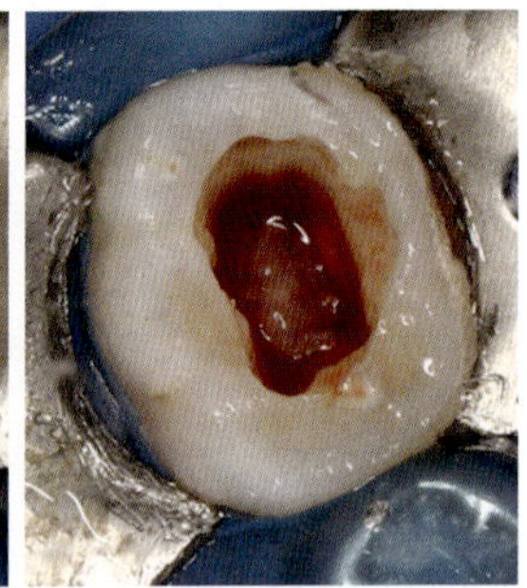

図2　急性化膿性歯髄炎
E| の自発痛を訴える。う窩と歯髄腔の間に健全な象牙質像が認められない。う窩は象牙質内で大きく広がり、急性う蝕である。う窩には湿性の軟化象牙質を認める。軟化象牙質を除去すると、歯髄から激しい出血がみられた。

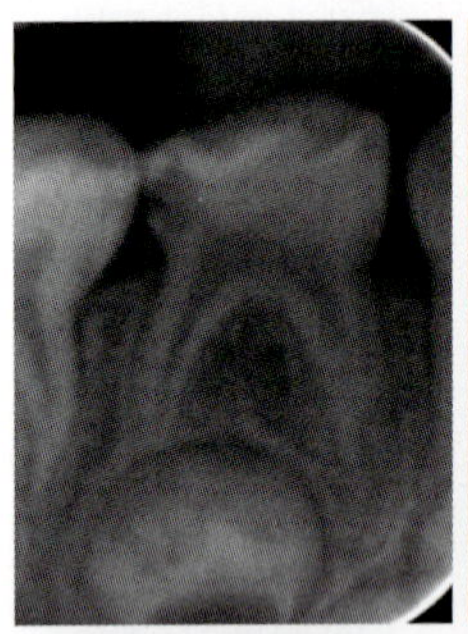
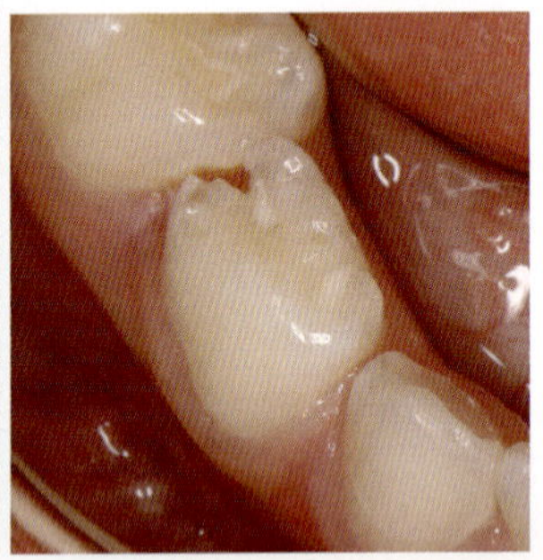

図3　慢性潰瘍性歯髄炎
D| はう窩と歯髄腔が接している。自発痛はないが、食事中の痛みを訴える。

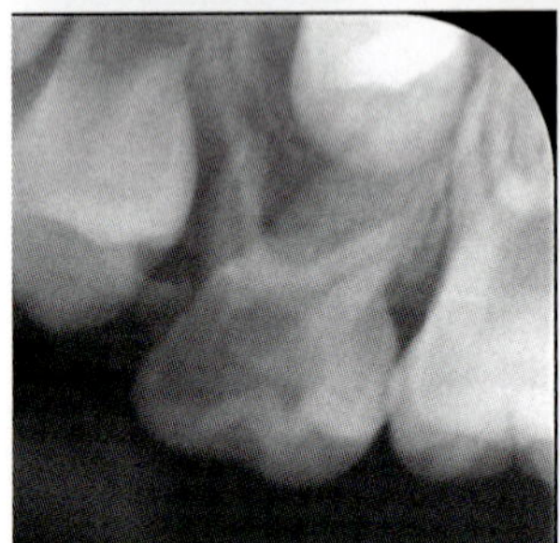
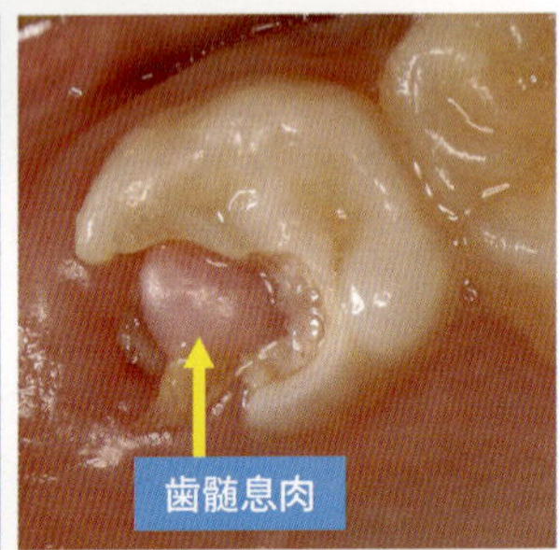

図4　慢性増殖性歯髄炎
|E はう窩が歯髄腔に達し、歯髄息肉を認める。自発痛はないが、息肉に食物が当たると痛みを訴える。根尖病変はなく、歯髄は生活状態であった。

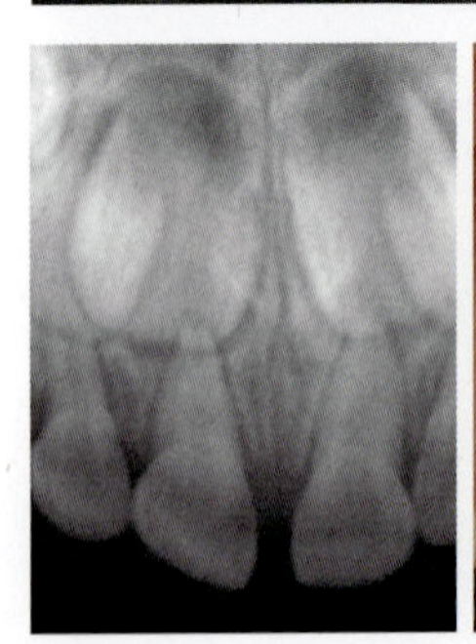
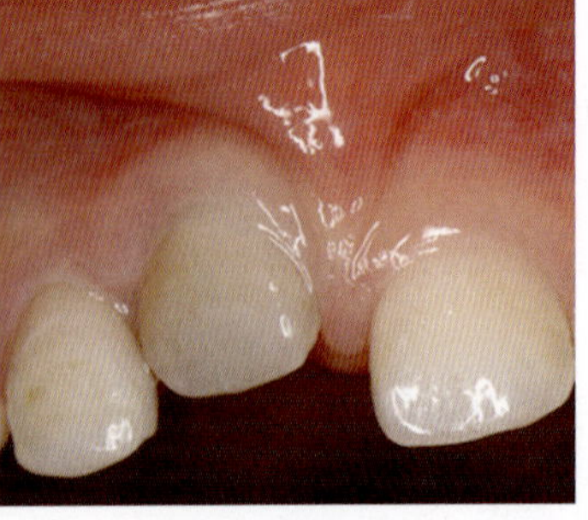

図5　歯髄壊死
A| は外傷により陥入した。歯冠は灰白色に変色している。エックス線写真からは根尖病変は認められない。歯髄は失活状態であった。

2 乳歯歯髄疾患の処置法

歯髄の状態、臨床診断名と治療法の関係は**図6**に示す通りである。乳歯の場合、永久歯へのスムーズな交換が優先的な目標であり、永久歯との交換までの期間限定の歯の保存を考えることが大切である。

また、乳歯には歯根吸収が起こるため、歯根の吸収程度も考慮し、治療法を選択する必要がある。一般に生活歯髄切断法では歯根吸収が1/2未満、抜髄法、感染根管治療では歯根吸収が1/3未満のものが対象となる。

歯根吸収

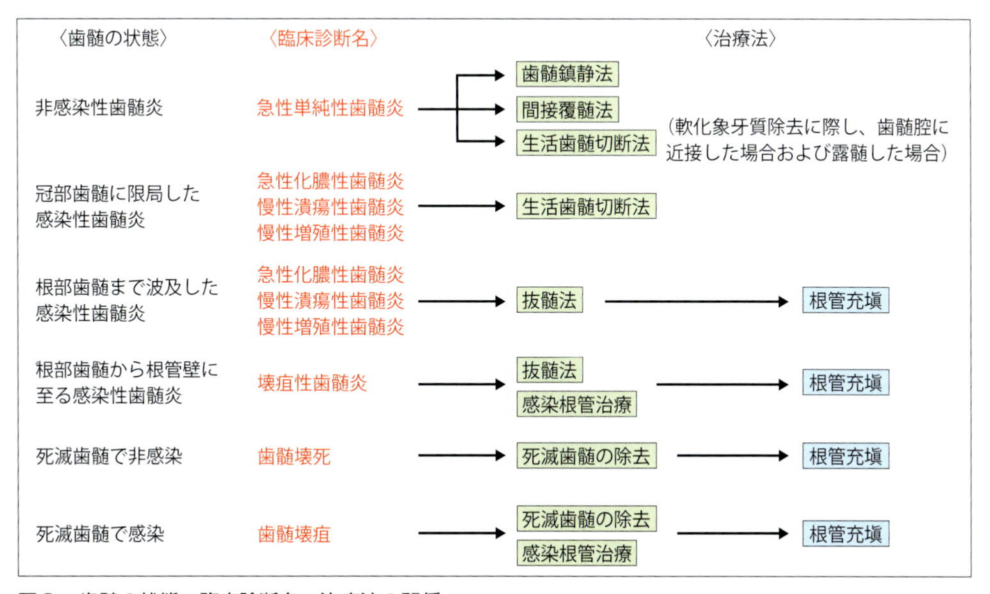

図6　歯髄の状態、臨床診断名、治療法の関係

1）歯髄鎮静法

歯髄鎮静法

歯髄の知覚が亢進した状態のときに、歯髄鎮静効果のある薬剤、セメントを用いることにより、刺激の遮断および炎症の消退、緩和を目的に行う。

ユージノール、グアヤコール、酸化亜鉛ユージノールセメントが用いられる。

2）間接覆髄法（図7）

間接覆髄法

軟化象牙質の除去後、覆髄剤を用いることにより刺激の遮断と修復象牙質の形成促進を目的に行う。

水酸化カルシウム製剤、酸化亜鉛ユージノールセメントが用いられ、覆髄部下の歯髄に修復象牙質が形成される。

修復象牙質

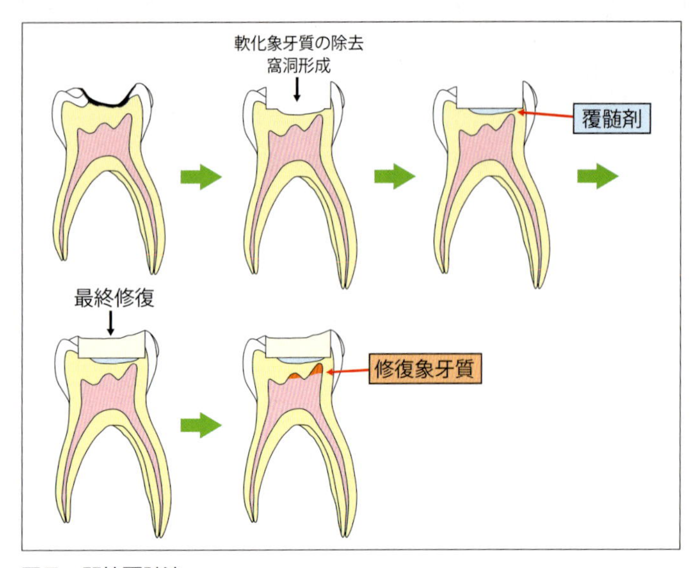

図7　間接覆髄法

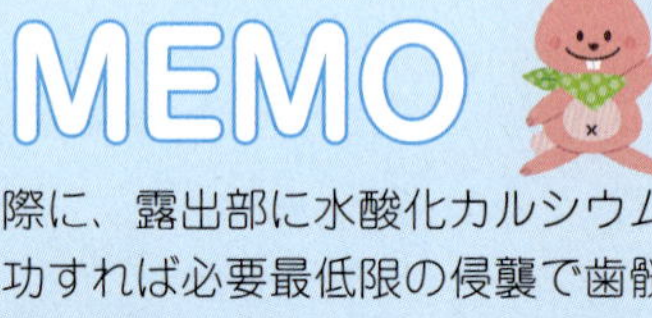

直接覆髄法

直接覆髄法は、偶発的に健康な歯髄が露出した際に、露出部に水酸化カルシウム製剤を貼付し歯髄の保存を図る方法である。成功すれば必要最低限の侵襲で歯髄を保存できる利点がある。しかし、露出した歯髄が細菌に感染していない症例が適応になるため適応範囲は狭く、生活歯髄切断法に比べ確実性に劣る。乳歯では侵襲の大きさよりも、確実な永久歯への交換が優先されるため、多くの場合、生活歯髄切断法が優先される。
また、経過不良となった場合は歯髄全体が保存不可となり、抜髄を余儀なくされることから、直接覆髄法を選択する際には適応症の見極めが大切である。

3）生活歯髄切断法

水酸化カルシウム歯髄切断法とFC（ホルモクレゾール）歯髄切断法がある。FC歯髄切断法はFCの毒性の問題や根部歯髄がタンパク質凝固作用により生活状態で保存できないことから、水酸化カルシウム歯髄切断法が中心となっている。

生活歯髄切断法
水酸化カルシウム歯髄切断法
FC（ホルモクレゾール）歯髄切断法

（1）水酸化カルシウム歯髄切断法（図8）

炎症が冠部歯髄に限局している感染性歯髄炎に対し、罹患歯髄を除去することにより根部歯髄を生活状態で保存する。歯根未完成期では歯根の完成を、歯根吸収期では生理的歯根吸収を順調に営ませることができる。根部歯髄への感染を防止し、その活性を維持する必要から、無菌的な操作が必要になる。

根部歯髄
生活状態

歯髄切断面に水酸化カルシウム製剤を用いる。処置後は歯髄切断面の下方にデンティンブリッジが形成され、根部歯髄は生活状態を維持する。

デンティンブリッジ

（2）FC 歯髄切断法（図9）

根部歯髄はタンパク質固定作用により、生活状態は維持できない点が水酸化カルシウム切断法と異なる。

FC と酸化亜鉛ユージノールセメントを用いる。FC のタンパク凝固作用により、根部歯髄は凝固壊死する。デンティンブリッジは形成されない。

凝固壊死

MEMO

水酸化カルシウム生活歯髄切断と FC 生活歯髄切断

水酸化カルシウム生活歯髄切断と FC 生活歯髄切断は、ともに生活歯髄切断法に分類されてはいるが、治癒形態が大きく異なることを理解しておかなければならない。水酸化カルシウム製剤では根部歯髄が生活状態を維持できるのに対して、FC 製剤では結果的に歯髄が失活してしまうため、永久歯の生活歯髄切断法に FC 製剤が用いられることはない。このため、従来から「生活」歯髄切断法とするべきかの議論がある。

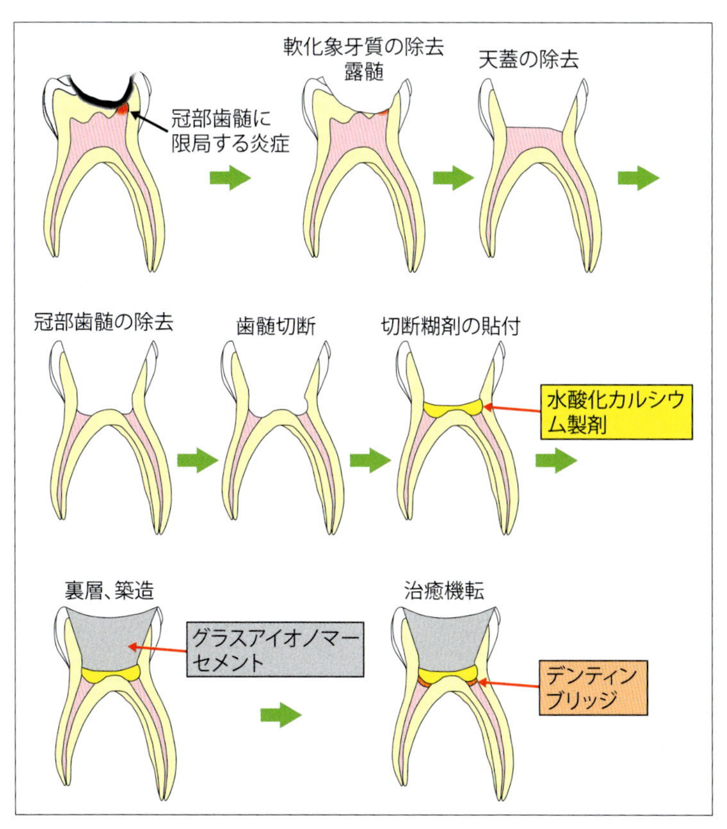

図8　水酸化カルシウム歯髄切断法

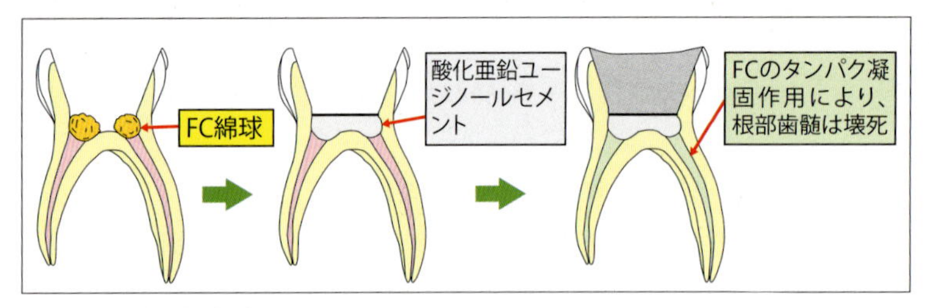

図9　FC歯髄切断法

4）抜髄法（図10）

抜髄法

炎症が根部歯髄まで達する感染性歯髄炎に罹患している乳歯に対し、歯髄をすべて除去する方法である。

抜髄当日に根管充填が可能であれば、水酸化カルシウム糊剤による根管充填を行う。当日に根管充填せず根管消毒薬を応用する場合は、水酸化カルシウム製剤やフェノール系の薬剤が用いられる。良好な経過をたどれば、ほぼ通常通り歯根吸収し、交換を迎える。

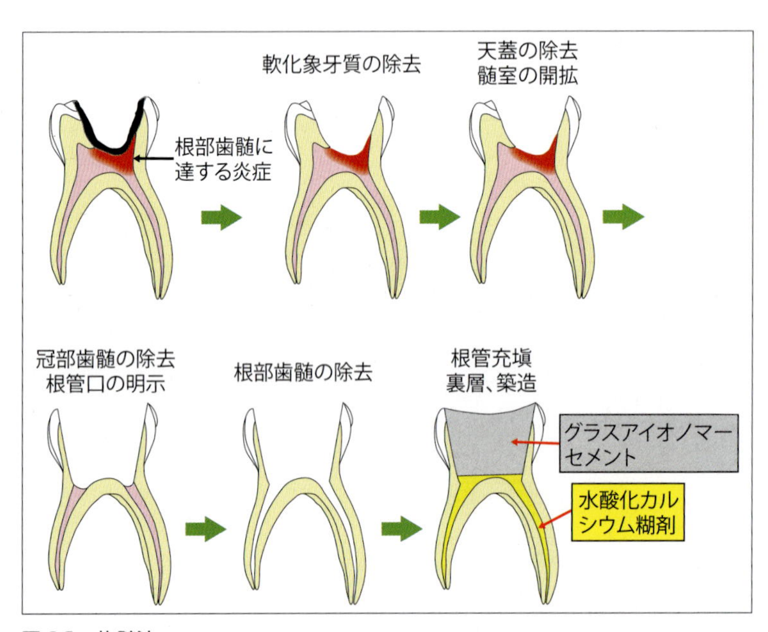

図10　抜髄法

③ 生活歯髄切断法の術式と診療補助

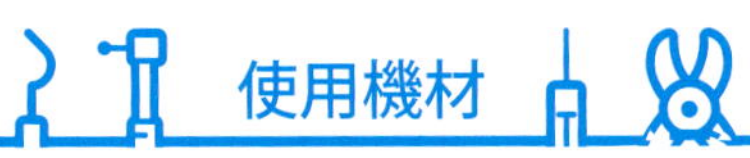

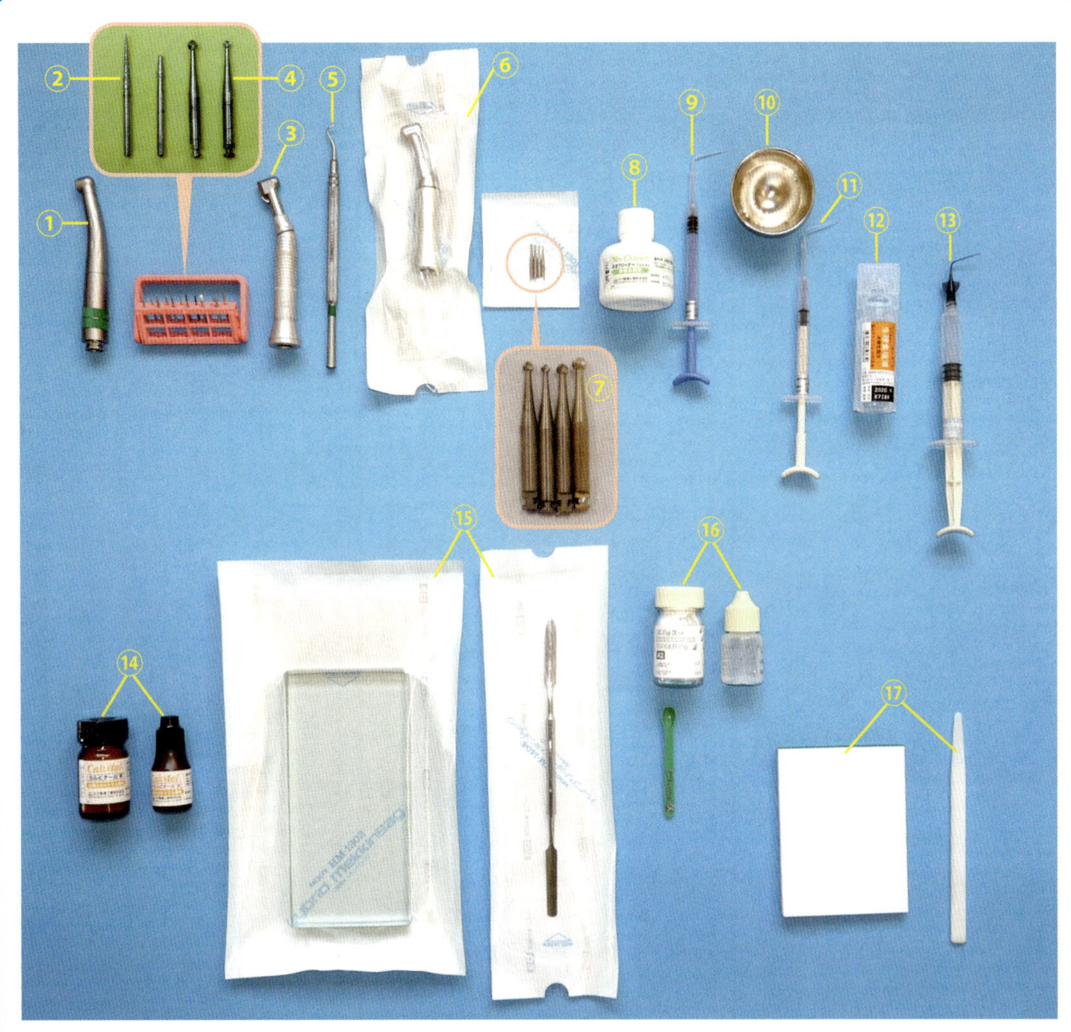

①エアタービン	②ダイヤモンドポイント	③コントラアングルハンドピース
④ラウンドバー	⑤スプーンエキスカベーター	
⑥滅菌済み　コントラアングルハンドピース		⑦滅菌済み　ラウンドバー
⑧次亜塩素酸ナトリウム（0.5 ～ 10%）		
⑨洗浄用シリンジ（次亜塩素酸ナトリウム溶液用）		⑩過酸化水素水（3％）
⑪洗浄用シリンジ（過酸化水素水溶液用）		⑫滅菌済み　生理食塩水
⑬洗浄用シリンジ(生理食塩水用)		⑭水酸化カルシウム製剤
⑮滅菌済み　ガラス練板　金属スパチュラ		⑯グラスアイオノマーセメント
⑰紙練板・プラスチックスパチュラ		

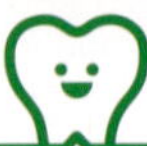

診療手順	術者手順（歯科医師・歯科衛生士）	診療補助および留意点（歯科衛生士）
1　エックス線検査（術前） 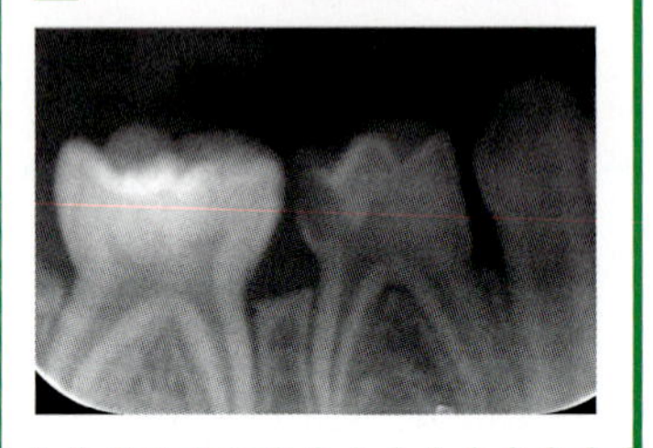	術前にエックス線検査を行う。う蝕の範囲と歯髄腔との距離などを確認する。	患者の誘導とエックス線撮影の準備をする。
2　局所麻酔、ラバーダム防湿 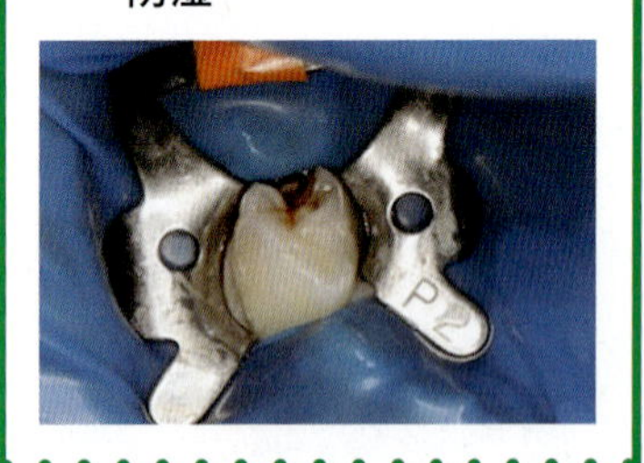	患歯に局所麻酔、ラバーダム防湿を行う。	局所麻酔の準備をする。 患歯を確認し、ラバーダムシート穿孔。 ラバーダム防湿装着時のシート保持、視野の確保を行う。
3　感染歯質の除去、天蓋の除去 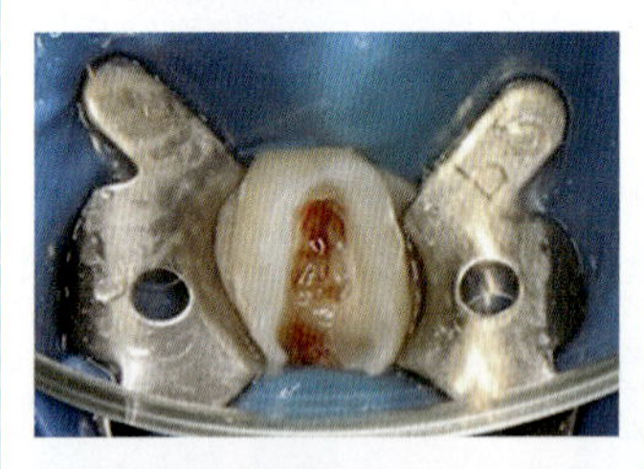	エアタービン（①）、ダイヤモンドポイント（②）、コントラアングルハンドピース（③）、ラウンドバー（④）を用いて、感染歯質の除去、窩洞形成、天蓋の除去を行う。	エアタービン（①）、ダイヤモンドポイント（②）、コントラアングルハンドピース（③）、ラウンドバー（④）の準備する。 切削時の吸引、器材の清潔保持。 術野の視野確保を行う。
4　冠部歯髄の除去 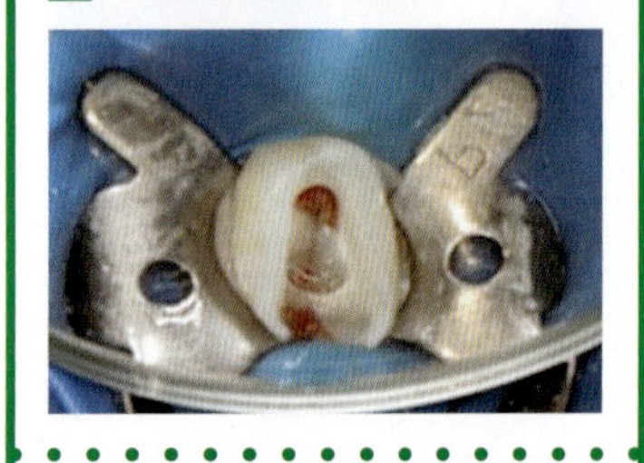	ラウンドバー（④）を交換し、コントラアングルハンドピース（③）、ラウンドバー（④）あるいは、スプーンエキスカベーター（⑤）で冠部歯髄を除去する。	完全滅菌下で器材の受け渡しを行い、切削時の吸引操作を行う。
5　歯髄切断（物理的切断） 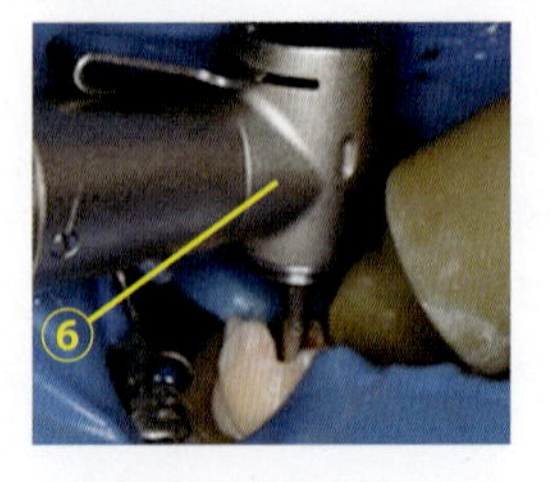 	ラウンドバー（④）を交換し、コントラアングルハンドピース（⑥）、ラウンドバー（⑦）で、根管口部直下で歯髄切断を行う。	滅菌されたコントラアングルハンドピース（⑥）と、滅菌されたラウンドバー（⑦）を準備し、清潔な状況下で施術できるよう注意する。

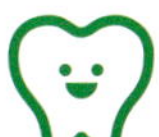 診療手順	術者手順（歯科医師・歯科衛生士）	 診療補助および留意点（歯科衛生士）
6 歯髄切断（化学的切断） 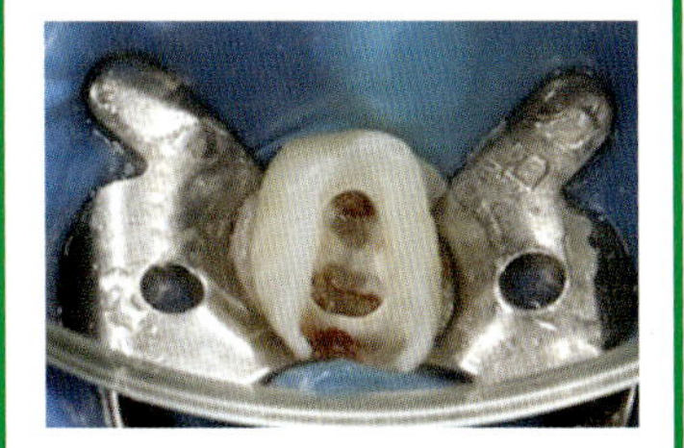	次亜塩素酸ナトリウム水溶液（⑧⑨）と、過酸化水素水（⑩⑪）で交互洗浄、滅菌生理食塩水（⑫⑬）で洗浄を行う。	次亜塩素酸ナトリウム水溶液（⑧）を洗浄用シリンジ（⑨）に、過酸化水素水（⑩）を洗浄用シリンジ（⑪）に準備し、次亜塩素酸ナトリウム（⑧⑨）⇒過酸化水素水（⑩⑪）の順で交互洗浄の受け渡しを行い、洗浄時吸引を行う。 滅菌生理食塩水（⑫）も洗浄用シリンジ（⑬）に準備する。洗浄時は吸引を行う。
7 水酸化カルシウム製剤の応用 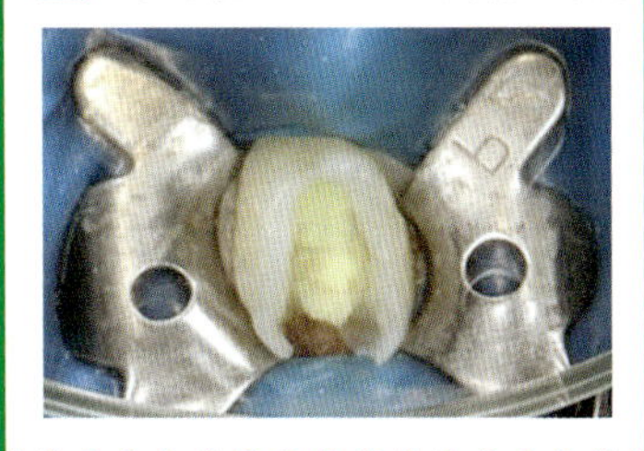	水酸化カルシウム製剤（⑭）で切断面と髄床底を被覆する。	水酸化カルシウム製剤（⑭）を滅菌されたガラス練板と金属スパチュラ（⑮）にて、清潔な状況下で練和する。 ※練和薬剤は探針などで移送可能な固さにする。
8 裏層 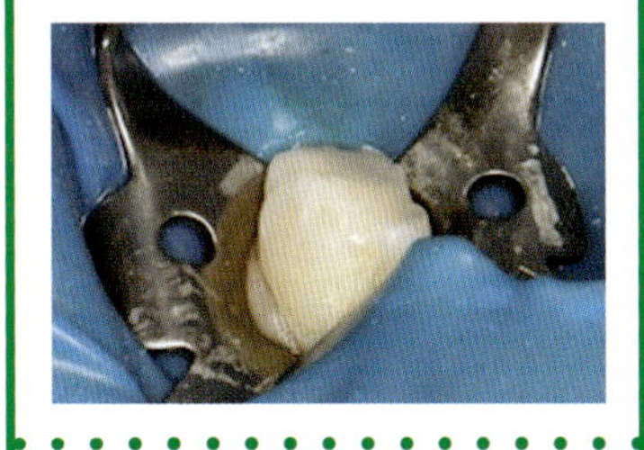	グラスアイオノマーセメント（⑯）で裏層を行う。	グラスアイオノマーセメント（⑯）を紙練板とプラスチックスパチュラ（⑰）で練和する。
9 処置完了 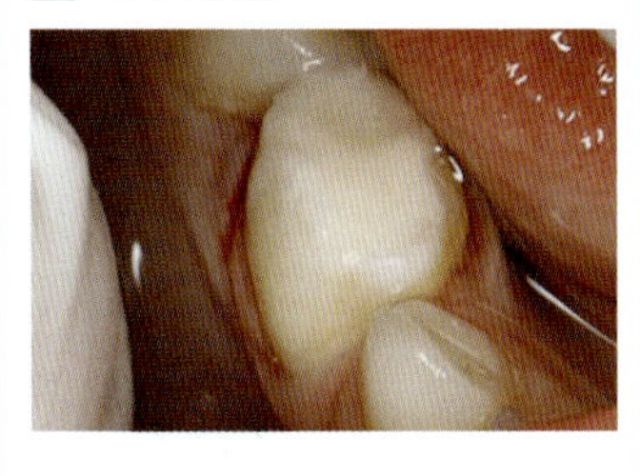	ラバーダムを除去する。	フォーセップスを手渡し除去したラバーダム器材を受けとる。 ※局所麻酔実施に対する注意 ※処置後の変化があるときの対応 ※術後の経過・予後についての補足
10 エックス線検査（術後） 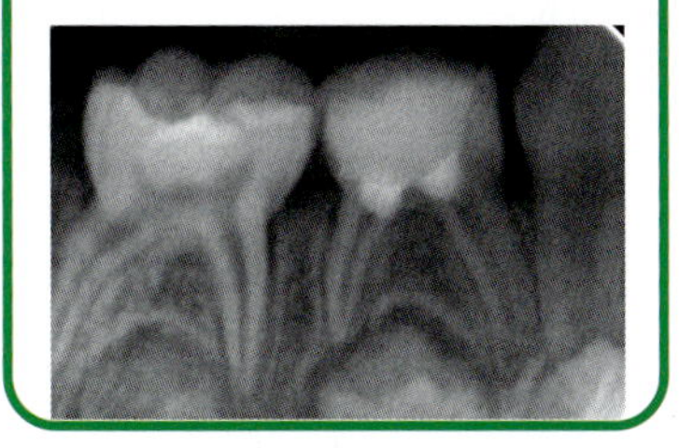	適切に歯髄切断が行われているかを確認する。	エックス線撮影の準備をする。

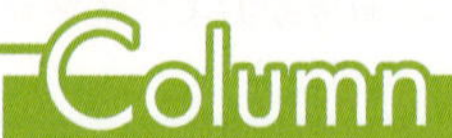

生活歯髄切断法に使用する薬剤について

生活歯髄切断法に用いられる薬剤には、水酸化カルシウム製剤とFC製剤がある。この2つの薬剤は古くから用いられてきた歴史あるものである。しかしFC製剤は、近年FCの毒性、発癌性の問題から使われなくなってきている。FCはホルマリン（ホルムアルデヒドの水溶液）とクレゾールを主成分とする薬剤で、主成分であるホルムアルデヒドはその毒性から歯科領域以外では人体に直接用いられることはない。強い殺菌作用により、水酸化カルシウム製剤よりも臨床適応範囲が広いという利点があるFCであるが、上記のような理由のため最近は用いられなくなってきている。

水酸化カルシウム製剤では、根部歯髄の生活状態が維持できることが利点である。抗菌性とエックス線造影性を増す目的でヨードホルムが配合されている製剤がよい。根部歯髄が生活状態であることにより、乳歯では永久歯へのスムーズな交換が、幼若永久歯では歯根の完成が望める。一方で、経過不良の場合は歯根の内部吸収を起こすことがあり、継続的なエックス線検査が必要である。

生活歯髄切断法の成功率を上げるためには、適応症の見極めと清潔への配慮が必要である。確実なラバーダム防湿下に、滅菌された器具を用いて処置を行うことが肝要である。

4 乳歯の根尖性歯周炎

1）根尖性歯周炎の分類と特徴

臨床的に乳歯の根尖性歯周炎は、急性化膿性根尖性歯周炎、慢性化膿性根尖性歯周炎に分けられる。歯髄疾患に比べ後継永久歯への影響が強いことから、後継永久歯の状態が処置方針の決定に重要である。

（1）急性化膿性根尖性歯周炎（図11）

う蝕は第3度以上で、激しい自発痛がある。う蝕は急性う蝕であることが多い。強い打診痛、咬合時痛があり、歯肉の発赤、腫脹、熱感、圧痛がある。顔面の腫脹、発赤や体温の上昇がみられることもある。

急性化膿性根尖性歯周炎

（2）慢性化膿性根尖性歯周炎（図12）

う蝕症第3度以上であるが、自発痛の訴えはないか軽度である。咬合時痛、垂直打診痛、動揺があり、変色がみられることもある。根尖相当部の軟組織に腫脹、発赤、圧痛がみられることがあり、瘻孔や膿瘍を形成することもある。

慢性化膿性根尖性歯周炎

瘻孔

膿瘍

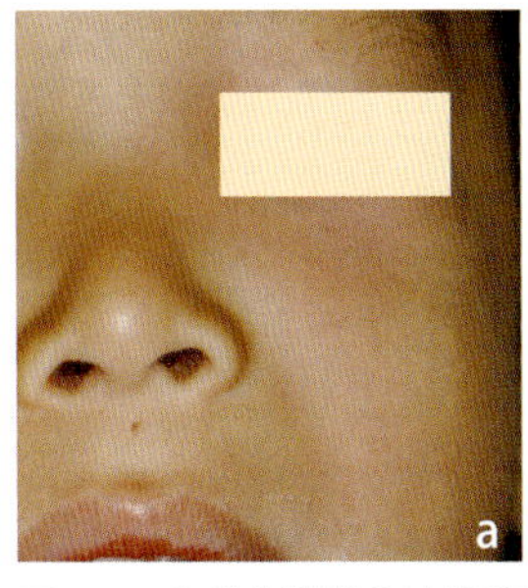
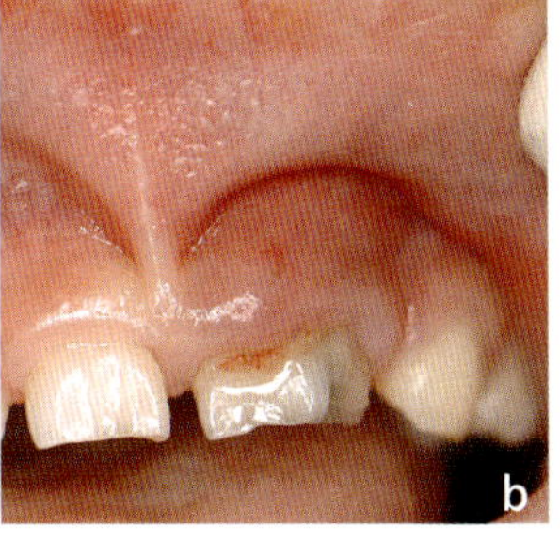
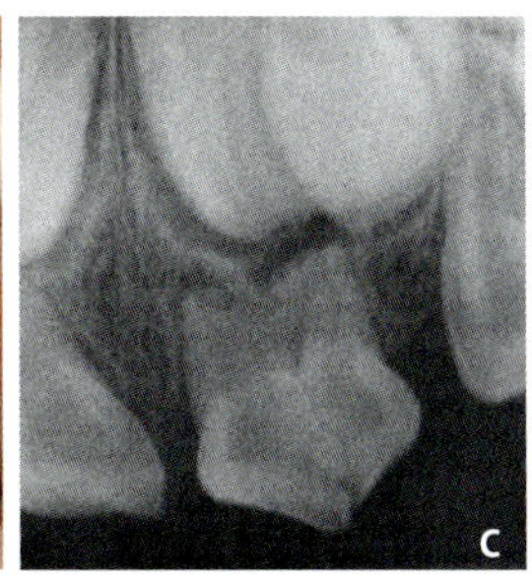

図 11　急性化膿性根尖性歯周炎
a：顔面の腫脹、発赤。b：|AB 癒合歯の急性化膿性根尖性歯周炎。歯肉の腫脹、発赤。
c：歯根膜腔の拡大。急性に進行したため根尖部の骨吸収像は小さい。

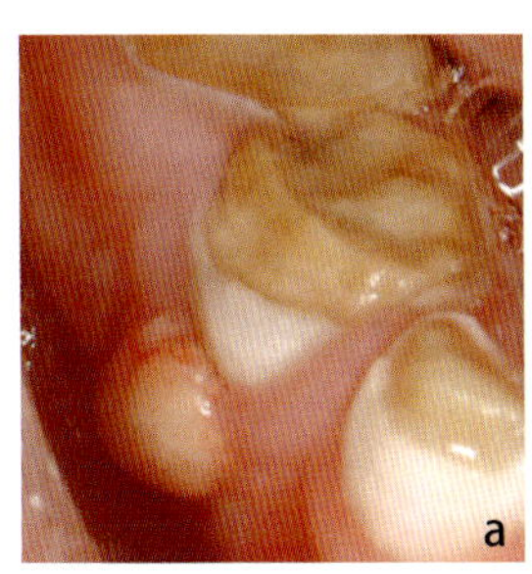
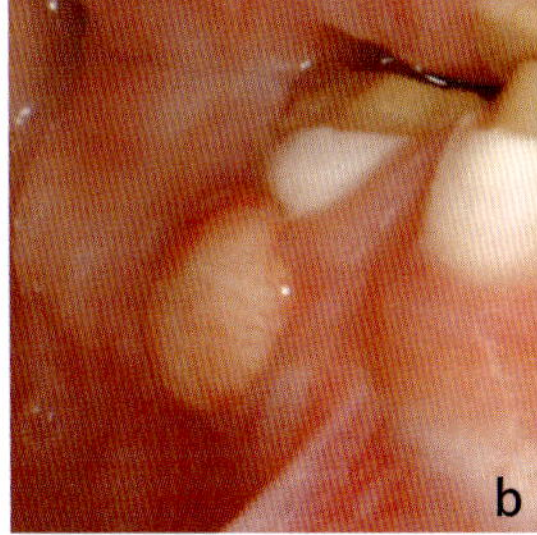
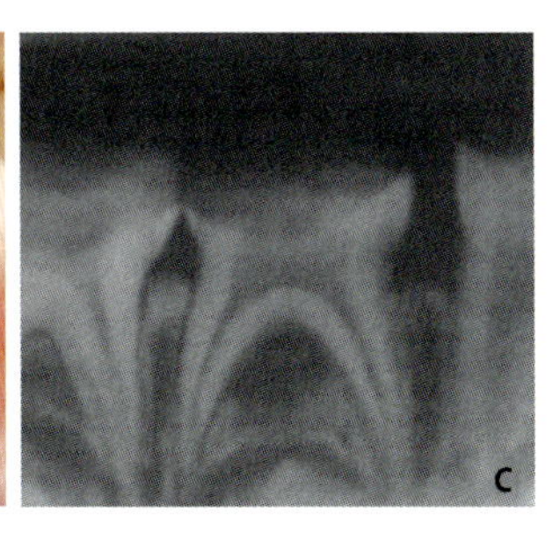

図 12　慢性化膿性根尖性歯周炎
a：う蝕による歯冠崩壊。b：頬側歯肉には膿瘍を形成している。c：エックス線写真から歯根分岐部に透過像がみられる。

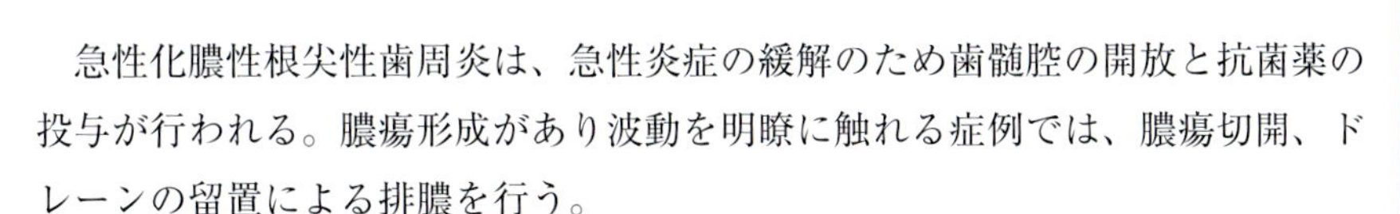

5 乳歯の根尖性歯周炎の処置方法

歯髄腔の開放
抗菌薬の投与
膿瘍切開

急性化膿性根尖性歯周炎は、急性炎症の緩解のため歯髄腔の開放と抗菌薬の投与が行われる。膿瘍形成があり波動を明瞭に触れる症例では、膿瘍切開、ドレーンの留置による排膿を行う。

急性炎症の緩解後あるいは慢性化膿性根尖性歯周炎では、歯根の吸収程度、歯槽骨の吸収状態、後継永久歯の位置、萌出方向、形成状態を考慮し、抜歯か感染根管治療かを選択する。

1）感染根管治療（図 13）

感染根管治療

根尖歯周組織まで炎症が波及した乳歯を可及的に保存し、後継永久歯とのスムーズな交換を行わせることが目的である。歯根吸収状態は根尖部から約 1/3 以内のものに限定され、それ以上吸収している場合は抜歯が適応となる。

慢性根尖性歯周炎では、根管消毒薬は水酸化カルシウム製剤やフェノール系の薬剤が用いられる。根管からの排膿、出血、綿栓の着色および腐敗臭、膿瘍、瘻孔が認められなくなったら、根管充塡を行う。

急性炎症の緩解を目的に歯髄腔の開放を行った場合には、サンダラック綿球で通気性仮封する。緩解後は慢性化膿性根尖性歯周炎と同様である。

治療後は良好な経過をたどれば、ほぼ通常通り歯根吸収し、交換を迎える。

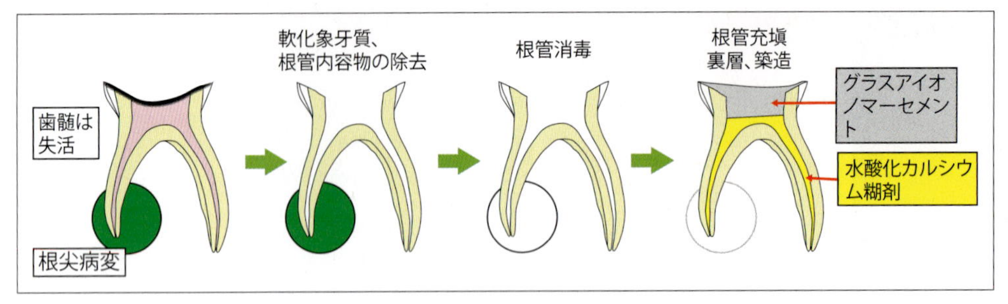

図 13　感染根管治療法

6 乳歯の根管充填

1）乳歯の根管充填剤（図 14）

乳歯は生理的歯根吸収があるため、根管充填剤は乳歯歯根の吸収に合わせて吸収される必要がある。一般的にヨードホルム配合水酸化カルシウム糊剤が用いられる。吸収性のないガッタパーチャポイントは用いてはならない。

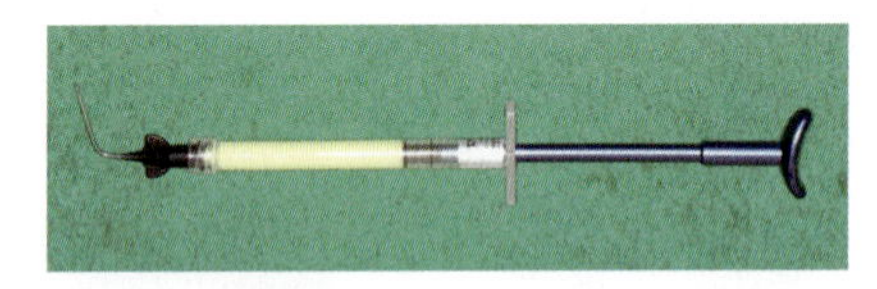

図 14　根管充填剤
ヨードホルム配合水酸化カルシウム糊剤（ビタペックス®）

2）乳歯の根管充填法

専用シリンジで行う場合と、レンツロを用いて満たしていく方法がある。

専用シリンジがある製品では、直接根管内にシリンジ先端を挿入し、少しずつ引き上げながら充填剤で満たしていく。レンツロを用いる方法では、薬剤をレンツロで直接輸送するか、探針で輸送後に根管内でレンツロを使用する。

生理的歯根吸収

ヨードホルム配合水酸化カルシウム糊剤

2　幼若永久歯の歯内療法

1 幼若永久歯の歯髄、歯根の特徴

幼若永久歯の歯髄、歯根の特徴は**図 15** に示す通りである。このような特徴があるため、歯内療法後は成人の永久歯（＝成熟永久歯）とは異なった治癒形態をとる（「第 4 章 1-②幼若永久歯の特徴」p.27 参照）。

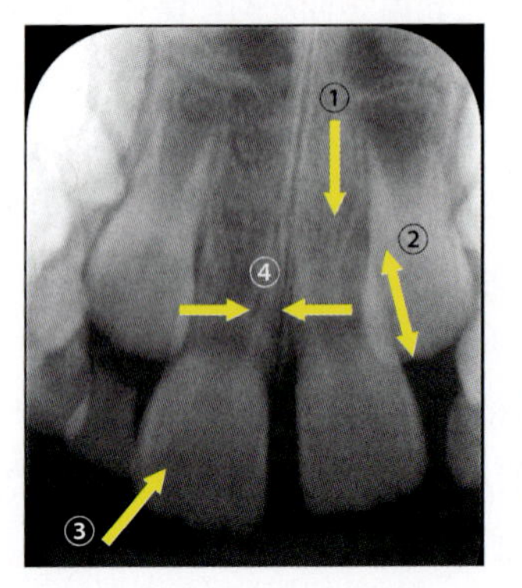

図 15　幼若永久歯の歯髄、歯根の特徴
①歯根未完成、根尖部は漏斗状に開口。②短い歯根長。③大きな歯髄腔、突出した髄角。④歯質が菲薄

幼若永久歯

2 幼若永久歯の治癒形態

幼若永久歯では歯根が未完成であるため、術後の治癒形態を考慮した治療が必要となる。治療後の歯根形成の促進による歯根完成を目的としたアペキソゲネーシスと、歯根形成がなく根尖孔の硬組織での閉鎖を目的としたアペキシフィケーションに分けられる。

1）アペキソゲネーシス（図 16）

アペキソゲネーシス

水酸化カルシウム生活歯髄切断法

幼若永久歯（歯根未完成歯）に水酸化カルシウム生活歯髄切断法を行い、根部歯髄を生活状態のまま保存することにより、歯根成長が継続し歯根が完成する治癒機転ならびに治療方法である。FC 歯髄切断法は根部歯髄が生活状態で保存できないことから、幼若永久歯に行うことは禁忌である。

炎症が冠部歯髄に限局している感染性歯髄炎に罹患している、あるいは外傷により露髄した幼若永久歯に適応される。切断面の下方部にデンティンブリッジが形成され、根部歯髄が健康のまま保存されることにより、その後の歯根形成が継続し営まれる。

デンティンブリッジ

歯根形成

2）アペキシフィケーション（図 17）

アペキシフィケーション

幼若永久歯に抜髄あるいは感染根管治療、根管充填を行った後、根尖孔が歯根膜から分化した細胞によって、セメント質様硬組織により閉鎖していく。この治癒機転ならびに治療方法である。

アペキシフィケーションで用いられる根管充填剤は、乳歯と同様に水酸化カルシウム糊剤である。

炎症が根部歯髄まで波及している感染性歯髄炎、あるいは根尖性歯周炎に罹患している幼若永久歯に適応される。根管消毒後、水酸化カルシウム糊剤で根管充填を行う。根管充填後、根尖孔部に根側部のセメント質と連続性をもったセメント質の新生が起こり、根尖孔が閉鎖する。

セメント質の新生

根尖孔の閉鎖

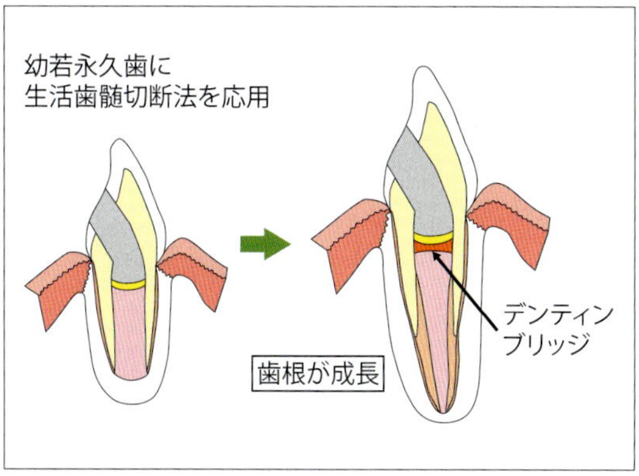

図 16　アペキソゲネーシス

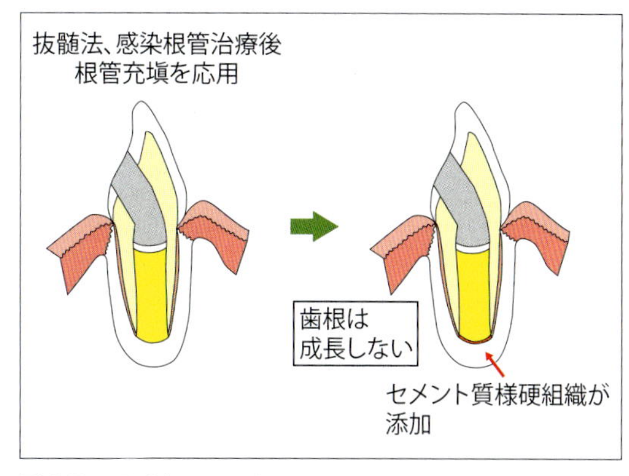

図 17　アペキシフィケーション

MEMO

治療法としてのアペキソゲネーシスとアペキシフィケーション

アペキソゲネーシスとアペキシフィケーションは、幼若永久歯への歯内療法後に起こる治癒機転を指す言葉である。歯根成長がみられる場合をアペキソゲネーシス、歯根成長なく根尖部が閉鎖する場合がアペキシフィケーションである。しかし、いつの頃からかこれらの治癒機転を目指した治療法のことも指すようになってきた。つまり、幼若永久歯に対して、歯根成長を狙って生活歯髄切断法を行うこともアペキソゲネーシスという。

この2つの言葉が、「治癒機転」と「それを狙って行う治療法」のどちらの意味で使われているかは文脈で判断せざるをえない。言葉として、わかりにくくなってしまっているので注意が必要である。

3 幼若永久歯の特徴的な歯内療法

1）暫間的間接覆髄法（IPC 法）（図 18）

暫間的間接覆髄法は IPC（indirect pulp capping）法とも呼ばれ、軟化象牙質を完全に除去すると、露髄を起こす危険性が高い症例において、露髄を避け歯髄への侵襲を少なくすることを目的とした治療法である。

軟化象牙質を完全に除去すると露髄の危険がある部位に、軟化象牙質を残したまま覆髄剤（水酸化カルシウム製剤）を応用し、窩底直下の象牙質の新生と軟化象牙質の再石灰化を促し、象牙質厚径の増加を図る。象牙質厚径の増加後、残存している軟化象牙質を除去し処置を完了するものである。

1回目の処置から約3か月後に2回目の処置を行うため、1回目の処置後はグラスアイオノマーセメントで暫間修復する。2回目の術前にはエックス線検査を行い、窩底部の象牙質厚径が増していることを確認する。

暫間的間接覆髄法

IPC（indirect pulp capping）法

水酸化カルシウム製剤

象牙質の新生

軟化象牙質の再石灰化

暫間修復

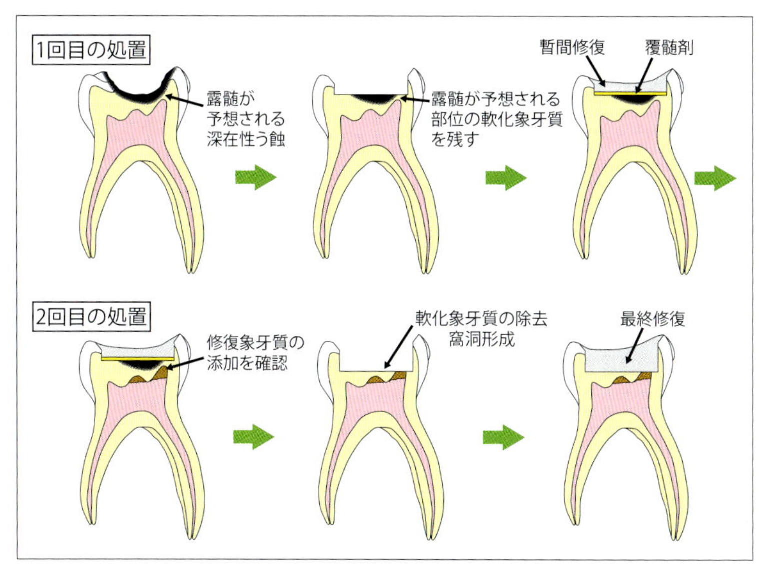

図 18　暫間的間接覆髄法

（辻野啓一郎，永井由美子）

文献

1）新谷誠康ほか編：小児歯科学 ベーシックテキスト，第2版，永末書店，京都，2019，241-273.

2）新谷誠康ほか編：小児歯科学 クリニカルテキスト，第2版，永末書店，京都，2019，31-51.

第13章 やってみよう

以下の問いに○×で答えてみよう（解答は巻末）

1．乳歯で最も多くみられる歯髄疾患は慢性潰瘍性歯髄炎である。

2．乳歯の生活歯髄切断法ではラバーダム防湿が必須である。

3．FC切断法ではデンティンブリッジが出現する。

4．乳歯の根管充填にはガッタパーチャポイントを用いる。

5．幼若永久歯に生活歯髄切断法を行った後にみられる治癒機転をアペキソゲネーシスという。

6．アペキシフィケーションでは歯根の成長が継続する。

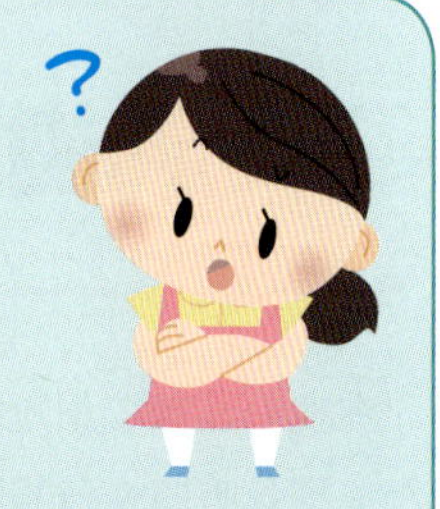

第14章

外科的処置

14

おぼえよう

①乳歯抜歯の前には、患児の全身状態、局所の炎症の有無、心理状態などの情報収集と状態確認が必要である。
②器具は小児用の小さなものを選択し、抜去歯が口腔内に落下して誤嚥しないよう、ガーゼやバキュームを準備する。
③注射器や抜歯鉗子を術者に手渡す際は、患児の視界に入らない方向から渡す。
④表面麻酔を必ず使用することで刺入時の痛みを軽減できる。局所麻酔時には、薬液が咽頭部に流れないよう配慮する。
⑤抜歯後は局所麻酔による痺れから口唇などを咬む、咬傷に注意させる。
⑥鎮痛薬などの保管と内服について、保護者に対する指導が必要である。

1　乳歯の抜歯

乳歯の抜歯

重度のう蝕で歯冠が崩壊し修復できない乳歯や、重度の根尖性歯周炎で著明な歯槽骨吸収や歯根露出した乳歯、あるいは外傷で保存不可能になった乳歯や、自然脱落せず永久歯へのスムーズな交換を妨げて萌出障害の原因となる場合は抜去する。抜歯に際しては、患児の全身・心理状態の把握はもちろん、対象歯の現状確認とともに抜歯後の治癒過程や歯列咬合変化を予測し、後の対応を検討しておく必要がある。事前の情報収集やスムーズな抜歯のためには、歯科衛生士による患児・保護者への共感的態度や声掛けが重要である（**図1～6**）。

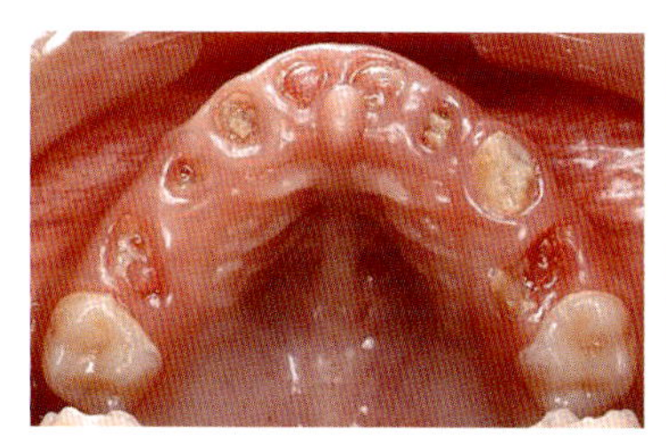
図1　歯冠崩壊

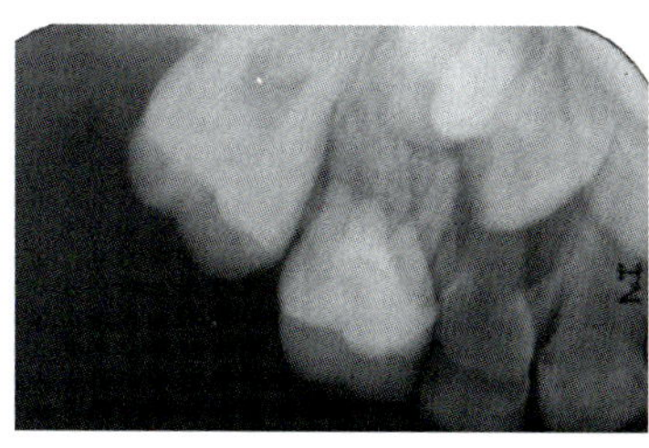
図2　根分岐部病変

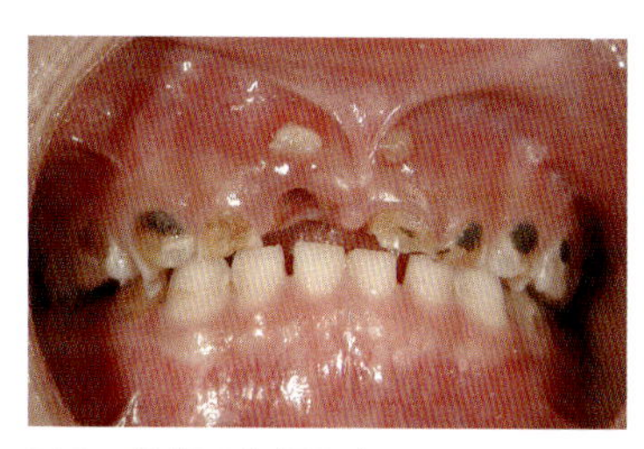
図3　乳歯の歯根露出

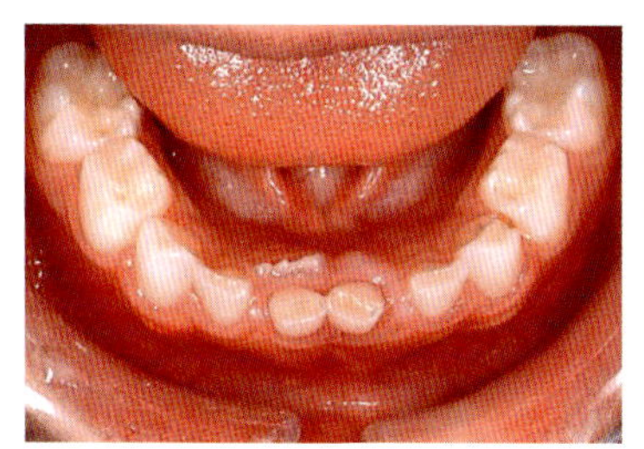
図4　乳歯晩期残存

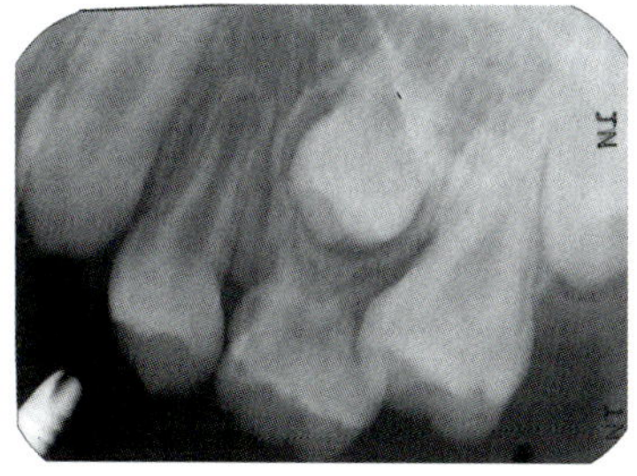
図5　異所萌出による乳歯歯根異常吸収

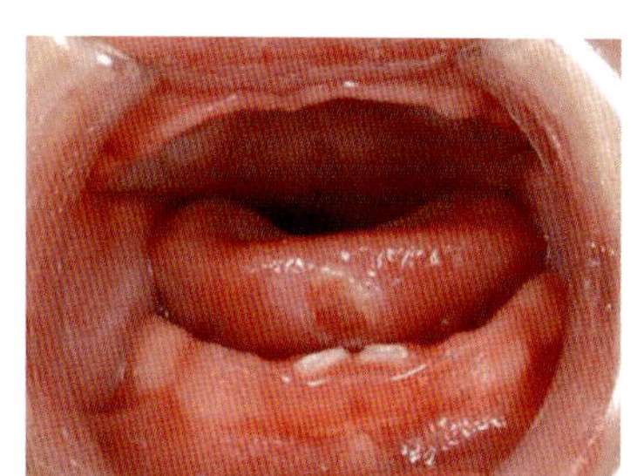
図6　先天歯

1　抜歯前の注意

1）確認事項

歯科治療の前には患児の状態確認が必須であるが、抜歯などの観血的処置前には特に重要である。低年齢児では保護者からの情報が主になるが、患児の心理状態の把握も重要である。

2）視診・触診

視診・触診

抜歯当日にその可否を判断するためには視診と触診が欠かせない。抜歯予定歯だけでなく、隣接歯や歯周組織の状態も痛みや動揺度などを確認する必要がある。

動揺度

3）エックス線検査

エックス線検査

抜歯予定歯の歯根ならびに周囲歯槽骨、後継永久歯の石灰化程度を把握して抜歯の最終判断をするとともに、その後の歯列咬合変化を予測して保隙装置の必要性を判断するためには、エックス線検査が必要である。歯根の残存や吸収状態などの把握は、使用する器材の選択にも関わるため、歯科医師との連携が必要である。

4）禁忌症

禁忌症

血液疾患や心臓疾患などの全身疾患や化膿性炎症の急性期である場合は、観血的処置の前に十分な検討と準備が必要である。全身状態に関する小児科医からの情報確認とともに、急性炎症では抗菌薬を投与し消炎後の抜歯を選択する。傷病名としての禁忌症はなく、抜歯時のリスクが高い状態があることを理解し、安全に抜歯できるようにコントロールする必要がある。

2 乳歯の抜去法

乳歯の抜去時は、歯冠の大きさや歯根の数・形態を考慮する。乳前歯は単根のため、鉗子で把持して回転を加えながら抜去し、乳臼歯は頬舌的に揺り動かして抜去する。それぞれ、歯の形態に合わせた器具が必要となる。

3 使用器具・器材

1）抜歯と縫合

縫合
表面麻酔薬
注射器
注射針
局所麻酔薬
抜歯鉗子
挺子

抜歯器材として、表面麻酔薬、注射器、注射針、局所麻酔薬、抜歯鉗子、挺子（エレベーター）、鋭匙が必要である。縫合が必要な場合は持針器、縫合針、絹糸または吸収糸を準備する。注射針は細く短いもののほうが刺入時の痛みが少ない。また、鉗子と挺子も乳歯に合わせ、小さなものを準備する（図7～12）。

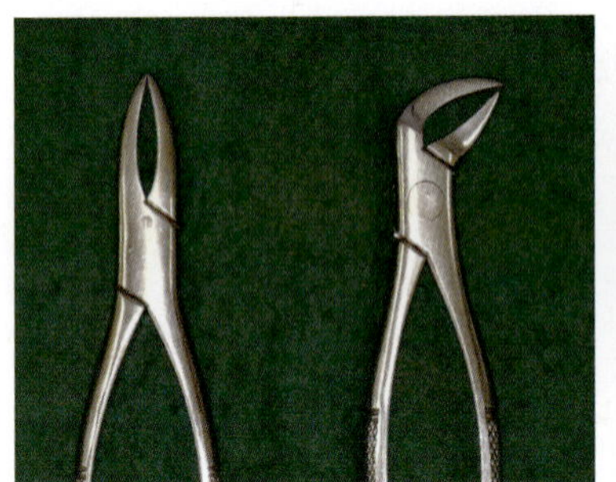

図7　前歯抜歯鉗子
左：上顎、右：下顎

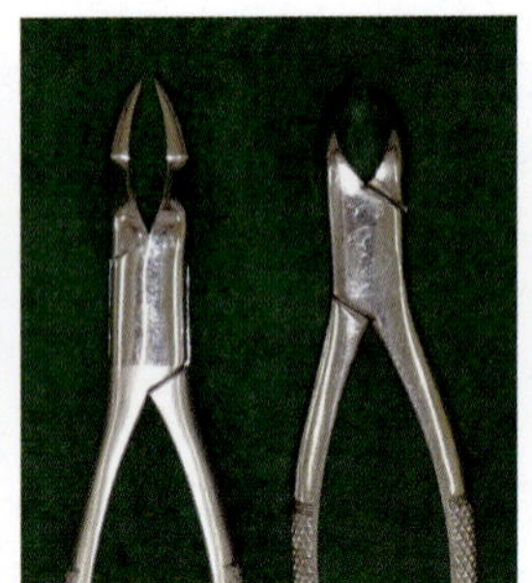

図8　臼歯抜歯鉗子
左：上顎、右：下顎

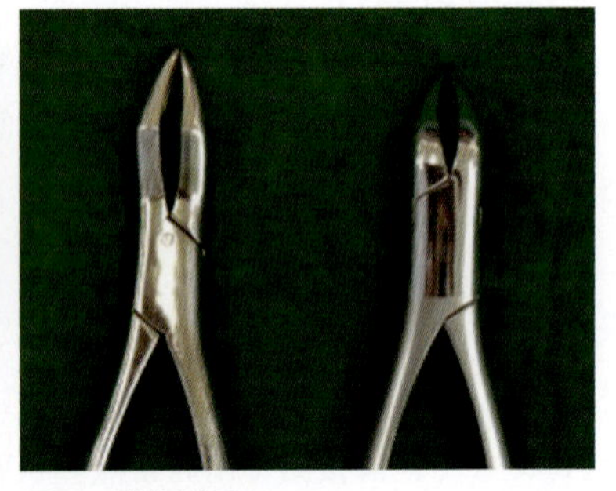

図9　残根鉗子
左：上顎、右：下顎

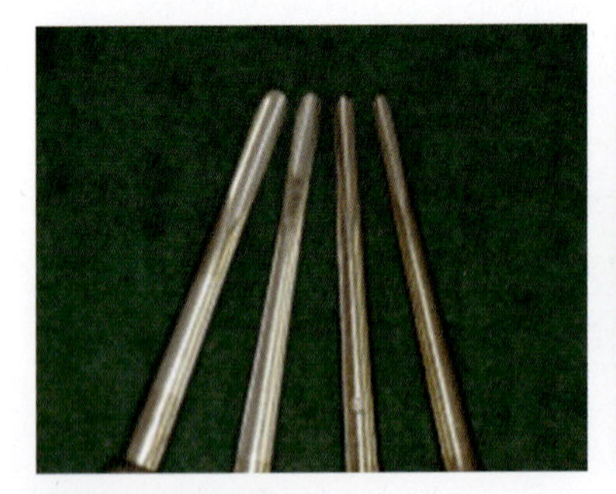

図10　挺子（直）

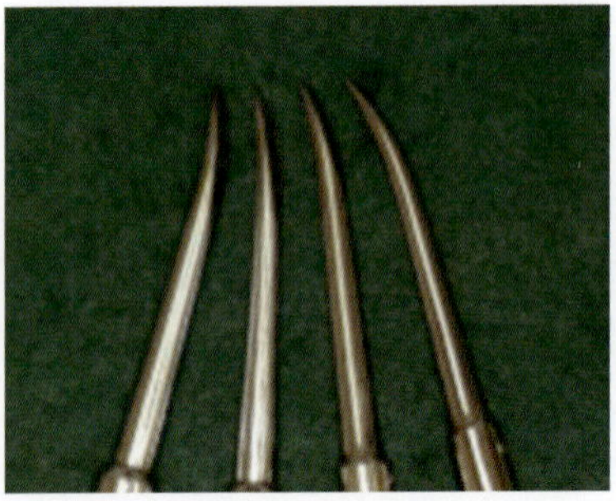

図11　挺子（曲）

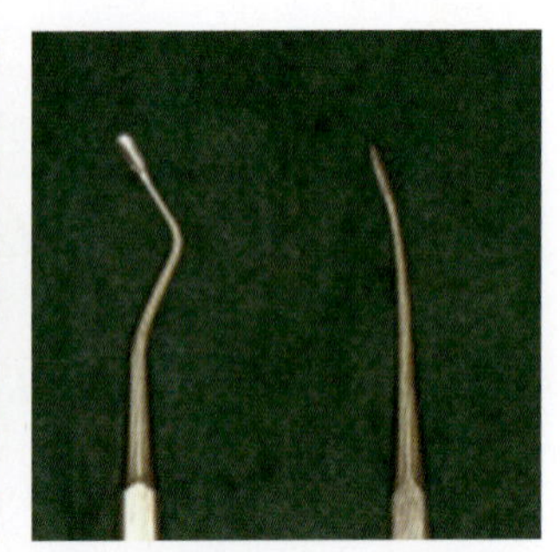

図12　鋭匙
左：曲、右：直

2）止血その他

術野の明示や止血のためにガーゼが必要で、止血用薬剤を使用する場合もある。そのほか、抜去歯の保管ビンも準備する。

4 抜歯の術式と留意点

1）口腔内診査

抜去予定歯の状態を確認する。エックス線写真を参考にしながら、歯冠の破折や崩壊、動揺、周囲歯肉の腫脹や瘻孔形成などを観察する。

2）消毒

歯ブラシなどで術野の清掃後、消毒薬を用いて局所麻酔を行う部分を消毒する。清掃、消毒時に不快感や痛みを訴えることがあるので、声掛けをしながら体動に注意して唾液や余剰な消毒薬を吸引する。

3）局所麻酔

表面麻酔薬を用いて刺入部を麻痺させたのち、局所麻酔薬を注射する。表面麻酔薬や局所麻酔薬が唾液に混じって咽頭部に流れ込まないよう、声掛けをしながら適宜吸引する（「第 11 章 1-④浸潤麻酔の術式と診療補助」p.118 参照）。

4）抜歯の術式

①歯周靭帯の切離　②挺子による脱臼　③抜歯鉗子による抜去、の手順で行う。抜歯後は生理食塩液で洗浄する。後出血や治癒遅延の原因となる不良肉芽があれば後継永久歯胚に注意して除去する。ガーゼで歯槽部と歯肉を圧迫し、抜歯窩への食渣圧入防止や、創傷の一時治癒を早めるためなど、必要があれば絹糸あるいは吸収糸で縫合する（**図 13a、b**）。

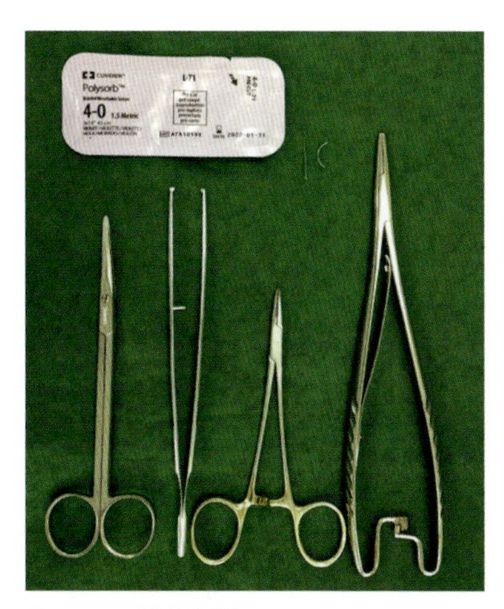

図 13a　縫合器材

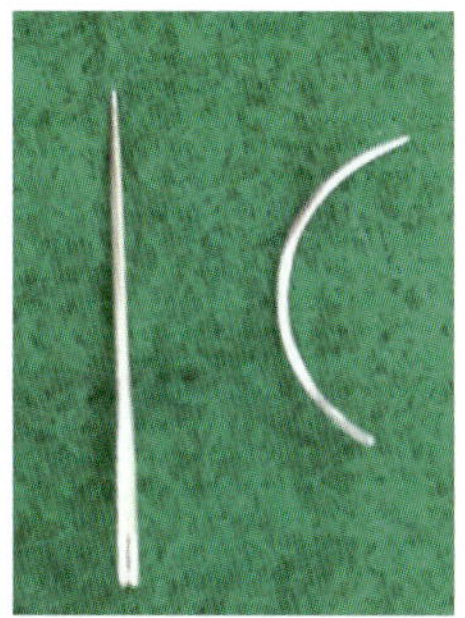

図 13b　縫合針（左：直針、右：曲針）

5）留意点

（1）歯の破折と歯根残留

抜歯前のエックス線検査で、歯根形態、後継永久歯の位置、根尖病変部および吸収の有無の確認を行うが、乳歯歯根の吸収状態が不明瞭な場合もある。抜歯時に乳歯歯根の一部が破折したり、骨内で歯根片が残留していることもあるため、抜歯前後に確認が必要である。

（2）皮膚・粘膜の損傷

抜歯操作で、挺子が口唇や頬粘膜を圧迫したり、器具が滑って歯頸部歯肉や頬粘膜あるいは舌を損傷したりすることがある。小児の不意な体動にも注意するとともに、ガーゼによる防御や補助者による粘膜や舌の排除が必要である。

（3）後継永久歯の損傷

抜歯操作によって歯胚損傷のおそれがある際は、分割して抜去する場合もある。炎症が著しく、歯槽骨の破壊が進んでいる場合は注意が必要である。

（4）気道閉塞

低年齢児は特に嘔吐しやすく、障害児や号泣小児は嘔吐することがある。嘔吐物による気道閉塞には注意が必要である。開口により気道が圧迫され呼吸しづらい状況になることもあり、開口器の使用時は特に注意する。

（5）抜歯後の注意

抜歯後の疼痛や後出血を考慮し、患児と保護者への注意は欠かせない（**表1**）。注意事項を的確に伝達し、状況により連絡させることもある。

表1　抜歯後の注意事項

①抜歯後は5～10分ほどガーゼを咬ませ、止血確認後に帰宅させる（出血・感染予防）。
②抜歯窩を手指で触らせない（後出血・感染予防）。
③麻酔効果消失まで飲食を避け、口唇・頬粘膜を触らない（咬傷予防）。
④食事は熱い物、硬い物、辛い物、大きな物などの刺激物を避ける（痛みの予防）。
⑤熱い風呂に浸かったり長湯したり、急激な運動は控える（後出血・痛みの予防）。
⑥抗菌薬、消炎・鎮痛薬投与の際は、薬用量や用法を保護者に十分説明する（アレルギー・薬物事故防止）。
⑦抜歯当日は頻繁なうがいや抜歯部位のブラッシングを避ける（後出血・ドライソケット・痛みの予防）。

5 乳歯抜歯の術式と診療補助

使用機材

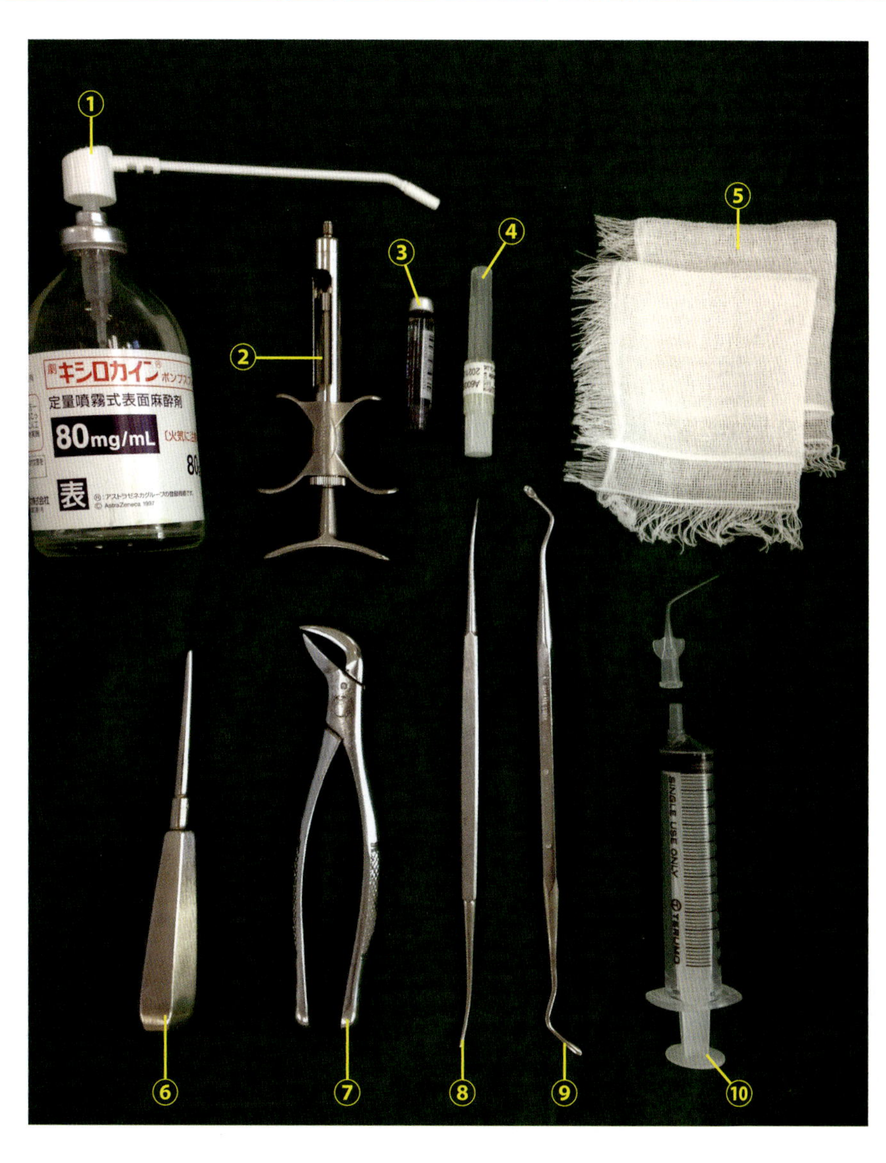

①表面麻酔薬　②注射筒　③局所麻酔薬
④注射針　⑤ガーゼ　⑥挺子（直）
⑦抜歯鉗子（下顎前歯用）　⑧鋭匙（直）　⑨鋭匙（曲）
⑩洗浄用シリンジと先端チップ

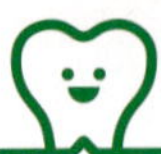

診療手順	術者手順（歯科医師・歯科衛生士）	診療補助および留意点（歯科衛生士）
1 表面麻酔 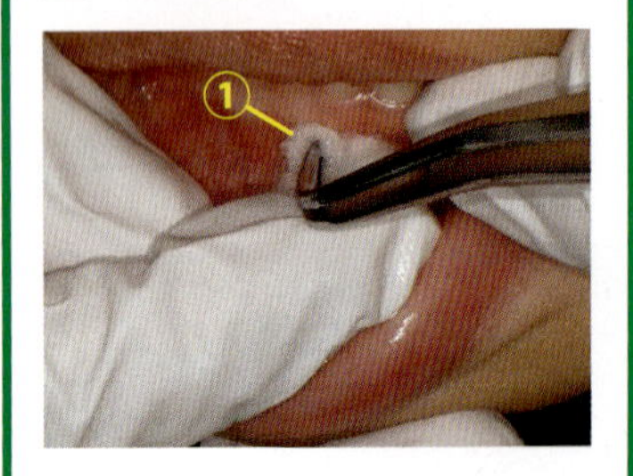	抜歯予定歯周囲の清掃とエアー乾燥後、表面麻酔薬を貼付する（①）。	薬液が口腔後方に流れないようにするために、ガーゼ（⑤）またはロール綿を手渡す。液状あるいはゼリー状の表面麻酔薬（①）を綿球につけ、ピンセットで把持して手渡す。液状のものは貼付時に冷たく痛みを訴えることがある。ゼリー状のものとともに、唾液に混じって、舌や咽頭部に流れないよう、適宜バキュームで唾液を吸引しながら声掛けをする。
2 刺入点の消毒 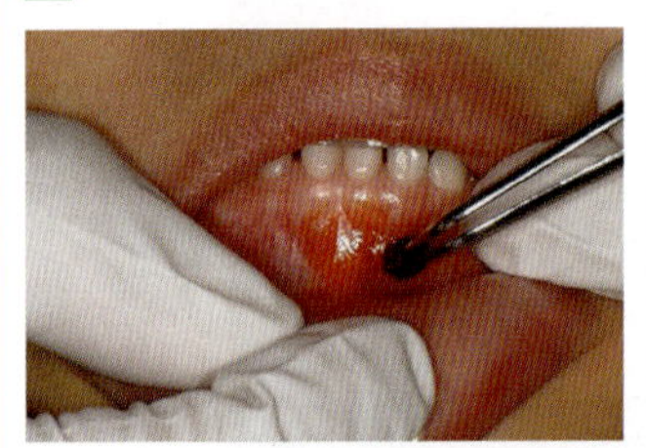	刺入部位の表面麻酔後、消毒液をつけた綿球で刺入点周囲を消毒する。	適宜バキュームで唾液や、口腔内咽頭方向に流れた消毒液を吸引する。
3 局所麻酔 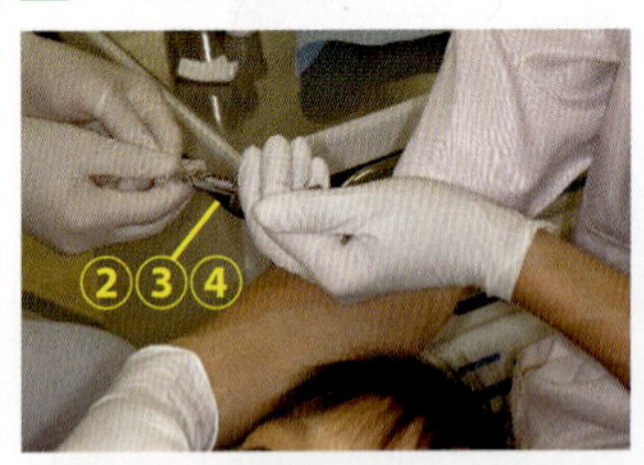	注射器（②③④）を受け取る。患児の視界に入らないよう、頭部あるいは胸部付近で受け取る。	注射器（②）に局所麻酔薬カートリッジ（③）と注射針（④）を装着し、患児に見せないよう視界を避けて術者に手渡す。患児が不安になったり動いたりしないよう、常に声を掛ける。
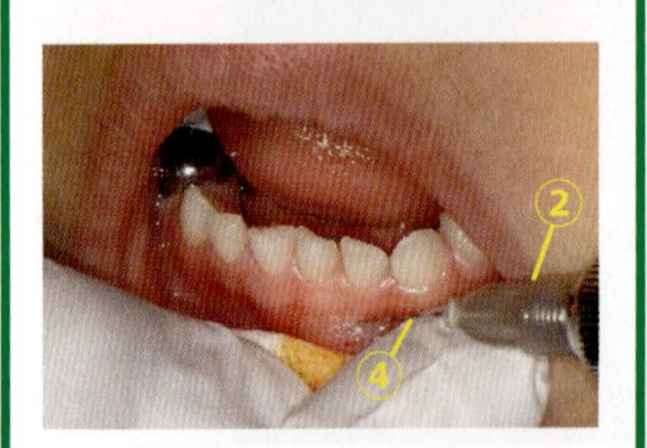	口唇を排除し、表面麻酔で麻痺した部分刺入する。患歯の状態に合わせ、歯根の方向、吸収状態を確認しながら必要な部位に刺入し、薬液を注入する。貧血帯の広がりや歯肉溝などからの薬液の漏出、顔色や手足の動きを観察し、痛みを与えていないか気を配る。	注射器（②）に装着された注射針（④）が刺入されるときに、患児が動いたりしないよう注意する。不意の体動が予想される場合は、患児の頬を両手で支え持ちながら、声掛けする。
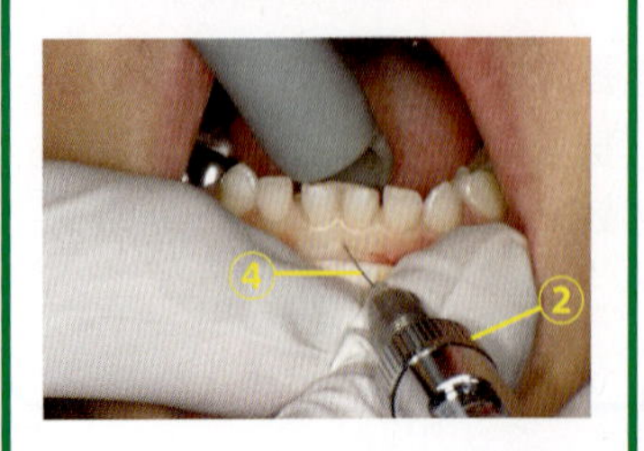		刺入点や歯肉溝から漏れてきた局所麻酔薬を吸引する。刺入方向にあわせ、バキュームの方向を変える。バキューム操作時にも声掛けをする。術者は口腔内に集中しているので、顔色や目、手足の動きなどを観察し、異常がないか気を配る。

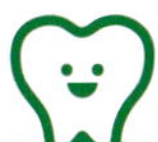

診療手順	術者手順（歯科医師・歯科衛生士）	診療補助および留意点（歯科衛生士）
4　歯根膜線維の断裂 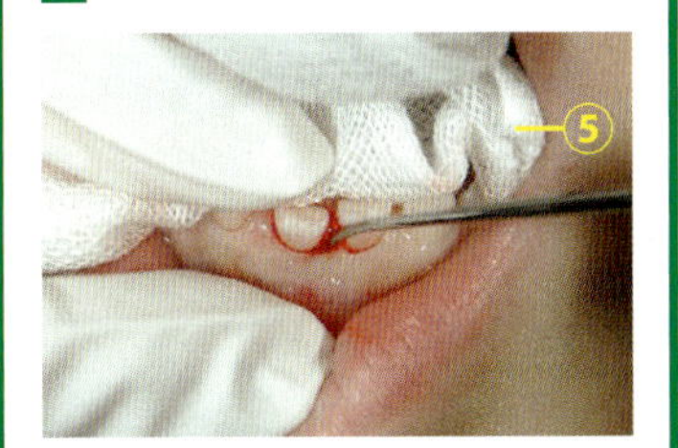 	ガーゼ（⑤）を抜去予定歯の舌側（口腔内側）に置き、探針で歯根膜線維を断裂する。必要に応じて挺子（⑥）を用いて線維の断裂とともに、歯を脱臼させる。	止血用ガーゼ（⑤）と探針を手渡す。患児が動いたりしないよう声掛けする。 必要に応じて挺子（⑥）を手渡す。
5　抜歯 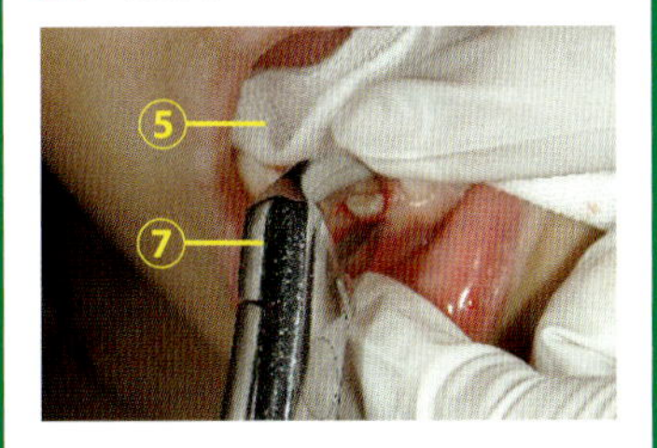 	抜歯鉗子（⑦）で乳歯を把持する。前歯は単根のため、回転運動で抜去する。ガーゼ（⑤）を乳歯の舌側に置き、抜去歯の口腔内咽頭方向への落下に注意する。	止血用ガーゼ（⑤）と下顎乳前歯用の抜歯鉗子（⑦）を手渡す。鉗子で把持され、乳歯が揺さぶられるとき、患児の顔も動くことがあるので、顔を支えたり声掛けをする。
6　肉芽除去 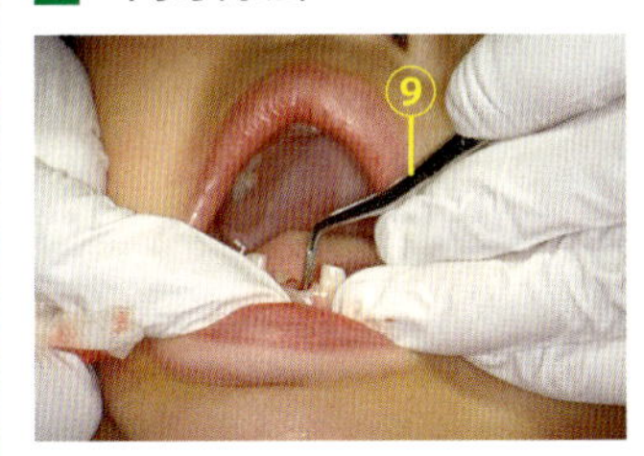 	抜歯窩を確認し、ピンセットあるいは鋭匙（⑧⑨）で肉芽を除去する。	鉗子（⑦）と抜去歯を受け取る。新しいガーゼとピンセットまたは鋭匙（⑧⑨）を手渡す。
	必要に応じて、洗浄用のシリンジ（⑩）に生理食塩液を満たし、抜歯窩を洗浄する。 その後ガーゼ（⑤）で抜歯窩を圧迫し、確認する。	必要に応じて、洗浄用のシリンジ（⑩）に生理食塩液を満たして手渡す。洗浄部位にあわせてバキュームで吸引する。 シリンジを受け取り、ガーゼ（⑤）を手渡す。
7　止血の確認 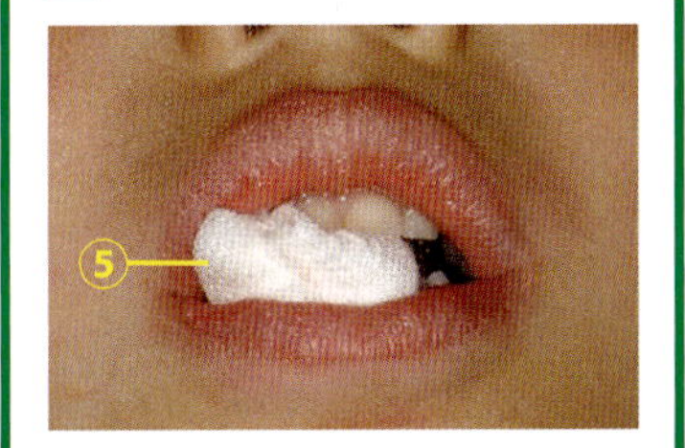 	止血用ガーゼ（⑤）をたたみ、抜歯部に当てて咬ませる。10分程度咬ませ、止血を確認する。	止血用ガーゼ（⑤）をたたみ、抜歯部に当てて咬ませる。10分程度咬ませ、止血を確認する。局所麻酔による口唇、頬粘膜のしびれがなくなるまでは、１～２時間程度かかるため、帰宅後の咬傷、後出血に注意させるため、指で触ったり、口唇を咬んだりしないよう保護者と患児に伝える。

2　口腔内消炎処置

口腔内の炎症が著しい場合は、消炎処置が必要となる。小児は成人に比べて抵抗力が低いため、炎症の広がりによって体力が消耗しやすく、飲食も不十分になりやすいことから脱水にもなりやすい。早期の対処が重要である。膿瘍の切開時期ではない場合は、抗菌薬を投与して消炎をはかる。

1 膿瘍切開の器材

抜歯と同様に表面麻酔薬、注射器、注射針、局所麻酔薬が必要である。さらに炎症部位の切開に用いるメス、切開部の掻爬に用いる鋭匙、鋭匙ピンセット、洗浄用のシリンジ、シリンジチップ、生理食塩液、洗浄後の膿瘍腔に挿入するガーゼと抗菌薬軟膏が必要である。

2 切開の術式と注意点

表面麻酔後に局所麻酔を行い、歯肉頬移行部より切開する。骨膜下までメスで切開すると、排膿がみられる。不良肉芽があれば掻爬し、洗浄後にガーゼを挿入する。ガーゼには抗菌薬の軟膏を塗布しておく。

3　薬物療法

薬物療法

1 小児の薬物特性

発育期にある小児は薬剤の吸収や代謝、排泄という一連の機能が未熟である。成人よりも解毒排泄機能が低く、薬物の有効量と中毒量との差も少ないため、使用薬剤の選択と投与量については注意が必要である。

2 薬用量の算定と服薬方法

薬用量の算定は体表面積、体重、年齢を元に算定することが多い。成人を1とした場合の比を用いる場合もある。

投薬は経口投与が一般的で、特に甘味成分を添加した液剤（シロップ）、散剤としても使用できるドライシロップや苦みのない散剤を用いることが多い。錠剤やカプセル剤は乳幼児には服用困難で、静脈内への注射薬は化膿性炎症が著しい場合に選択される。座薬は特に乳幼児で解熱鎮痛目的に用いられることが多い。

液剤（シロップ）
散剤
ドライシロップ

BLS

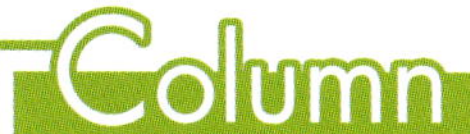

歯科衛生士に必要な BLS

BLS（basic life support）は一次救命処置といわれ、心肺停止が疑われる緊急事態では基本的な対処法である。抜去歯やコットンロールの誤嚥など歯科治療中の事故による心肺停止も報告されており、歯科診療に携わる者が習得すべき必須の方法である。歯科衛生士は術者よりも視線の高さが上にあり、視野が広くとれることから、術野とともに患児の様子を全体的に把握しやすい。診療の前後において急変することもあり、歯科衛生士が最初に気が付く可能性がある。診療中には患児の顔色や呼吸による胸郭の上下動、手足の動きなど、処置部位以外にも時折目を向け、必要に応じてモニタリング機器を併用し術者と連携して確認する（**図 14**）。BLS を行う状況にならないよう、予防が重要である。患者の体調確認はもとより、不慮の事故やトラブルを防ぐためにも、待合室やユニット周囲の資器材配置などにも配慮する。

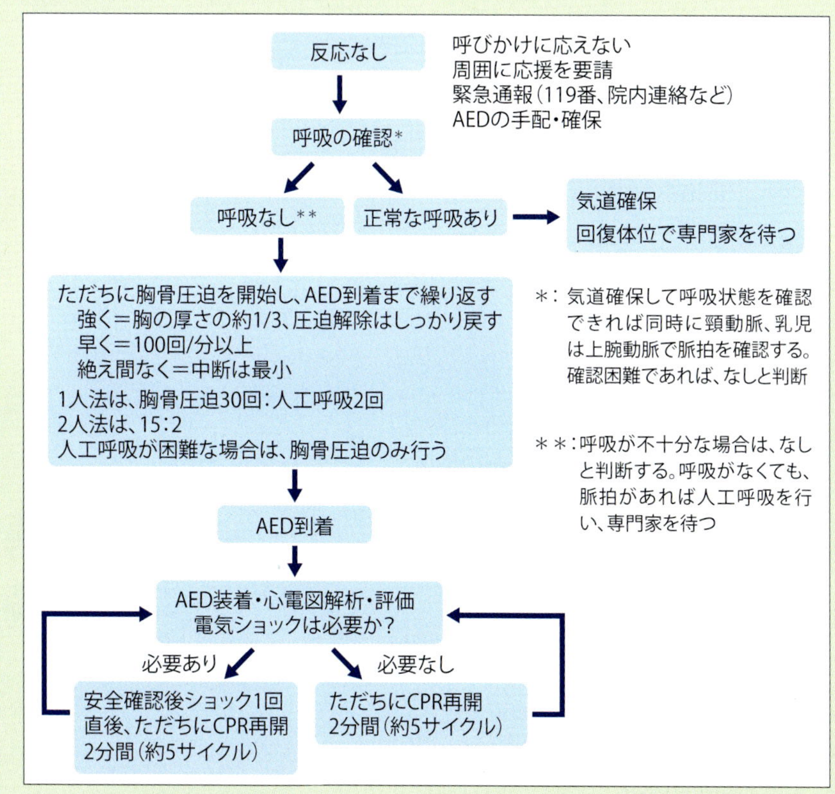

図 14　BLS の流れ[7)]

（島村和宏、神庭優衣）

文献

1）新谷誠康ほか編：小児歯科学 ベーシックテキスト，第2版，永末書店，京都，2019，153-168,287-300,357-358.
2）下岡荘八ほか編：小児の歯科治療［診察・検査・診断］，永末書店，京都，2010，117-125,127-144.
3）松井恭平ほか編：最新歯科衛生士教本 小児歯科，医歯薬出版，東京，2009，49-57.
4）高木裕三ほか編：小児歯科学，第4版，医歯薬出版，東京，2011，135-136,144-149,178-183,225-230.
5）榎本昭二ほか編：最新口腔外科学，第4版，医歯薬出版，東京，1999，176-214,729-817.
6）小林陽之助編：小児科学，金芳堂，京都，2004，75.
7）American Heart Association：BLS プロバイダーマニュアル AHA ガイドライン 2015 準拠，シナジー，東京，2016，1-85.

第14章 やってみよう

以下の問いに○×で答えてみよう（解答は巻末）

1．小児の抜歯では表面麻酔は必要ない。
2．注射器は、患児の視界から外れた位置で渡す。
3．乳歯の抜歯でも永久歯用の鉗子を用いる。
4．局所麻酔後の咬傷予防注意は、患児にも行う。
5．小児へのBLSで2人法では、胸骨圧迫15回、人工呼吸2回である。

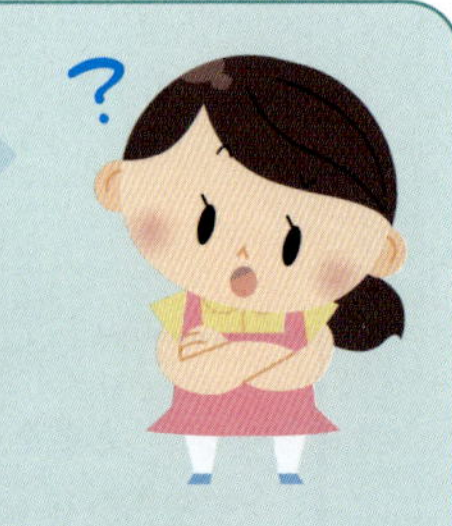

第15章
外傷の処置

15

おぼえよう

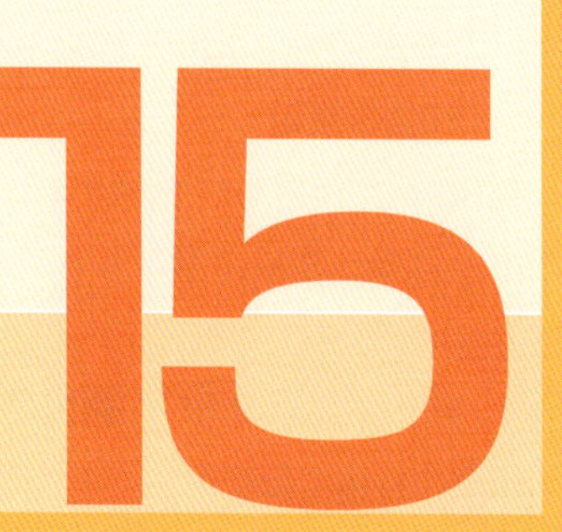

①小児期の外傷の好発年齢は1～3歳と7～9歳の2回のピークがあり、いずれも上顎前歯部が最も多い。受傷原因は転倒が多く、また男児のほうが女児より2倍高い頻度で受傷する。

②外傷は大きく分けて、歯冠破折、歯根破折、脱臼（震盪（しんとう）、亜脱臼、不完全脱臼、完全脱臼）、歯槽骨骨折、粘膜の外傷に分類される。不完全脱臼はさらに挺出、陥入、転位に分類される。

③スポーツ外傷の予防にはマウスガードが有効である。顔面部への接触の多い競技では義務化されている。

④顔面や口腔に多数の新旧混在した外傷がみられたときは、虐待を疑う必要がある。虐待を疑った場合、児童福祉法で通告することが定められている。

1　歯の外傷

1　小児期の歯の外傷特徴

1）乳歯と永久歯外傷の疫学[1)]

（1）好発年齢

小児期の外傷の好発時期は2回のピークがある。最初のピークは1～3歳頃にあり、乳前歯萌出後でひとり立ちを始める頃から増加する。2回目のピークは7～9歳頃にあり、永久前歯の萌出後に、社会性・運動機能の発達が活発になり始めることで生じる。

（2）好発部位

乳歯・永久歯ともに上顎（乳）中切歯が最も多い。次いで、上顎（乳）側切歯、下顎（乳）中切歯と続く。

（3）受傷時刻と受傷場所

幼児期の外傷は午前中の室内で受傷することが多い。学童期には屋内よりも屋外がやや多く、また午後の受傷が多い。

（4）外傷の原因

乳歯・永久歯ともに転倒が原因の50%を占める。その他の原因として、衝突、転落、打撲、事故が挙げられる。男女比では2：1で男児に多い。

2）乳歯および永久歯外傷の問題点

乳歯の外傷では受傷歯のみならず、後継永久歯への影響を考慮する必要がある。永久歯では歯根の形成状態により、処置が複雑になる場合がある。乳歯・永久歯に限らず、受傷者の口腔機能や審美性への影響が大きい。受傷時の問題だけでなく、乳歯であれば永久歯への交換期頃まで、永久歯では受傷後数年してから歯髄失活などの症状が現れることもあり、長期にわたる対応が必要となる。

3）診療補助における注意点

外傷受傷者は多くの場合、急な来院対応を行う必要がある。事前に連絡があることが多く、来院時にすぐに対応できるように情報を収集する。受傷日時・場所・状況の情報は、歯髄処置・固定・縫合の処置の必要性の判断に有用であり、また患児の年齢は抑制治療の必要性に関連する。外傷の対応は症状によって多岐にわたるため、迅速かつ適切な診療補助を行うためには、口腔外科・保存修復・歯内療法など関連する領域の知識を十分に理解しておく必要がある。

また外傷では、一般的な歯科治療よりも患児・保護者や養護教員などが受傷の状況や予後について強い不安をもっている。処置に対する診療補助だけでなく、不安・緊張に対して心理的なサポートも必要となる。

2 外傷の分類[2)]

外傷の分類

1）歯冠破折露髄あり

歯冠破折

露髄を伴うエナメル質および象牙質の破折である（**図1**）。

2）歯冠破折露髄なし

歯髄には達しないエナメル質に限局または象牙質に及ぶ破折である（**図2**）。

破折を伴わないエナメル質の亀裂が生じることもある。

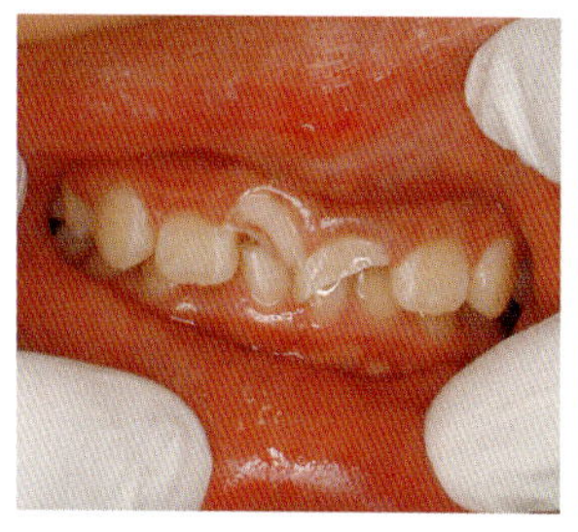
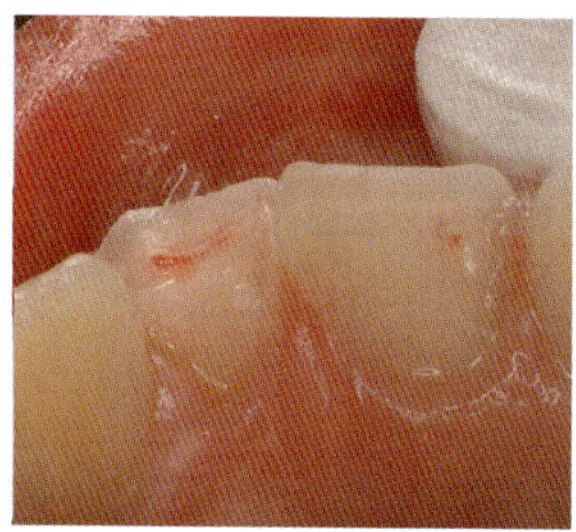

図1　歯冠破折露髄あり（永久歯）
上顎両側中切歯に露髄を伴う破折を認める。

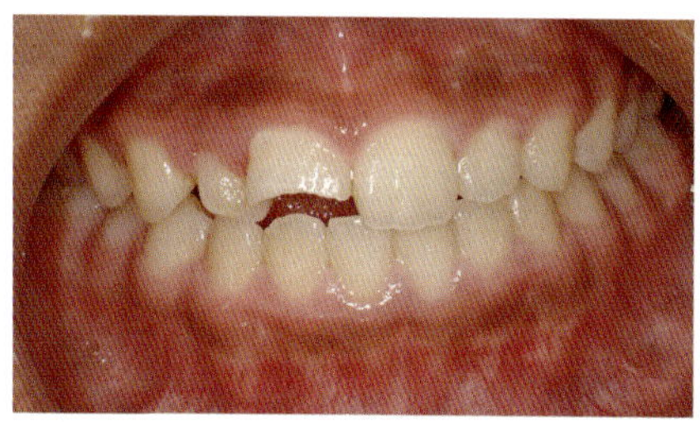
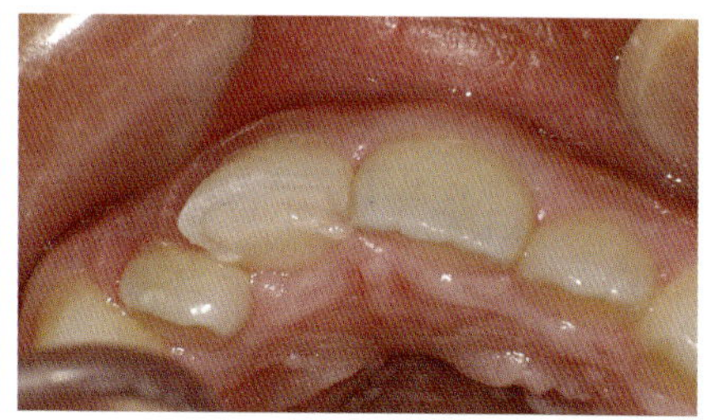

図2　歯冠破折露髄なし（永久歯）
上顎右側中切歯に露髄を伴わない破折を認める。

3）歯根破折

歯根破折

セメント質と象牙質、歯髄を含む歯根の破折であり、破折部位により処置方針が大きく変わる（**図3**）。破折線が歯冠から歯根に及んでいるものは歯冠・歯根破折と呼ぶ。

4）脱臼

脱臼

歯根が歯槽骨上の正常な位置から逸脱した状態を脱臼と呼び、以下のように分類される。

（1）震盪（しんとう）

異常な動揺や歯の位置異常を伴わない、歯の支持組織への外傷を示す。歯頸部歯肉溝からの出血を伴うことがある。

（2）亜脱臼

歯の位置異常はないが、明らかな動揺を伴う外傷である。歯頸部歯肉溝からの出血を伴うことが多い（**図4**）。

（3）不完全脱臼

歯根が歯槽骨から明らかに逸脱しているが、歯槽窩とつながっている状態で、移動した位置により以下のように分類される。

a. 挺出

歯の切縁方向への転位。歯が長くなったように見える（**図5**）。

b. 陥入

歯の根尖方向への転位。歯が短くなったように見える（**図6**）。完全に陥入した症例では、歯が欠損したように見える。

c．転位

歯の歯軸方向以外への位置異常で、側方脱臼とも呼ばれる（**図7**）。

（4）完全脱臼

歯槽から歯が完全に脱離し、脱落した状態。

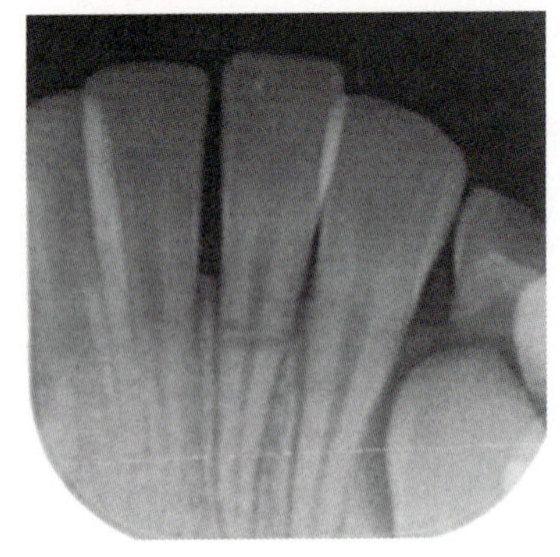

図3　歯根破折（永久歯）

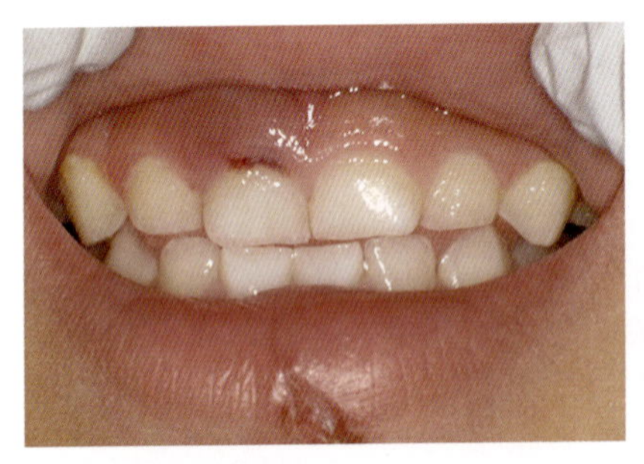

図4　亜脱臼（乳歯）

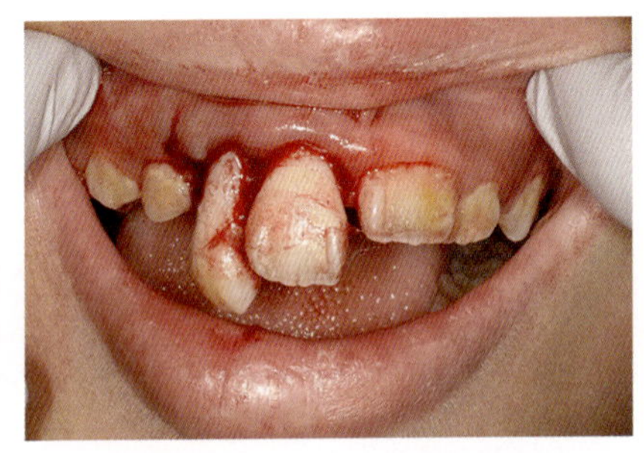

図5　挺出（永久歯）

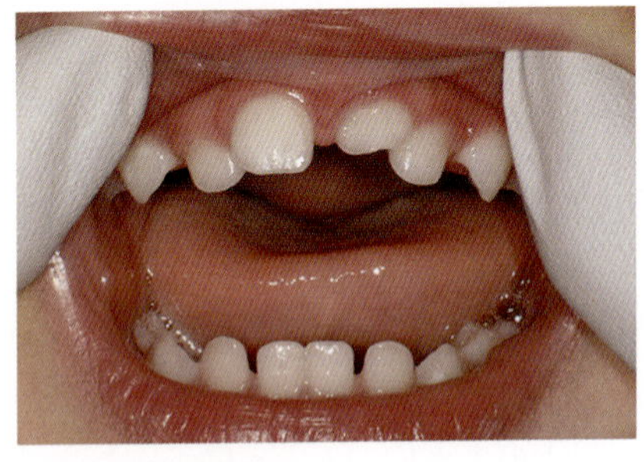

図6　陥入（乳歯）

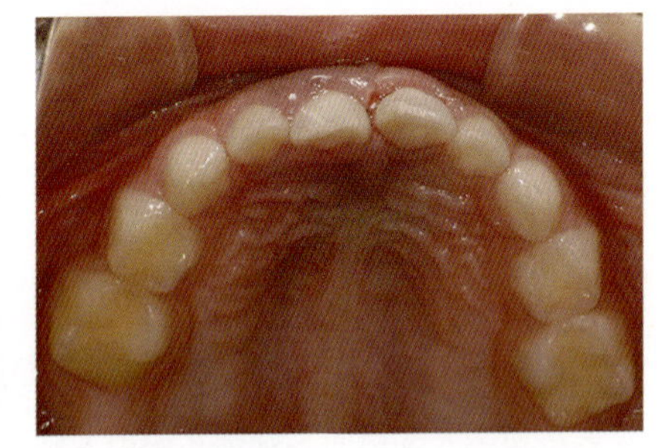

図7　転位（乳歯）

5）歯槽骨骨折

歯槽骨骨折

歯の脱臼に伴い、歯槽突起に骨折を伴うことがある。広範囲の歯槽骨骨折では、受傷部位の複数の歯が同時に動揺する。

6）歯肉または口腔粘膜の外傷

粘膜外傷

外傷受傷時に歯肉や口腔粘膜の擦過・裂創を伴うことがある。前歯部の外傷では、上唇小帯の外傷を伴うことが多い（**図8**）。転落・落下症例では、受傷歯が原因で口唇に貫通傷を生じることもある。低年齢児では、歯ブラシ、箸、スプーンなどの突起物をくわえたまま転倒し、口蓋や頬粘膜に刺入する症例もある。

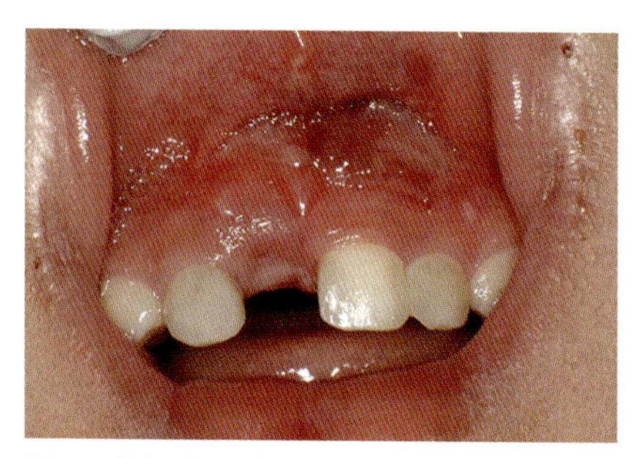

図８　軟組織の裂創

③ 乳歯・永久歯外傷の影響

亜脱臼歯など臨床的に目立った症状がない外傷や、外傷受傷直後の処置が終了した歯において、しばらく経過した後に病的変化が現れることがある。

1）外傷歯への影響

（1）歯冠の変色

受傷直後に歯髄充血によって赤色に変化することがある。歯髄充血は自然に消退することも多いが、歯髄壊死に陥ると灰褐色に変色する（図９）。

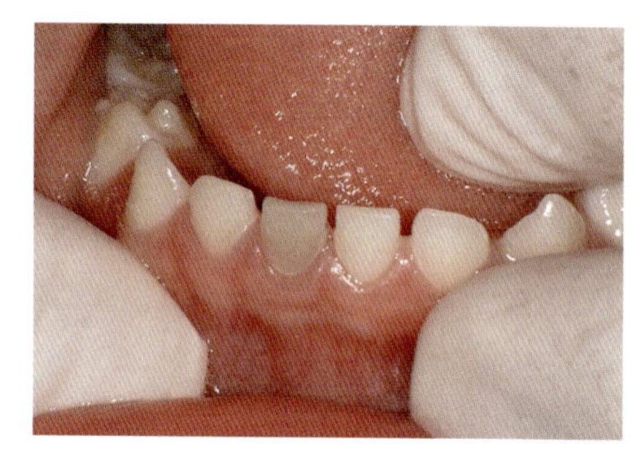

図９　歯冠の変色（乳歯）

（2）歯髄の石灰化

歯髄腔内壁へ過度の修復象牙質が形成され、また歯髄に石灰化変性が生じる。

（3）内部吸収

乳歯で多くみられ、歯髄腔内部から象牙質の吸収が生じる。

（4）歯根吸収

乳歯で多くみられ、交換期に達していない時期に歯根の早期吸収を生じる。

2）後継永久歯への影響

乳歯の外傷の場合、乳歯歯根直下に存在する後継永久歯に障害が及ぶことがある。後継永久歯の発育時期により、その障害の程度は大きく変わる。受傷した乳歯の交換期になってから、症状が明らかになることが多い。

３歳以前の永久歯石灰化完了前に受傷した場合には、エナメル質形成不全が現れやすい。エナメル質表面の白斑や黄斑から、実質欠損を伴う減形成・形成不全がある。受傷年齢が低い陥入症例では重傷度が高くなる傾向がある。また歯根形成中の傷害によって、歯根形成不全や歯根が彎曲（わんきょく）した状態で成長する歯根彎曲が生じることがある。さらに先行乳歯の外傷で後継永久歯の萌出遅延、

エナメル質形成不全

歯根形成不全

歯根彎曲

早期萌出や萌出位置の異常、さらには歯胚の発育停止を起こすことがある。

2　外傷の処置

1 破折

1）歯冠破折

（1）露髄を伴わないもの

破折片を接着するか、コンポジットレジン修復によって歯冠形態を回復する（**図 1**）。象牙質破折で髄角に近接する場合は、水酸化カルシウム製剤で間接覆髄を行う。処置時に痛みを訴える場合は、局所麻酔を行う。処置に必要な器具や診療補助は保存修復処置に準ずる。

（2）露髄を伴うもの

局所麻酔後に、露髄の程度に応じて直接覆髄法か生活歯髄切断法を行う。歯髄処置後は露髄を伴わない歯冠破折と同様に、破折片の接着かコンポジットレジン修復により歯冠形態を回復する。残存した歯髄の状態が悪い場合、抜髄処置を行う。処置に必要な器具や診療補助は歯内療法処置に準ずる。

2）歯冠歯根破折

破折線が比較的浅い歯肉縁下の場合は、歯冠破折と同様の処置を行う。破折線が歯肉縁下深部に及ぶ場合は歯の保存が困難である。

3）歯根破折

破折部位が根尖部に近く、歯の動揺がない場合は経過観察を行う。転位がなく軽度の動揺のみの場合は強固に２～３か月の固定を行う。歯頸部近くで破折し、歯冠部の動揺が著しく、固定が困難な場合は抜歯の適応となる。固定は比較的太い金属の主線を歯列に沿って曲げ、接着性レジンを用いて隣在歯と固定する方法がある。

2 脱臼

1）震盪

基本的に処置を必要とせず、経過観察を行う。

2）亜脱臼

動揺が軽度で痛みがない場合は、固定せずに経過観察を行う。咀嚼時に痛みがある場合は歯の固定を行う。

3）不完全脱臼

(1) 挺出および転位

整復・固定

原則として、乳歯・永久歯ともに局所麻酔後、正しい位置に歯の整復・固定を行う（**図 10**）。固定は約２週間程度行う。乳歯の場合は、交換期が近く歯根吸収が著しい場合や、重度な外傷の場合は抜歯を行う。

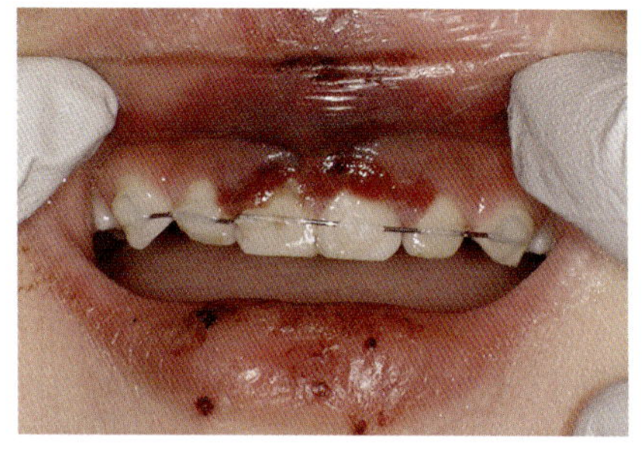

図 10　転位歯の整復・固定（乳歯）

(2) 陥入

乳歯、幼若永久歯（歯根未完成歯）、歯根完成永久歯で対応が異なる。

- 乳歯：転位が著しく後継永久歯歯胚を障害している場合を除き、自然萌出を待つ。
- 幼若永久歯：再萌出する可能性があるため、経過観察とする。
- 歯根完成永久歯：局所麻酔後、正しい位置に歯の整復・固定を行う。周囲歯槽骨の治癒のために固定は６週間程度行う。固定開始から10日以降に予防的根管治療を行う。

4）完全脱臼

歯の保存状態がよい場合、局所麻酔後に正しい位置に歯を再植し、約２週間の固定を行う。なお、全身状態不良の場合や、脱落歯周囲に感染がある場合は再植しない。乳歯では再植によって後継永久歯が損傷する場合がある。

歯の保存液

完全脱落歯の再植の予後は、受傷歯の歯根形成段階、歯根膜の損傷程度、脱落歯が歯槽骨外に置かれていた条件と時間により大きく変わる。特に、歯根膜の保護が重要であり、可能なかぎり脱落歯は保存液に浸す。保存溶液として“歯の保存液”や冷たい牛乳が適している。

3　その他の外傷

1　スポーツによる歯の外傷予防[3)]

1）スポーツ外傷の特徴

スポーツ時は歯の外傷が生じやすい状況のひとつである。競技によっては外傷の生じやすい状況がある程度判明しているため、受傷時の傷害を軽減させる対策をとる必要がある。スポーツ外傷の予防にはマウスガードが有効である。マウスガードはマウスピースとも呼ばれ、歯や周囲組織の外傷予防と傷害軽減のために軟性樹脂で作製され、主に上顎歯列に装着する安全具である。マウスガードは歯や口腔粘膜だけでなく、顎関節を含む顎骨骨折、脳震盪、頸椎損傷の予防効果も指摘されている。

マウスガード

2）マウスガードを推奨する競技

現在、多くの競技でマウスガードの装着が推奨されている。特に、顔面部への衝撃が強い競技については義務化されている。今後も装着が推奨される競技は増えていくと考えられる（**表1**）。

3）マウスガードの種類

マウスガードには市販のものと、歯科医院で作製されるカスタムメイドのものがある。どちらのタイプにも利点・欠点があるが、カスタムメイドのもののほうが外傷の予防効果が高い（**表2**）。

表1　マウスガードの利用が義務・推奨されている競技

義務化されている競技	推奨されている競技
ボクシング アメリカンフットボール ラグビー アイスホッケー 空手 ラクロス キックボクシング インラインホッケー	サッカー 野球 バスケットボール 相撲 レスリング テコンドー ハンドボール　など

表2　マウスガードの利点・欠点

	市販タイプ	カスタムメイド
利点	安価である	適合性がよく外れにくい 形態や厚みの調整が可能
欠点	適合性が悪く外れやすい プレーに集中できない 顎関節に影響しやすい	専門家の調整が必要 高価である

4）小児期における注意点

乳歯から永久歯への交換期になると、マウスガードが合わなくなることがある。また、同一のマウスガードを長期に使用することで、永久歯の萌出や顎の成長を抑制することがあるため、成人よりも頻繁に適合状態の確認を行う必要がある。

② 児童虐待と外傷

児童虐待

全国の児童相談所における児童虐待の相談件数は、1998（平成10）年頃から急増し、現在も増加傾向にある[4]。虐待には、身体的虐待、性的虐待、ネグレクト、心理的虐待があり、歯の外傷から特に身体的虐待が発覚することがある。虐待は習慣化していることが多く、虐待を受けた子どもには、新旧の傷が存在することが多い。そのため、顔面や口腔に多数の新旧混在した外傷がみられたときは、虐待を疑う必要がある（「第10章2-⑥診察にあたり考慮すべき事項」p.112参照）。

Column

小児期外傷の迅速かつ安全な対応のために

外傷は受傷者本人およびその関係者にとって突然の出来事であり、また受傷患者を受け入れる医療側も、急な受診希望に対して迅速に応じなければならない。来院前に保護者や保育園・幼稚園・学校などから連絡があった場合、来院後すみやかに処置できるように、事前に診療器材の準備を行う必要がある。しかしながら、外傷の重傷度など状況が不明瞭なため、実際には来院時の診察・検査後に治療方針を歯科医師と確認し、安全かつ効率的に診療を行う環境を迅速に整えなければならない。また外傷に限らず小児に対する歯科治療は短時間で行うことが望ましいため、フォーハンドシステムに基づき術者との診療効率を高め、短時間でスムーズな治療を心がける必要がある。

来院する患児のなかには、歯科治療未経験の場合もあり、治療に対する不安・恐怖・緊張を軽減させるための対応も重要である。処置は緊急を要することが多く、不協力児では保護者の同意を得たうえで抑制具を使用することもある。その際、患者の表情や体の動きなどを読み取り、状況に応じた適切な声掛けによる励ましやスキンシップによる不安・緊張の軽減と同時に、患児の急な動きに対応できるように、全体を見ながら診療補助を行う。

また、日常の予防業務時に衛生指導だけでなく、子どもの外傷の受傷しやすい状況について情報発信することも、外傷を予防するうえで必要である。

（清水邦彦）

文献

1）日本小児歯科学会：小児の歯の外傷の実態調査，小児歯誌，34：1-20，1996.
2）日本外傷歯学会：歯の外傷治療ガイドライン，http://www.ja-dt.org（2017.07.01 アクセス）.
3）日本スポーツ振興センター：学校の管理下における歯・口のけが防止必携，http://www.jpnsport.go.jp/anzen/branch/tabid/105/Default.aspx（2017.07.01 アクセス）.
4）厚生労働省：平成 27 年度児童相談所での児童虐待相談対応件数（速報値），http://www.mhlw.go.jp/stf/houdou/0000132381.html（2017.07.01 アクセス）.

第15章 やってみよう

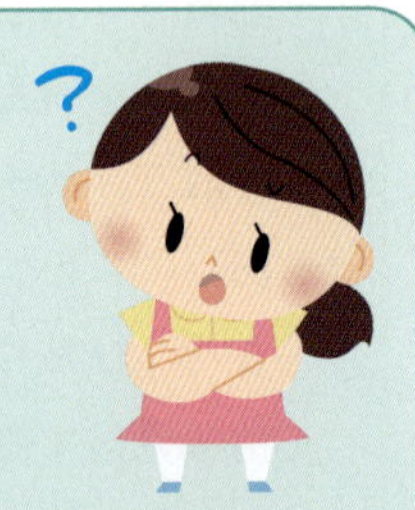

以下の問いに○×で答えてみよう（解答は巻末）

1．乳歯外傷の好発年齢は７～９歳である。
2．幼児期の外傷は室内での受傷が多い。
3．小児期の外傷の原因は打撲が最も多い。
4．位置異常はないが、明らかな動揺を伴う歯の外傷を震盪と呼ぶ。
5．乳歯外傷後の後継永久歯への影響としてエナメル質形成不全がある。
6．露髄を伴う歯冠破折の処置では、局所麻酔は不要である。
7．陥入した乳歯は、自然萌出を期待して経過観察を行う。
8．完全脱臼歯の保存には牛乳が適している。
9．子どもの虐待を疑ったときには、児童相談所に通告する必要がある。

第16章

咬合誘導

16

おぼえよう

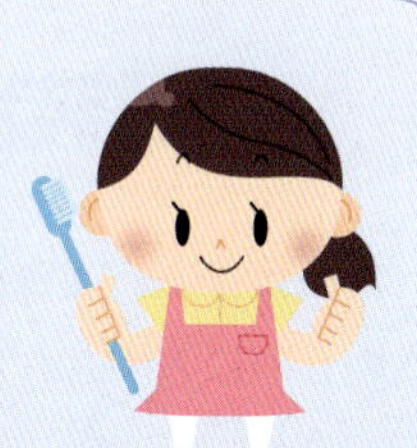

①咬合誘導とは、歯列・咬合の発育過程に生じる障害を早期発見し、処置あるいは予防して健全な永久歯咬合へ導く方法をいう。

②保隙とは、乳歯や永久歯の早期喪失により生じた近遠心的・垂直的空隙を保持することをいう。

③能動的咬合誘導とは、歯列・咬合の発育過程に生じる異常を早期発見あるいは予測し、適切な時期に修正する方法をいう。隣接面削除法やスペースリゲイニングがある。

④口腔習癖とは、習慣的・無意識的に行っている口腔に関連した行動をいう。吸指癖、咬爪癖、咬唇癖（吸唇癖）、異常嚥下癖、舌突出癖、口呼吸などがある。

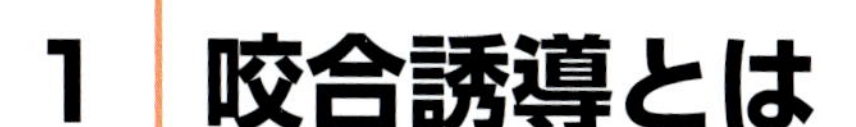

1　咬合誘導とは

咬合誘導とは、乳歯未萌出期から乳歯列期、混合歯列期、永久歯列期へ発育する過程で生じる不正咬合や機能障害にいたる因子を早期に発見し、処置あるいは予防して形態的・機能的にも健全な永久歯列咬合へ導く方法をいう。

2 保隙

乳歯や永久歯の早期喪失により生じた空隙への隣接歯の傾斜や移動（**図１**）、対合歯の挺出（**図２**）を防止するために、近遠心的・垂直的空隙を保持することを保隙という。この目的のために使用する装置を保隙装置と呼ぶ。

早期喪失

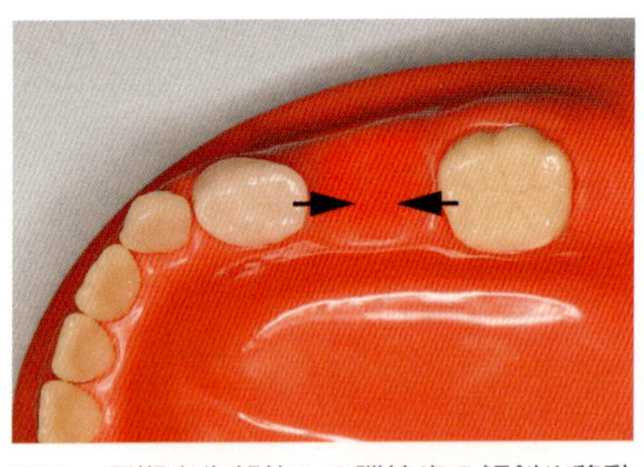

図１　早期喪失部位への隣接歯の傾斜や移動

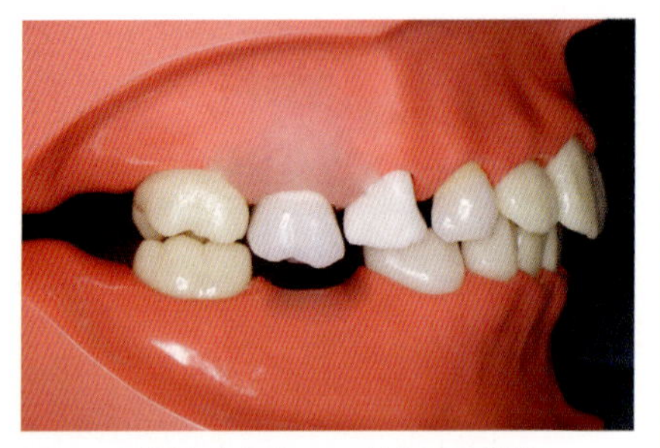

図２　早期喪失部位への対合歯の挺出

1 保隙装置の種類

保隙装置は、支台歯へセメント合着する固定式と患者自身で着脱可能な可撤式の２つに大別される。各種の保隙装置は、口腔内状況によって使い分けられる。

固定式保隙装置
可撤式保隙装置

1）クラウンループ保隙装置

乳歯列期、混合歯列期における第一乳臼歯１歯の早期喪失に用いられることが多い（**図３**）。この装置は、支台歯に装着する乳歯既製金属冠へ屈曲したワイヤーを鑞着して製作する。支台歯が健全歯の場合は、乳歯既製金属冠の代わりにバンドを用いることがある（**図４**）（「第 18 章 4- ⑤歯・歯列・咬合・顎の発育」p.221 参照）。

支台歯
乳歯既製金属冠

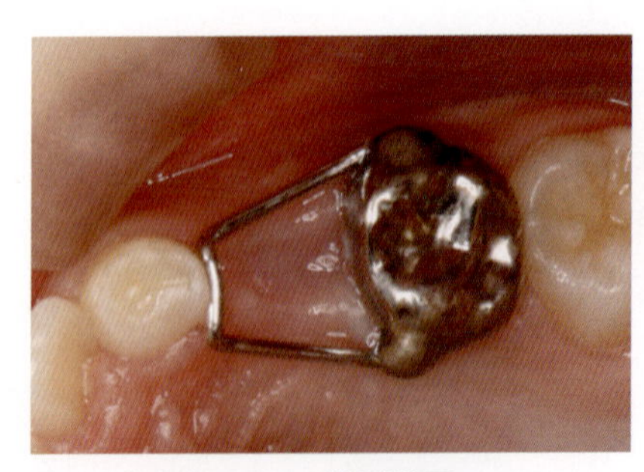

図３　クラウンループ保隙装置

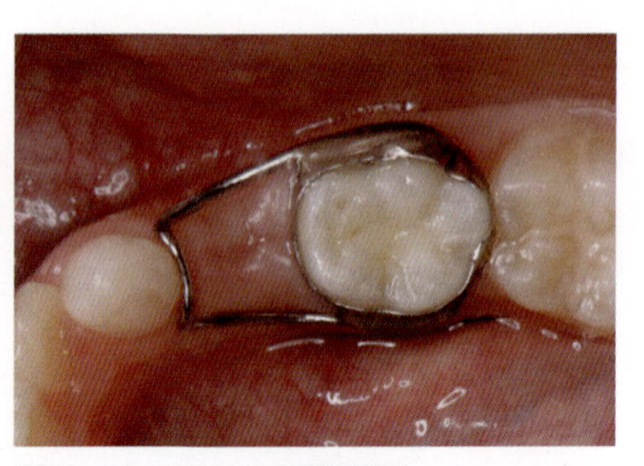

図４　バンドループ保隙装置

2）ディスタルシュー保隙装置

乳歯列期における第二乳臼歯１歯の早期喪失に用いられる（**図5**）。第一乳臼歯に装着する乳歯既製金属冠へ水平部と垂直部からなるシューを鑞着して製作する。シューの垂直部は第二乳臼歯の代わりとして、第一大臼歯の萌出を誘導する役割を担っている（**図6**）。

シュー

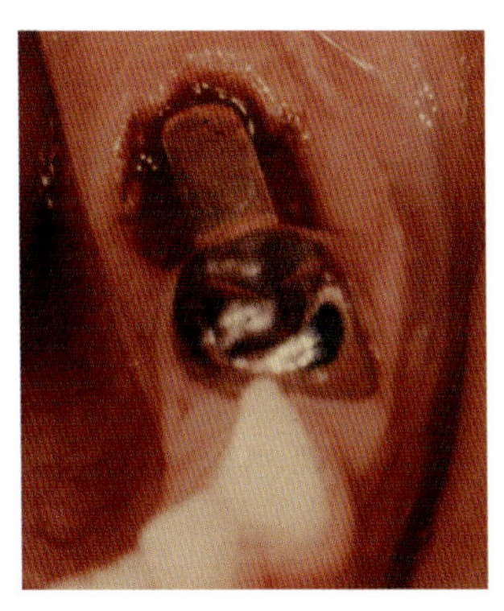

図5　ディスタルシュー保隙装置

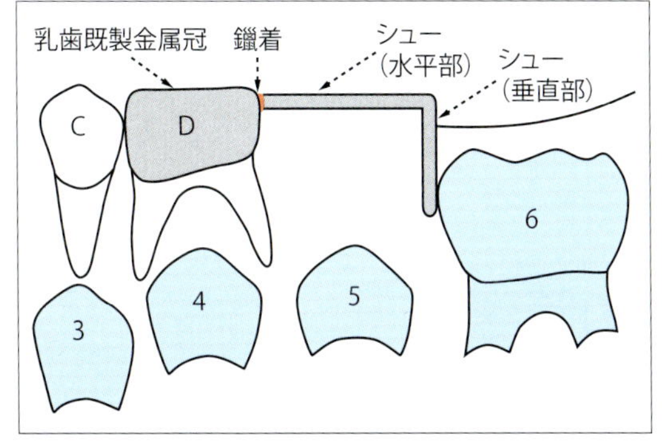

図6　ディスタルシュー保隙装置の構造

3）リンガルアーチ保隙装置

第一大臼歯と永久４切歯の萌出完了以降、乳臼歯が早期喪失した場合に用いられる（**図7**）。両側第一大臼歯に装着するバンドへ前歯舌側面へ接するように屈曲したワイヤーを鑞着して製作する。

4）Nance のホールディングアーチ保隙装置

上顎第一大臼歯の萌出完了以降、上顎乳臼歯が早期喪失した場合に用いられる。上顎両側第一大臼歯へ適合させたバンドに口蓋皺襞部を通るワイヤーを鑞着する。さらに口蓋部へ維持を求めるため、レジンボタンを付与する（**図8**）。

レジンボタン

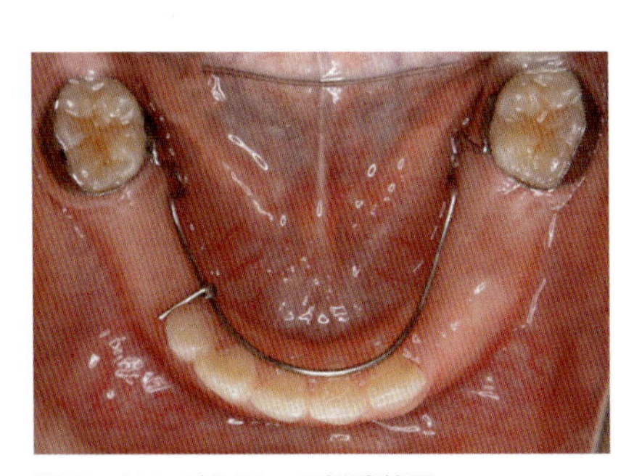

図7　リンガルアーチ保隙装置

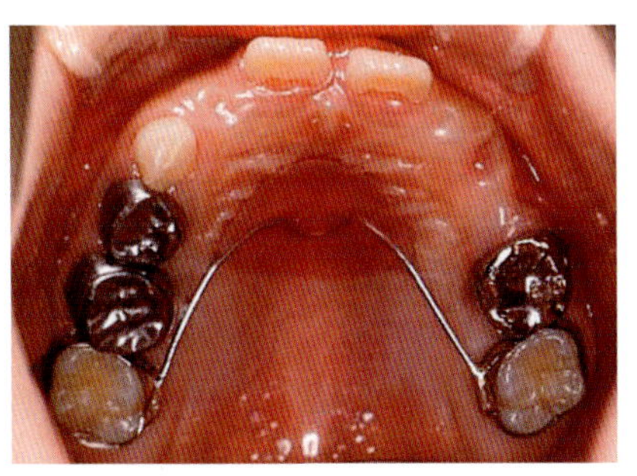

図8　Nance のホールディングアーチ

5）可撤保隙装置

垂直的保隙と審美性の回復が可能な唯一の保隙装置である。乳歯列期、混合歯列期において、乳歯や永久歯が早期喪失した場合に用いられる（**図9**）。本装置は人工歯とレジン床を基本構造とし、クラスプなどの維持装置を付与することもできる。装置は患児自身で着脱できるため、協力が得られないと効果はない。

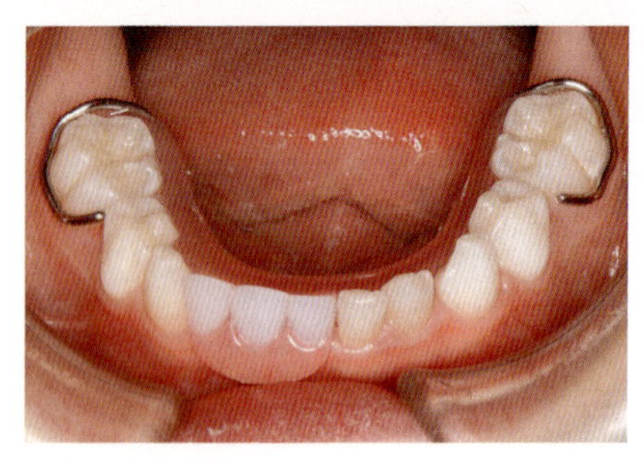
図9　可撤保隙装置

垂直的保隙
人工歯
レジン床
クラスプ

2 保隙装置の管理

保隙装置は装着することが最終目的ではない。装置の装着が治療の始まりであり、その後の経過観察が不可欠である。経過観察のなかで、保隙の役割が達せられているかどうか、装置周辺の清掃状態とう蝕発生の有無、歯肉炎の有無などを診察する。また、早期喪失歯の後継永久歯の発育状態をエックス線写真で定期的に確認する（**図10**）。保隙部位に後継永久歯が萌出し、さらには永久歯列が完成するまでの長期的な観察が要求される。

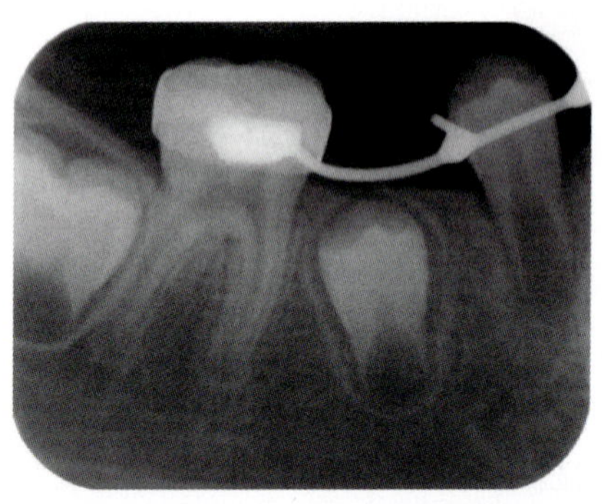
図10　リンガルアーチ保隙装置の経過観察時に撮影したデンタルエックス線写真

後継永久歯

1）診療補助

保隙装置は、各装置により使用する器具が異なる。よって装置に応じた準備が必要となる。

（1）使用する器具

固定式装置の合着には、合着用セメント、練和紙、スパチュラを準備する。ワイヤーの調整にはヤングのプライヤー（**図11**）などを使用する。また、バンドを利用する装置では、バンドプッシャー、バンドシーター、バンドリムービングプライヤーが必要となる（**図12**）。可撤保隙装置は人工歯やレジン床の調整のために、ストレートハンドピース、切削用バー、研磨用ポイント、口腔外バキュームを用意する。維持装置の調整にはヤングのプライヤーなどを用いる。

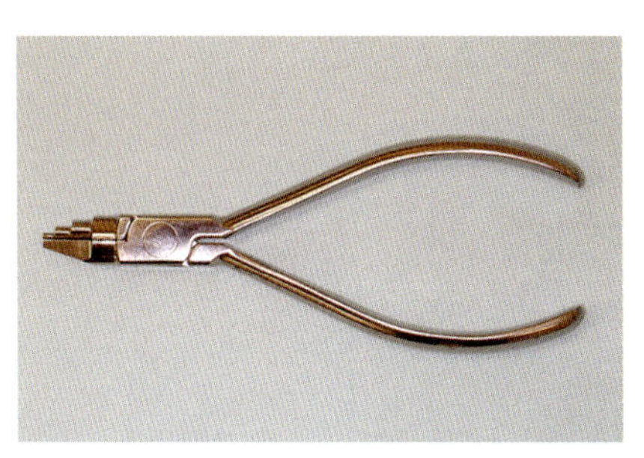

図 11　ヤングのプライヤー

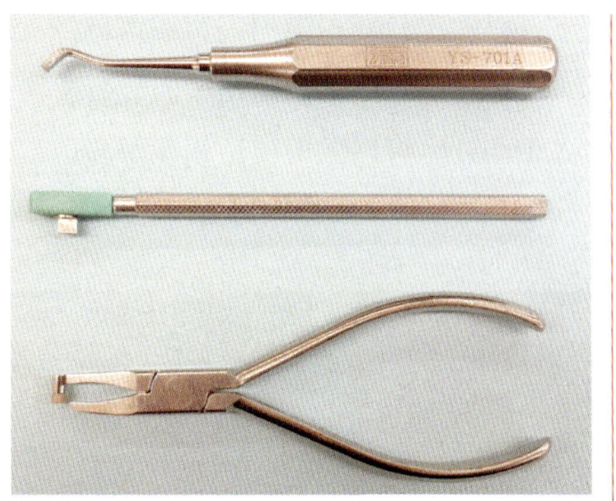

図 12　バンドの装着に使用する器具（上からバンドプッシャー、バンドシーター、バンドリムービングプライヤー）

3　能動的咬合誘導

能動的咬合誘導とは、乳歯列から永久歯列へ移行する過程で生じる歯列・咬合の異常を早期発見あるいは予測し、適切な時期に積極的な修正を図る方法である。

1　隣接面削除法

混合歯列期において、永久前歯や側方歯の萌出障害を解消するために、乳歯隣接面の一部を削除する方法である（**図 13**）。

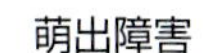

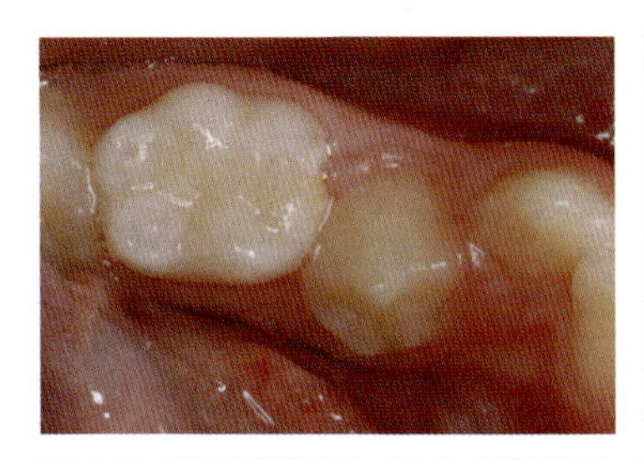
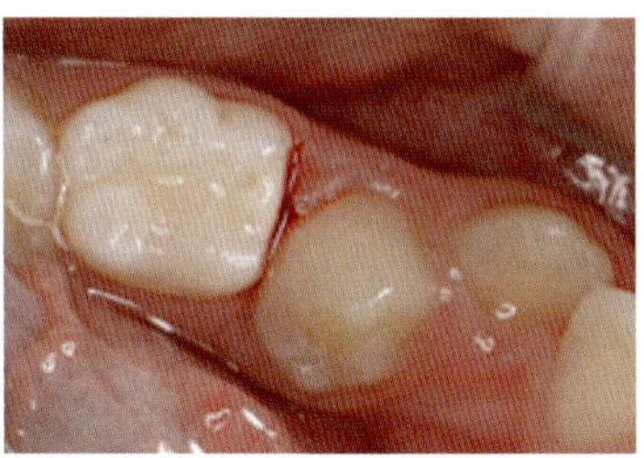
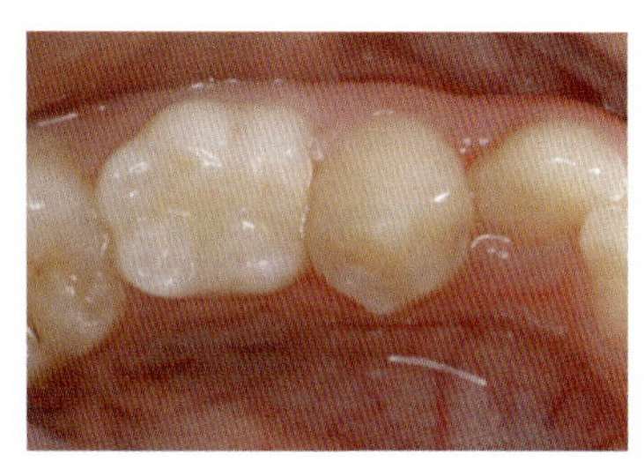

図 13　隣接面削除法（左から削除前、削除直後、削除 1 か月後）

2　スペースリゲイニング

乳歯が早期喪失した状態を放置すると、隣接歯の早期喪失部位への移動により歯列弓周長が短縮する。結果として、後継永久歯の萌出余地は失われ、埋伏や萌出位置異常、不正咬合を引き起こす（**図 14**）。よって、後継永久歯が正しい位置へ萌出できるように、失われた萌出余地を再獲得（スペースリゲイニング）する必要がある。この目的のために使用する装置をスペースリゲイナーという。可撤式と固定式があり、可撤式の使用頻度が高い。フォースシステムには、拡大ネジ（**図15**）やアダムスのスプリングなどが用いられる。

スペースリゲイナー

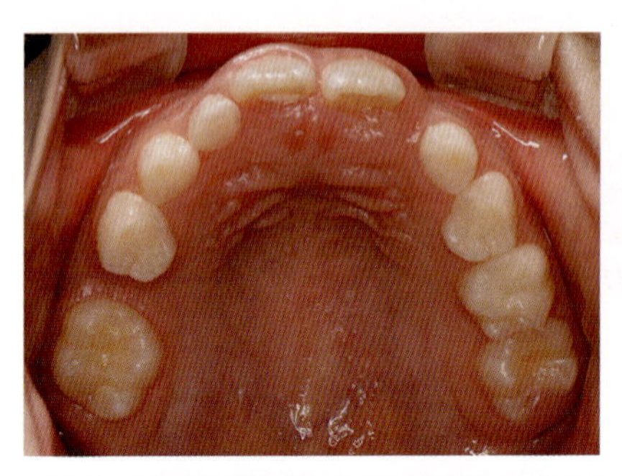
図14　E| の早期喪失による後継永久歯 5| の萌出余地不足

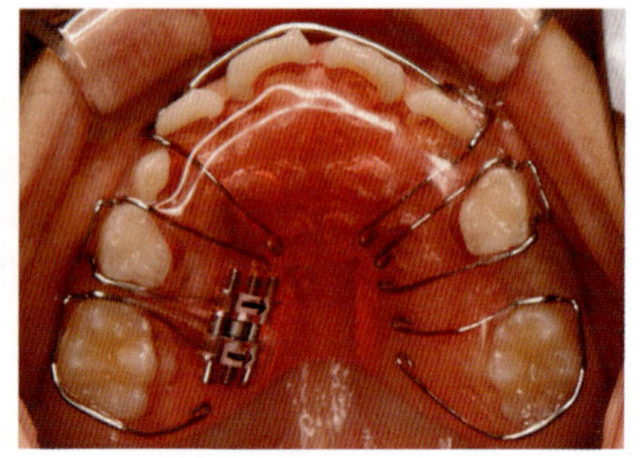
図15　拡大ネジを用いたスペースリゲイナーによる 6| の遠心移動

1）診療補助

（1）使用する器具

可撤式スペースリゲイナーでは、レジン部の調整のために、ストレートハンドピース、切削用バー、研磨用ポイント、口腔外バキュームを準備する。アダムスのスプリングや維持装置の調整には、アダムスのプライヤーなどを用いる。拡大ネジの回転は専用のスクリューキーを使用する（**図16**）。

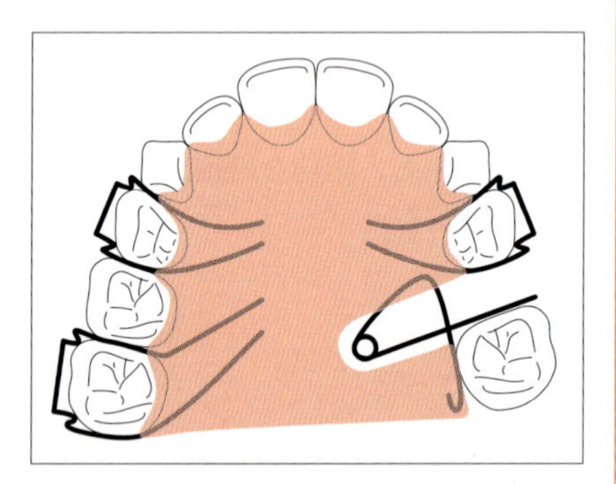
図16　スペースリゲイナー（Sharmyの装置）

アダムスのスプリング

4　口腔習癖への対応

口腔習癖とは、日常生活のなかで習慣的・無意識的に行っている口腔に関連した行動をいう。主な口腔習癖として、吸指癖、咬爪癖、咬唇癖（吸唇癖）、異常嚥下癖、舌突出癖、口呼吸などがある。これらの習癖が長期間継続した場合には、歯列不正や不正咬合を引き起こす原因となるので注意が必要である。

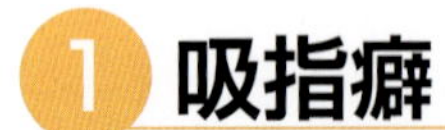

1　吸指癖

発現頻度は口腔習癖のなかで最も多い。吸う指は母指が最も多く（**図17**）、

第一関節付近に吸いダコがみられることがある。歯列・咬合へ与える影響として、上顎前歯の唇側傾斜や下顎前歯の舌側傾斜（**図 18**）、開咬、上顎歯列弓狭窄、臼歯部交叉咬合などが挙げられる。対応として、３歳頃までは生理的なものとしてとらえ経過観察とする。３歳を過ぎて継続するような場合は、行動療法、習癖除去装置の装着などを検討する。

開咬
上顎歯列弓狭窄
行動療法
習癖除去装置

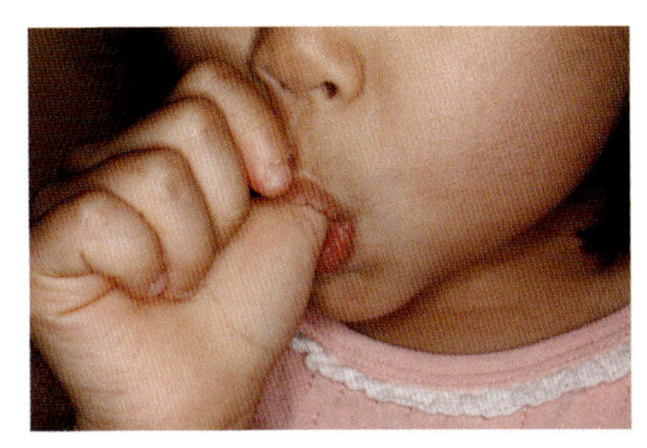

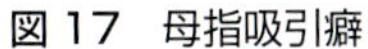

図 17　母指吸引癖

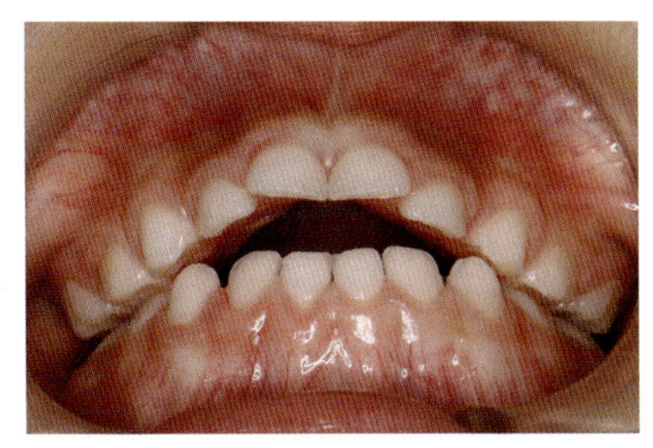

図 18　吸指癖による開咬

2 咬爪癖

爪を咬む癖は３歳頃から始まり、学童期に多くみられる（**図 19、20**）。原因として、心理的欲求不満や精神的緊張などが考えられている。歯科的問題点として、歯の摩耗、開咬、切端咬合、正中離開、叢生、咬合性外傷などが挙げられる（**図 21**）。対応は吸指癖と同様である。

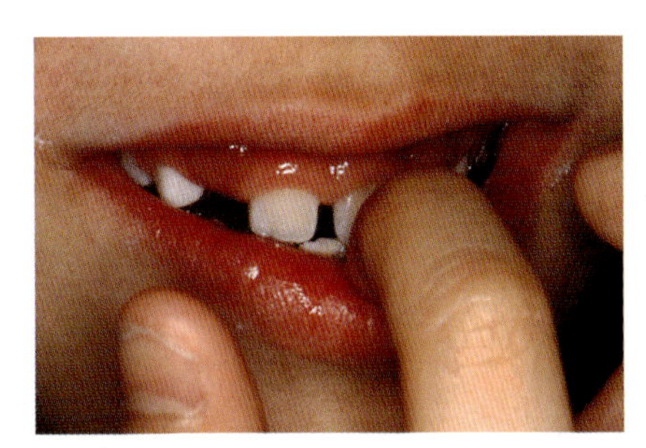

図 19　咬爪癖

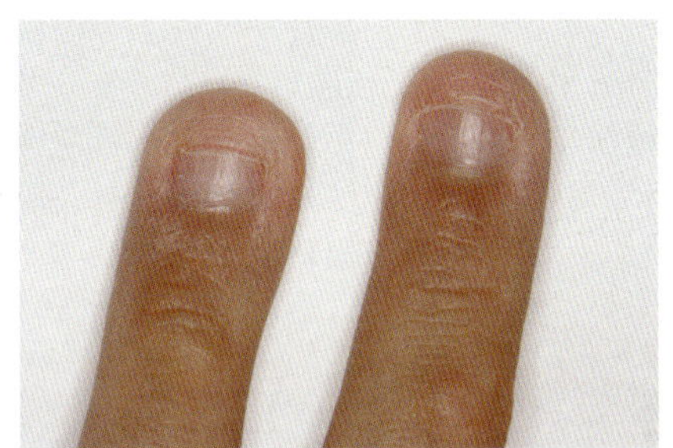

図 20　咬爪癖により荒れた指先

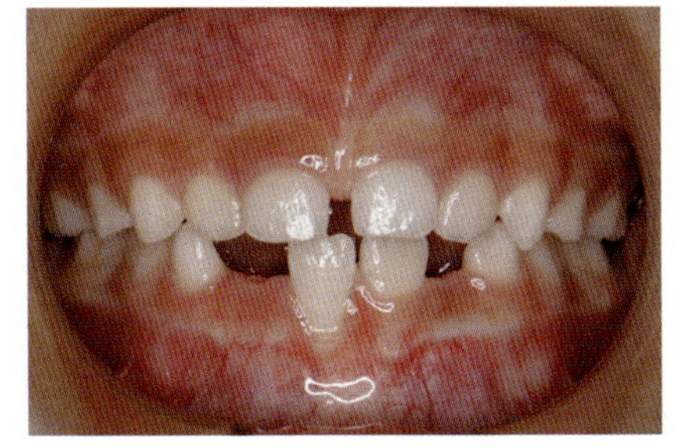

図 21　咬爪癖により生じた 1| の咬合性外傷

3 咬唇癖（吸唇癖）

口唇を咬んだり、吸ったりする癖をいう（**図 22**）。一般的には、下唇の咬唇や吸唇が多い。歯列・咬合への影響として、下唇を咬む場合には上顎前歯の唇側傾斜や下顎前歯の舌側傾斜、開咬、下顎後退などが引き起こされる。対応はリップバンパーなどの装置を用いる（**図 23**）。

リップバンパー

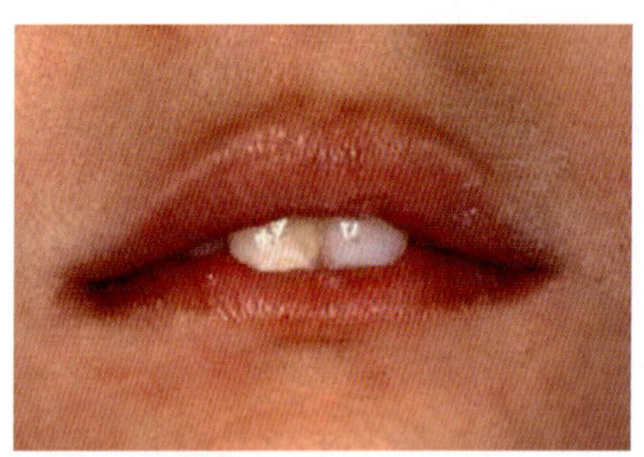
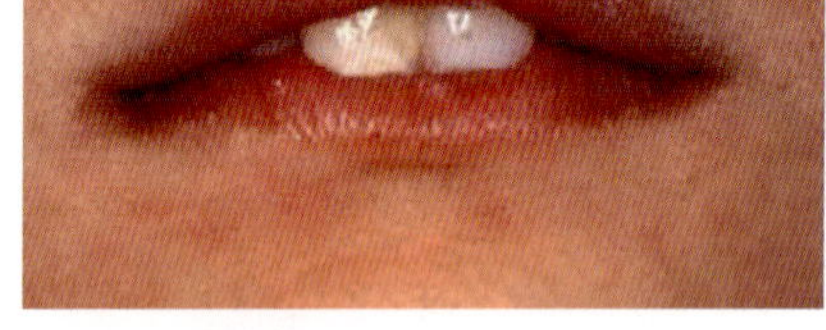

図 22　咬唇癖

図 23　リップバンパー

4 異常嚥下癖

正常嚥下とは異なり、嚥下時に上下顎の歯が接触せず、舌尖が上下顎歯列間から突出した状態で行われる。影響として、上下顎前歯の唇側傾斜、開咬、空隙歯列などが挙げられる。対応は、筋機能療法や習癖除去装置（タングクリブ）を使用する（**図 24**）。

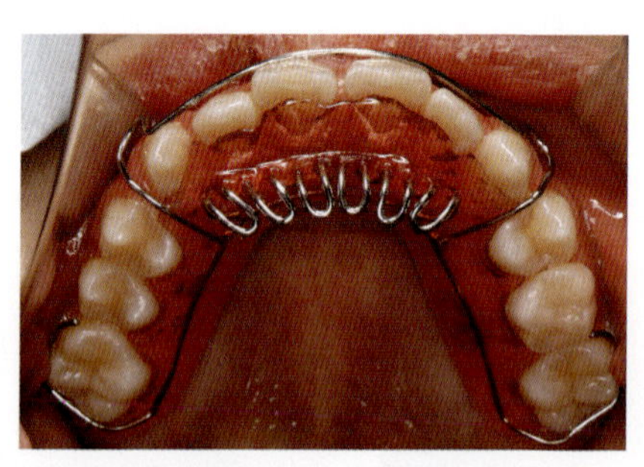

図 24　タングクリブ

筋機能療法

タングクリブ

5 舌突出癖

発音や嚥下時以外に、舌が無意識のうちに突出する習癖である。異常嚥下癖に随伴することが多い。影響として、上下顎前歯の唇側傾斜、開咬、空隙歯列などがある（**図 25**）。対応は異常嚥下癖と同様である。

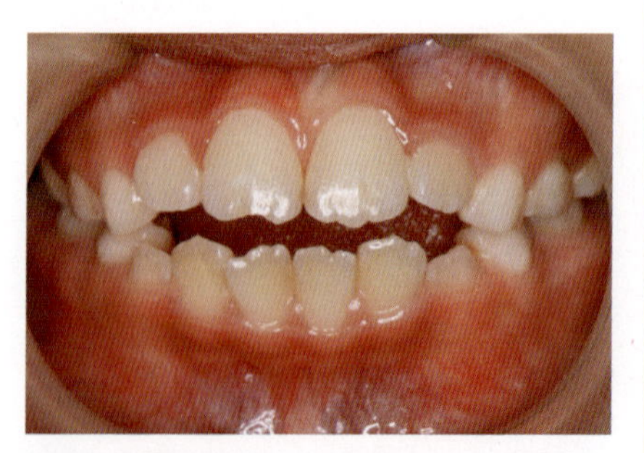

図 25　舌突出癖による開咬

6 口呼吸

正常な鼻呼吸が行えず、長時間にわたって口で呼吸することをいう。原因には、鼻咽腔疾患、上顎前突、口唇閉鎖不全などが挙げられている。影響として、歯面の着色や歯肉炎などがみられる（**図 26**）。対応として、鼻咽腔疾患の治療、矯正治療、筋機能療法（**図 27**）などを実施する。また、鼻呼吸促進のためにオーラルスクリーンを装着することもある（**図 28**）。

鼻咽腔疾患
口唇閉鎖不全
歯肉炎
オーラルスクリーン

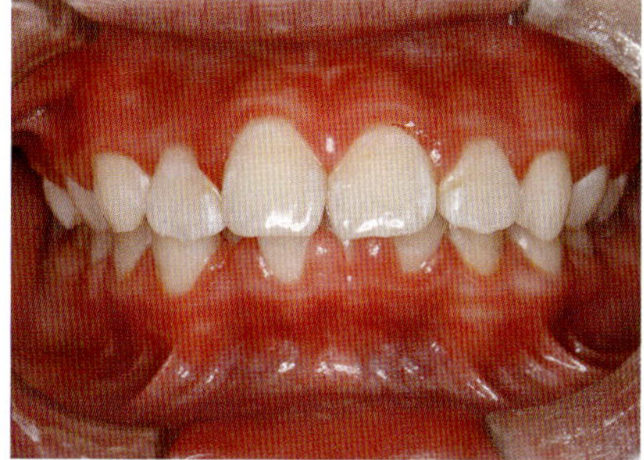

図 26　口呼吸性歯肉炎

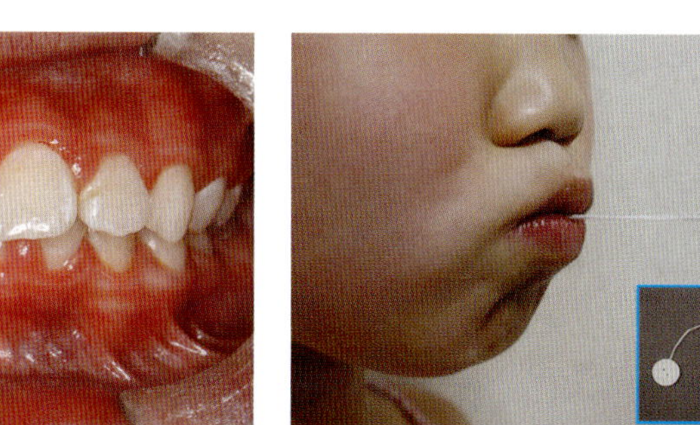

図 27　口唇閉鎖のための筋機能療法（ボタンプル）

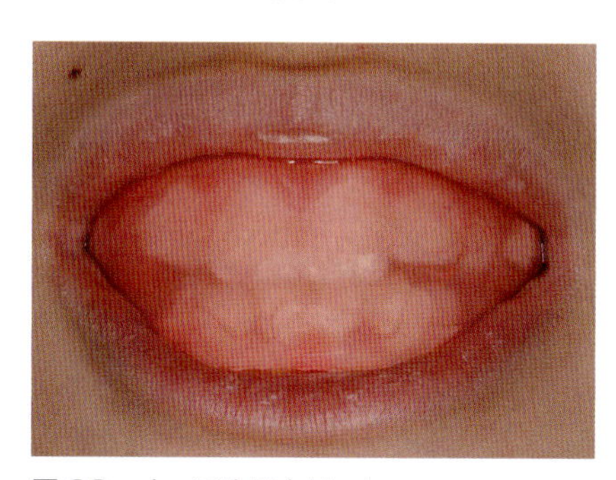

図 28　オーラルスクリーン

（三瓶伸也）

文献

1）新谷誠康ほか編：小児歯科学 ベーシックテキスト，第 2 版，永末書店，京都，2019，321-352.
2）関本恒夫:小児歯科学と診療補助（歯科臨床と診療補助シリーズ），クインテッセンス出版，東京，2001，67-72.
3）遠藤敏哉:歯科矯正学と診療補助（歯科臨床と診療補助シリーズ），クインテッセンス出版，東京，2001，31-42.
4）松井恭平ほか編：最新歯科衛生士教本 小児歯科，医歯薬出版，東京，2009，84-86.

第16章 やってみよう

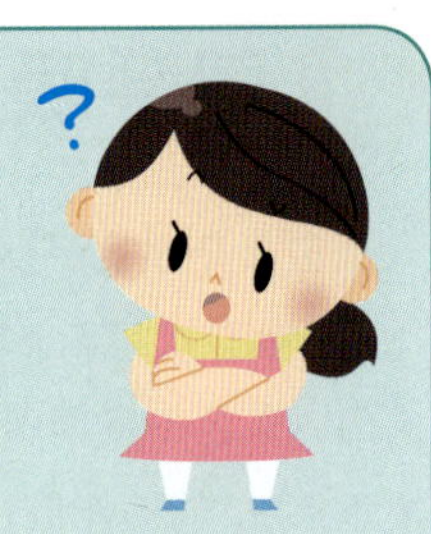

以下の問いに○×で答えてみよう（解答は巻末）

1．クラウンループ保隙装置の製作には、乳歯既製金属冠を使用する。

2．ディスタルシュー保隙装置は固定式装置である。

3．Nanceのホールディングアーチ保隙装置は下顎に適用される。

4．能動的咬合誘導にはスペースリゲイニングがある。

5．口腔習癖で最も多いのは吸指癖である。

6．タングクリブは咬爪癖の除去に用いられる。

7．異常嚥下癖は前歯部開咬を引き起こす

8．正常な呼吸様式は口呼吸である。

MEMO

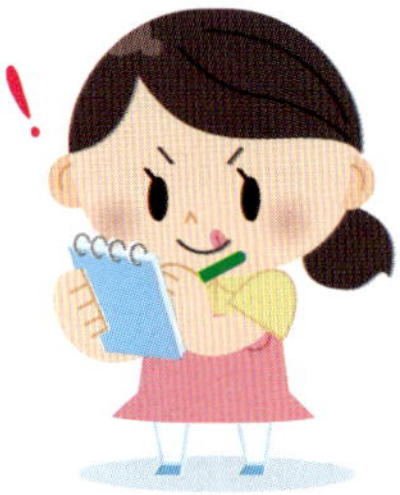

第17章
う蝕の予防処置と進行抑制

17

おぼえよう

①小児のう蝕予防には、細菌・食生活習慣・歯のそれぞれについて必要な手段を講じなければならない。

②ミュータンスレンサ球菌の数を少なく保つために、適切なプラークコントロールが必要である。

③間食の種類、回数、量は、う蝕の発生のしやすさに大きく影響する。

④フッ化物応用、予防塡塞は、歯を強くしてう蝕になりにくくするために有効な手段である。

⑤う蝕予防のためには、歯科衛生士が必要な処置を行うだけでなく、家庭でのプラークコントロール、生活習慣の工夫が不可欠であり、必要な方法を保護者に指導する必要がある。

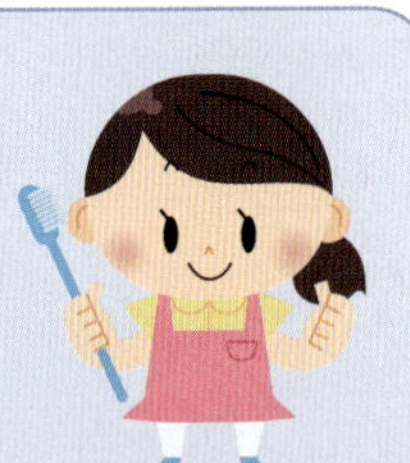

1　う蝕予防の考え方

う蝕はミュータンスレンサ球菌によって引き起こされるが、口腔内に存在すると必ず発症するものではない。う蝕が発生するかしないかは、ミュータンスレンサ球菌のほかに、食習慣・生活習慣の状況、歯・唾液の性状という要因も強く影響する（「第8章1-①う蝕の原因」p.71参照）。小児に発生するう蝕の予防を図るためには、う蝕発生に影響する各要因をふまえ、歯科衛生士がそれ

カイスのう蝕病因論

う蝕は細菌因子、食餌因子（飲食物）、宿主因子（歯や唾液）の3因子が悪い条件で重なった場合に発生しやすくなるという考え方。

ぞれの小児に合わせてさまざまな手法のなかから選択して組み合わせる必要がある。また、う蝕予防のためには、定期的に歯科医院で必要な診察や処置を受ければいいのではなく、家庭でのプラークコントロール、生活習慣の工夫が重要であることを小児やその保護者に十分指導しなければならない。

2　細菌からみたう蝕予防

1　ミュータンスレンサ球菌の定着を遅らせる

ミュータンスレンサ球菌

スクロース

デンタルプラーク

粘着性グルカン

ミュータンスレンサ球菌はスクロース（砂糖）を材料として、デンタルプラークのもととなる粘着性グルカンを産生し、歯面に付着することで口腔内に定着する。ミュータンスレンサ球菌の感染源は、保護者、特にその子と接する機会が多い母親の唾液であることが多いが、歯が生えていない乳児ではミュータンスレンサ球菌は通常口腔内に定着できない。しかし、乳歯の数が多くなるにしたがって定着しやすくなる[1]。

口腔内にミュータンスレンサ球菌が定着する時期は、その後のう蝕発生リスクに強く影響すると考えられている[2]。したがって３歳未満の小児で、ミュータンスレンサ球菌が口腔内に定着する時期を遅らせることは、う蝕予防のためにきわめて有効である。また、子どもに関する注意だけでなく、母親の口腔内のミュータンスレンサ球菌数を減らすことも、小児の口腔内での定着を遅らせる手段となる（**表１**）。

表１　ミュータンスレンサ球菌が定着しやすい状況と定着させない工夫

1.	ミュータンスレンサ球菌への感染回数、感染菌数が多い □子どもの歯が生えるまでに母親のう蝕を治療する □保護者が正しい歯口清掃法を身につける ○食器類や歯ブラシ等は保護者との共有を避ける ○食べ物の噛み与えをしない
2.	ミュータンスレンサ球菌の感染時に口腔内に糖が存在している ○スクロースを含む食べ物の摂取回数を減らす ○スクロースを多く含む食物を間食として与えない ○小児の年齢に応じた歯口清掃法を身に付ける

□は保護者が自身に対して注意すること、○は保護者が小児に対して注意することを示す。

2　ミュータンスレンサ球菌の数を減らす

ミュータンスレンサ球菌の定着を遅らせたとしても、多くの小児では成長のいずれかの過程で口腔内に定着するようになる。その後は、ミュータンスレンサ球菌が口腔内でできるかぎり増殖しないようにすることが重要である。そのために重要なのはブラッシングである。ミュータンスレンサ球菌がいつから定着しているかは通常はわからないので、歯が萌出してきたら保護者が歯ブラシを用いて小児の歯を磨くようにするのがよい。

また、デンタルプラークが形成されると、ミュータンスレンサ球菌をはじめとしたプラーク中の細菌は種々の糖質を材料として酸を産生する。したがって、プラークをブラッシングやフロッシング、歯科医院での歯面清掃といった方法で機械的に除去することが必要である。これをプラークコントロールという。ブラッシングは、三度の食事および間食の直後にそれぞれ行うことが望ましいが、特に重要なのは夕食後である。就寝時は唾液の分泌が低下するため、もしこの間にプラークや食物残渣が口腔内にあると、長時間残存するためである。

プラークコントロール

1）小児に適したブラッシング法

小児にブラッシング法を指導するときは、簡単に習得できるスクラビング法かフォーンズ法を選択するのがよい（**表2**）。

スクラビング法

フォーンズ法

歯ブラシは成長や歯列の形態変化にあわせて選ぶようにする（**図 1**）。乳歯列期、混合歯列前期、混合歯列後期用など、細かく分けて市販もされている。

歯ブラシの持ち方はペンを持つような握り方（ペングリップ）がよいが、未就学の小児では上手に握れないこともある。その場合は 4 本の指で歯ブラシの柄をしっかり握り、親指を歯ブラシの頸部に添える握り方（パームグリップ）を指導する（**図 2**）。

表2　小児に適切なブラッシング法

ブラッシング法の種類	指導の対象者	方法
スクラビング法	保護者、小児（おおむね学童期以降）	・唇（頬）側および咬合面：毛先を歯面に直角に当て、5～6 mm ほどのストロークで往復運動する ・舌側：毛先を歯面に 45° に当て、細かく往復運動する ・前歯部舌側：歯ブラシを縦にして 1 歯ずつ小刻みに動かす
フォーンズ法	小児（幼児期）	・唇（頬）側：上下の歯を軽く咬み、毛先を直角に当て、小さく円を描くようにしながら磨く ・舌側：前後に往復運動する
第一大臼歯の 1 歯磨き	保護者を中心に、小児にも指導する	・萌出中の第一大臼歯（第二乳臼歯や第二大臼歯でも同様）は、手前の歯より低い位置にあるため、歯ブラシが届きにくい ・口の横から歯ブラシを入れて 1 歯磨きをするか、毛束の小さい専用の歯ブラシで磨く 第一大臼歯

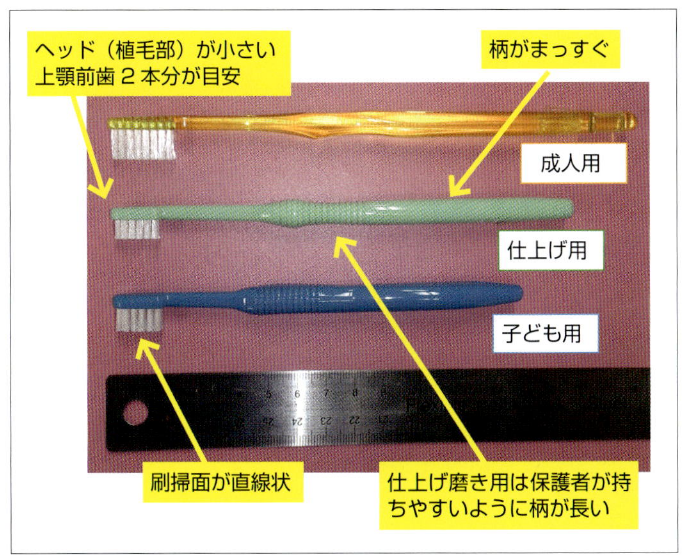

図１　小児用および点検磨き用歯ブラシの一例
各々の小児の成長に合った歯ブラシを選択する。

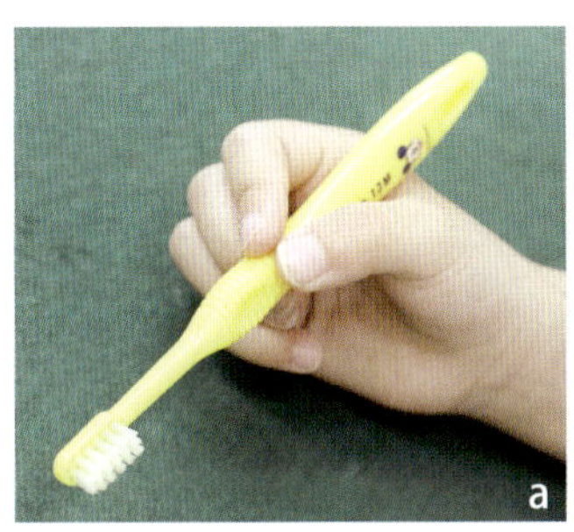
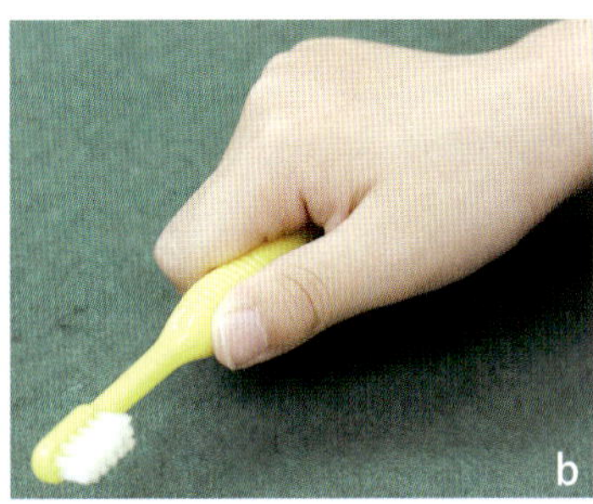

図２　歯ブラシの持ち方
ペングリップ（a）とパームグリップ（b）。

2）仕上げ磨き

仕上げ磨き（点検磨き、後磨き）

保護者に小児のブラッシング法を指導するときは、刷掃効率の高いスクラビング法を選択するのがよい(**表2**、**図3**)。仕上げ磨きでは、小児自身ではうまく磨けないところを補う必要があるため、歯科衛生士は小児の年齢と発育状況をふまえたうえで注意すべき部位を保護者に説明する必要がある。たとえば、第一大臼歯が萌出中の場合は、咬合面に歯ブラシが届きにくいことから、第一大臼歯の一歯磨きを指導する（**表2**）。仕上げ磨きは第一大臼歯の萌出が完了する小学３年生くらいまでは行うのがよい。

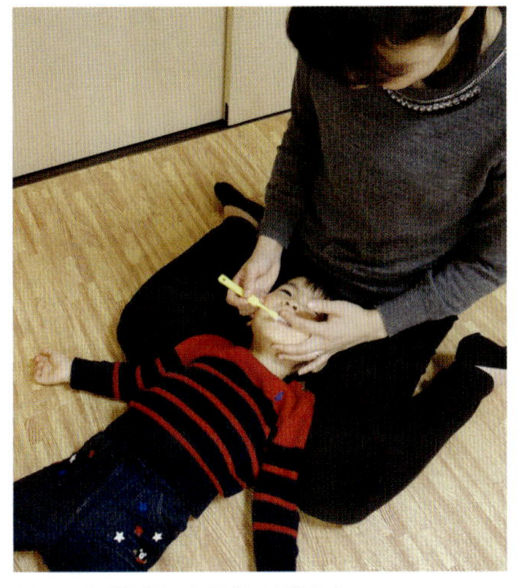

図３　保護者による仕上げ磨き
保護者の膝の間に頭を置き、寝かせた状態で行うと、小児の口腔内をよく見ることができる。

3）フロッシング

隣接面の清掃は歯ブラシだけでは十分にはできないが、う蝕の好発部位である。したがって、ブラッシングと合わせてフロッシングが必要である。小児本人によるフロッシングは幼児期では難しいため、保護者に使い方を指導し、仕上げ磨きのときに合わせて行うようにする（**図 4**）。

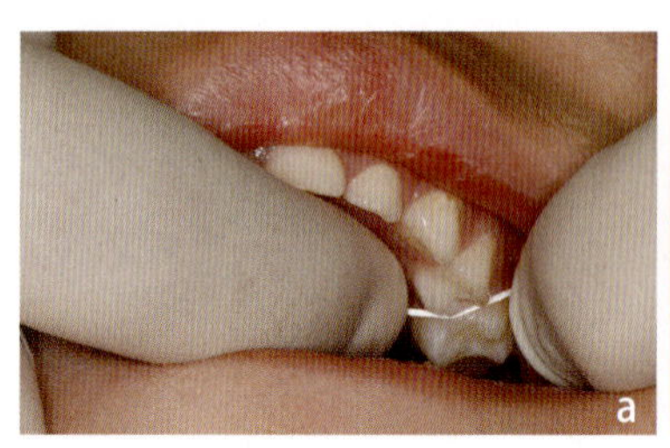

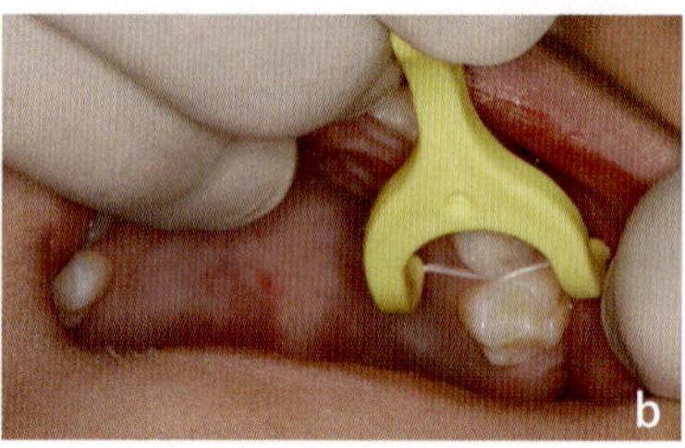

図 4　デンタルフロスの使用例
一般的なフロス（**a**）およびフロスに柄がついたタイプ（**b**：糸ようじ）。

4）歯垢の染め出し

3 歳以降の小児が自らブラッシングを行うことは、習慣づけの観点から重要なことであるが、小児自身でプラークを適切に除去することは難しい。また、保護者にとっても、子どもの仕上げ磨きを適切に行うには、注意して磨くべき点を十分に理解することが必要である。そのために、残存したプラークを歯垢染色剤によって明示することが有効である（**図 5**）。適切なブラッシング法を身につけるためには、歯垢の染め出し結果に基づいて繰り返しブラッシング指導を行うのがよい。

歯垢染色液
主成分は主に合成着色料である。液状、錠剤、ジェル状のものが市販されている。古い歯垢と新しい歯垢を２色で染め分けるものもある。

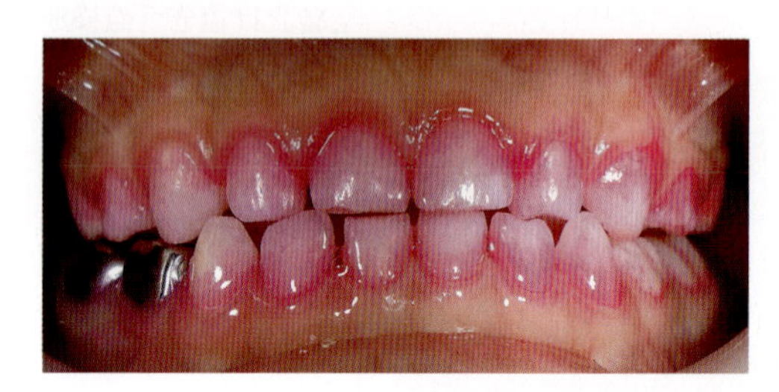

図 5　歯垢の染め出し

（櫻井敦朗、安部晴美）

3　う蝕予防・口腔管理に必要な検査

1　検査・評価項目

1）う蝕罹患の有無およびう蝕罹患状況の検査

まずはう蝕の有無、う蝕があるのであれば、どの時期にう蝕に罹患したのか、そのう蝕が検査時点でどのような状況になっているか把握する必要がある。そのうえで、今回なぜ歯科受診したのか、子どもの治療への協力度、保護者の口腔管理の意識など、口腔内だけでなく生活環境も含めた情報収集を行うことが重要である。

2）う蝕活動性試験

う蝕が発生または進行する危険度（リスク）を評価するものをう蝕活動性試験と呼び、さまざまなキットが販売されている。その中で歯科診療室で実施されている最もポピュラーなものとしてカリオスタット®(**図6**)がある。これは、歯垢中の細菌の酸産生能を指標とするものである。試験液の入った容器と滅菌綿棒がセットとなっており、綿棒で上顎歯の唇側歯面に付着した歯垢を拭い、これを試験容器中で37℃、48時間培養を行う。培養後の溶液の色調変化により、う蝕活動性の高低を判定することができる。他に唾液を検体とし、唾液中の細菌の酸産生能を指標とするRDテスト®（**図7**）は、約15分で判定可能なため、幼稚園や学校などの集団検診の際に用いられることが多い。

カリオスタット®

RDテスト®

3）口腔清掃状態

歯垢の付着状況を評価する際には、歯垢染色液を用いて、歯垢を染め出すことで汚れの状態が明示され、患児や保護者に指導しやすくなる。口腔衛生指導の効果の判定には、オレリー（O'Leary）のプラークコントロールレコード（PCR）を用いることが多く、歯垢の付着する歯面の割合を％で示すことで、指導における動機付けにもつなげやすい。

オレリー（O'Leary）のプラークコントロールレコード（PCR）

4）食生活状況

う蝕の発生には、宿主、細菌、食事（食餌）に加え、時間の要素が重なりあうことが必要である。したがって、食生活を含めた食事内容をしっかり把握する必要がある。飲料も含めた間食の内容や回数のほか、三度の食事の内容、食事時間など、食に関する生活全般を把握することが大切である。

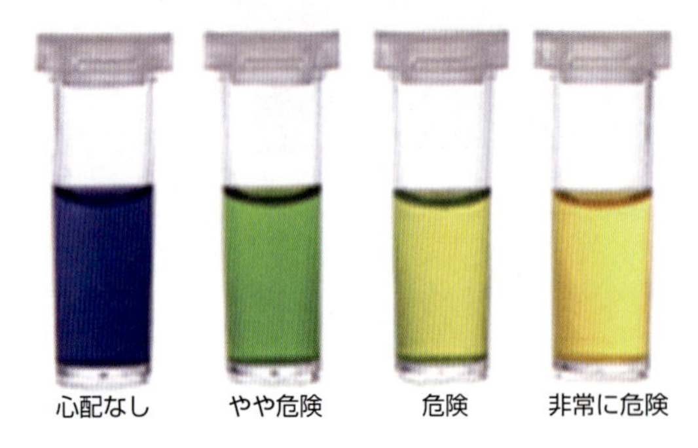

図 6　カリオスタット®のアンプル
培養後のアンプルの色調変化を既成の色見本と比較し、歯垢中の細菌の酸産生能を４段階で判定する。

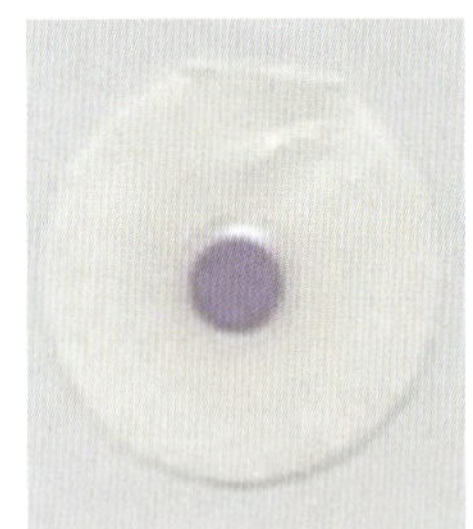

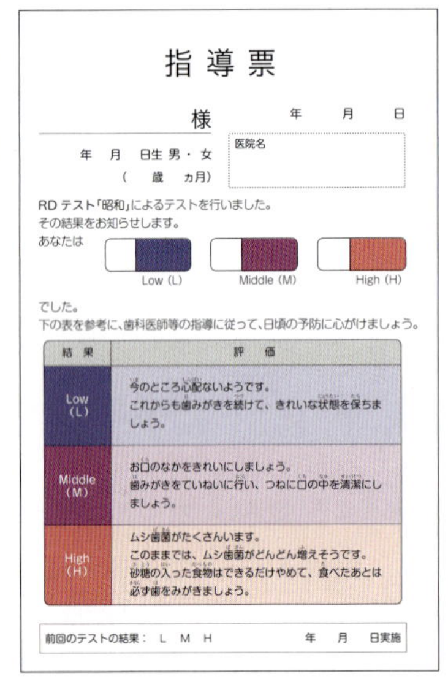

指 導 票

様　　年　月　日

年　月　日生 男・女
（　歳　ヵ月）

医院名

RD テスト「昭和」によるテストを行いました。
その結果をお知らせします。
あなたは　Low (L)　Middle (M)　High (H)
でした。
下の表を参考に、歯科医師等の指導に従って、日頃の予防に心がけましょう。

結果	評価
Low (L)	今のところ心配ないようです。これからも歯みがきを続けて、きれいな状態を保ちましょう。
Middle (M)	お口のなかをきれいにしましょう。歯みがきをていねいに行い、つねに口の中を清潔にしましょう。
High (H)	ムシ歯菌がたくさんいます。このままでは、ムシ歯菌がどんどん増えそうです。砂糖の入った食物はできるだけやめて、食べたあとは必ず歯をみがきましょう。

前回のテストの結果：　L　M　H　　年　月　日実施

図 7　RD テスト®のテストシートと付属の指導票
唾液中の微生物の酸産生によって、Resazurin Disk の色調が変化する。培養器は不要で、15 分程度で判定が可能である。

（弘中祥司、内海明美）

4　食事習慣・生活習慣から見たう蝕予防

食生活を中心とする生活習慣指導は、小児期に発生するう蝕の予防にきわめて重要である。酸産生の原因となる糖質（特にスクロース）の摂取状況は、耐酸性の低い乳歯や幼若永久歯ではう蝕の発生や進行に特に強く影響する。また、小児期に身に付いた食習慣や生活習慣は、成人になっても継続されやすいことから、将来の歯周病や生活習慣病の発症にも影響を与えうる。そのため、歯科衛生士は、間食の状況のみに目を向けるのではなく、三度の食事内容も含めた指導を行う必要がある。

1　食事指導・生活習慣指導

食事記録用紙（食事カード）

小児歯科では、食事記録用紙を保護者に手渡し、週末を含む３日～１週間の食事内容と時間を、間食を含めて記載するよう指示することが多い（**図8**）。用紙には、食事以外にも歯磨きを行った時間や起床時間、就寝時間、誰が小児の歯磨きを行ったかも記載する。初診時の問診票に食習慣や生活習慣を記載してもらうこともできるが、食事記録用紙のほうが生活の状況がより正確に把握できる。

食事カード（お子様の食事・間食を、お茶・水も含めてご記入下さい。）　　氏名：

土日を含む4日間の食事、起床・就寝時間を例に示すように時間毎にご記入下さい

お子様のみで歯磨きをした時は▲印を、保護者の方が仕上げ磨きを行った時は●をご記入下さい

	例		月　日　曜	月　日　曜	月　日　曜	月　日　曜	
起床	7:15						この欄には、食事について気になること、気付いたことがあればご自由にお書き下さい。
	7:20	牛乳 200ml					
朝食	8:15	クリームパン1個 紅茶(砂糖入り)1杯 目玉焼き1個▲					
	9:00 10:30 11:00	ガム　2枚 コーラ　1杯 チョコレート2切れ					
昼食	12:20	ごはん　1杯 みそ汁　1杯 野菜炒め1皿 お茶　1杯▲					
	12:30 13:15 15:00 17:15	あめ　1個 ビスケット3枚 バナナ　1本 お茶　1杯 あめ　2個					次の様なことに注意しましょう。
夕食	18:30	チャーハン1皿 サラダ　1皿 スープ　1杯 お茶　1杯					
	20:00 21:45	りんご　1/2個 お茶　1杯 ● 乳酸飲料1本					
就寝	22:00						
学校・保育園にいる時間	9:00～15:40						担当：

図8　食事記録用紙の例

② う蝕になりやすい習慣

・間食回数が多い

スクロースを含む間食を頻繁に摂取する習慣は、う蝕発生のリスクを最も上昇させる。間食を摂取するたびに口腔内の細菌から酸が産生され、う蝕が発生しやすい状態になる。ただし、小児にとって間食は三食では摂取しきれない栄養素の補食としての側面もあるため、間食を摂取しないように指導するのは適切ではない。スクロースを多く含む飲食物を習慣的に間食として選ぶのは避けるのがよい。

・就寝前、就寝中に間食を摂っている

就寝中は唾液の流量が低下し、自浄作用が期待できない。口腔内の食物残渣やスクロースが長く口腔内に貯留しやすくなる。

・スクロースの摂取量が多い

スクロースの摂取量とう蝕の発生には相関がある。ただし、単に量を減ら

すよりも摂取の回数やタイミングが大きく影響する。

・三度の食事が十分でない

三食の量が十分でなかったり、摂取していなかったりすると間食の量が多くなる。また、規則的に摂取できているか、食事のバランスが適切か、ということも精査する。

・清涼飲料水の摂取機会が多い

清涼飲料水の多くには、スクロースを中心に多くの糖質が含まれているため、う蝕リスクを上昇させる。特に、スポーツドリンクや乳酸菌飲料は、飲ませ方によっては重度のう蝕を招くことが知られている。スポーツドリンクは、小児科医が発熱時に小児に与えるよう指示することがあるが、そのために保護者が小児の健康によいと誤認して常飲させる例がある。また、小学校高学年以降になって部活動などで激しい運動をする小児のなかに、水分補給のために頻回にスポーツドリンクを摂取する場合がある。乳酸菌飲料については、整腸効果を期待して飲用させている保護者が多い。しかし、これらの飲料には特に多くの糖質が含まれていることに注意が必要である。

5　う蝕になりにくい歯をつくる

乳歯や幼若永久歯はその構造的特徴から酸の影響を受けやすくう蝕になりやすい。特に、完全萌出に時間を要する第一大臼歯では、萌出開始後１年６か月以内に最もう蝕が発生しやすいと考えられている[3)]。このような歯のう蝕予防を図るには、萌出後早いうち、あるいは顎骨の中で歯が形成されている段階から、う蝕になりにくくするための方法をとるのが望ましい。

1　フッ化物の利用

エナメル質の主要構造であるハイドロキシアパタイトは、フッ化物と反応することで耐酸性の高いフルオロアパタイトに変化し、エナメル質の脱灰を抑制することができるために広く利用されている。乳歯や幼若永久歯の歯質は成熟永久歯と比べて、構造が未熟なために耐酸性が劣るが、フッ素を取り込みやすい特徴がある。

フッ化物の効果

ハイドロキシアパタイトの構造式は $[Ca_{10}(PO_4)_6(OH)_2]$ である。この水酸基 $[OH^-]$ の部分が置換され、フルオロアパタイト $[Ca_{10}(PO_4)_6F_2]$ になる。

1）フッ化物含有歯磨剤

現在国内では、市販されているほとんどの歯磨剤にフッ化物が含まれており、家庭で手軽に利用できる。歯磨剤に含まれるフッ素を効果的に利用するためには、１日２～３回のような高い頻度で、食後に利用することが推奨される。ペー

フッ化物含有歯磨剤

日本国内の歯磨剤のフッ化物濃度は長く 1,000ppm 以下と規定されていたが、2017 年に 1,500ppm 以下に改められた。

スト状の製品が多いが、一部に泡状またはスプレー状の製品も市販されている。

（1）使用薬剤

モノフルオロリン酸ナトリウム（MFP）、フッ化ナトリウム、およびフッ化第一スズが用いられる。国内の歯磨剤に含まれるフッ化物濃度は1,500ppm以下とされている。市販されている製品は、フッ素単体で950ppmおよび1,450ppmが多いが、小児用として500ppmのものもある。

ppm

parts per millionの略で、全体を100万としたときの割合。10,000ppmは1％と同じ。

（2）使用方法

低年齢の場合、歯磨剤の一部を飲み込む可能性もあることから、使用する歯磨剤の濃度と量については年齢によって調整するのがよい[4,5]（**表3、4**）。

表3　年齢別に推奨されるフッ化物配合歯磨剤のフッ素濃度と使用量

年齢	使用量	歯磨剤のフッ素濃度
歯の萌出時期～2歳	切った爪程度の少量	500ppm（泡状歯磨剤であれば1,000ppmでも可）
3～5歳	5mm以下	500ppm（泡状または*MFP歯磨剤であれば1,000ppmでも可）
6～14歳	1cm程度	1,000ppm

*MFP：モノフルオロリン酸ナトリウム
（吉田昊哲ほか編：小児歯科は成育医療へ一今を知れば未来がわかる，DENTAL DIAMOND増刊号，デンタルダイヤモンド社，東京，2011，98-99．より引用改変）

表4　フッ化物配合歯磨剤の使用方法

- 年齢に応じた量の歯磨剤をつける
- 歯磨剤を歯面全体に広げる
- 2～3分泡立ちを保つように磨く
- 歯磨剤を吐き出す
- 少量の水を口に含む
- 5秒間程度ブクブクうがいをする。うがいは1回だけとする
- ブラッシング後、1～2時間は飲食をしないようにする

2）フッ化物洗口

フッ化物洗口

低濃度のフッ化物溶液（洗口液）で、週1回または週5回洗口（ブクブクうがい）する方法で、水道水のフッ素化に次いでう蝕抑制効果が高いと考えられている。うがいができずに飲み込んでしまう低年齢児への使用はしてはならない。一般的には4歳以降が適応可能年齢とされている。個人でも利用されるが、学校で集団での利用機会が多くなっている。

（1）使用薬剤

週1回法では、0.2％フッ化ナトリウム溶液（フッ素濃度900ppm）。

週1回法

週5回法（毎日法）では、0.05％フッ化ナトリウム溶液（フッ素濃度225ppm）。

週5回法

（2）利用方法

多くは顆粒状で販売されており、使用時に水で溶解する必要がある（**表5**）。

表5　フッ化物洗口液の一例

フッ化物洗口の方法
1. 洗口液の準備 説明書に従って顆粒を水で溶解する **2. 洗口** 就寝前または食後に5～10mLの洗口液を口に含み、30秒～1分歯面に行きわたるようにぶくぶくうがいをする **3. 吐出** 十分に吐出し、30分間はうがいや飲食を行わないようにする

3）フッ化物局所塗布

フッ化物局所塗布

歯に高濃度のフッ化物を作用させる方法である。濃度は高いが歯科医師や歯科衛生士などの専門家が歯科医院または保健センター等で行うため、安全性の高い方法とされる。しかし、フッ化物を飲み込ませることのないよう配慮が必要である。

フッ化物濃度とフッ素濃度

フッ化物濃度は化合物全体の濃度で、多くはパーセントで示される。フッ素濃度は、化合物ではなくフッ素単体の濃度で、ppmで示されることが多い。そのため2つの濃度の数値は異なる。900ppmは0.09％と同じである。

（1）使用薬剤

・2％フッ化ナトリウム溶液（フッ素濃度9,000ppm）

中性の溶液で、長期間保存できる。2週間～1か月の間に4回塗布を行う必要がある。

・8％フッ化第一スズ溶液（フッ素濃度19,000ppm）

溶液の状態で長期保存ができないため、近年はあまり用いられていない。

・酸性フッ素リン酸溶液またはゲル（多くはフッ素濃度9,000ppm）

近年最も多く用いられている。年2～3回程度塗布を行う。

酸性フッ素リン酸溶液（ゲル）

含まれているのはフッ化ナトリウムだが、正リン酸が加えてあり酸性に調整されている。一時的な歯質の脱灰が生じるが、同じフッ化物でも酸性の状態のほうが、歯質への取り込み効果が高いことを利用している。

（2）利用方法

綿球または綿棒を用いて塗布する方法（一般法、塗布法）と、歯列の大きさにあったトレーにフッ化物溶液を染み込ませて口腔内に応用する方法（トレー法）が多い。低年齢児に対しては、簡易的に歯ブラシにフッ化物ゲルをのせて、ブラッシングするように塗布することもある。

（3）塗布後の注意

フッ素の効果をできるだけ持続させるため、塗布後30分はうがいや飲食を控えるように伝える。また、口の中に溜まった唾液はそのまま吐き出すようにする。繰り返しの塗布を行うことにより高い効果が得られるため、定期的な来院と健診の必要性を説明する。

また、フッ素だけではう蝕予防はできないことを伝える必要がある。フッ化物歯面塗布だけではなく、家庭でのブラッシング、食生活習慣がう蝕予防には重要であることを説明する。

2 フッ化物局所塗布の術式と診療補助

使用機材

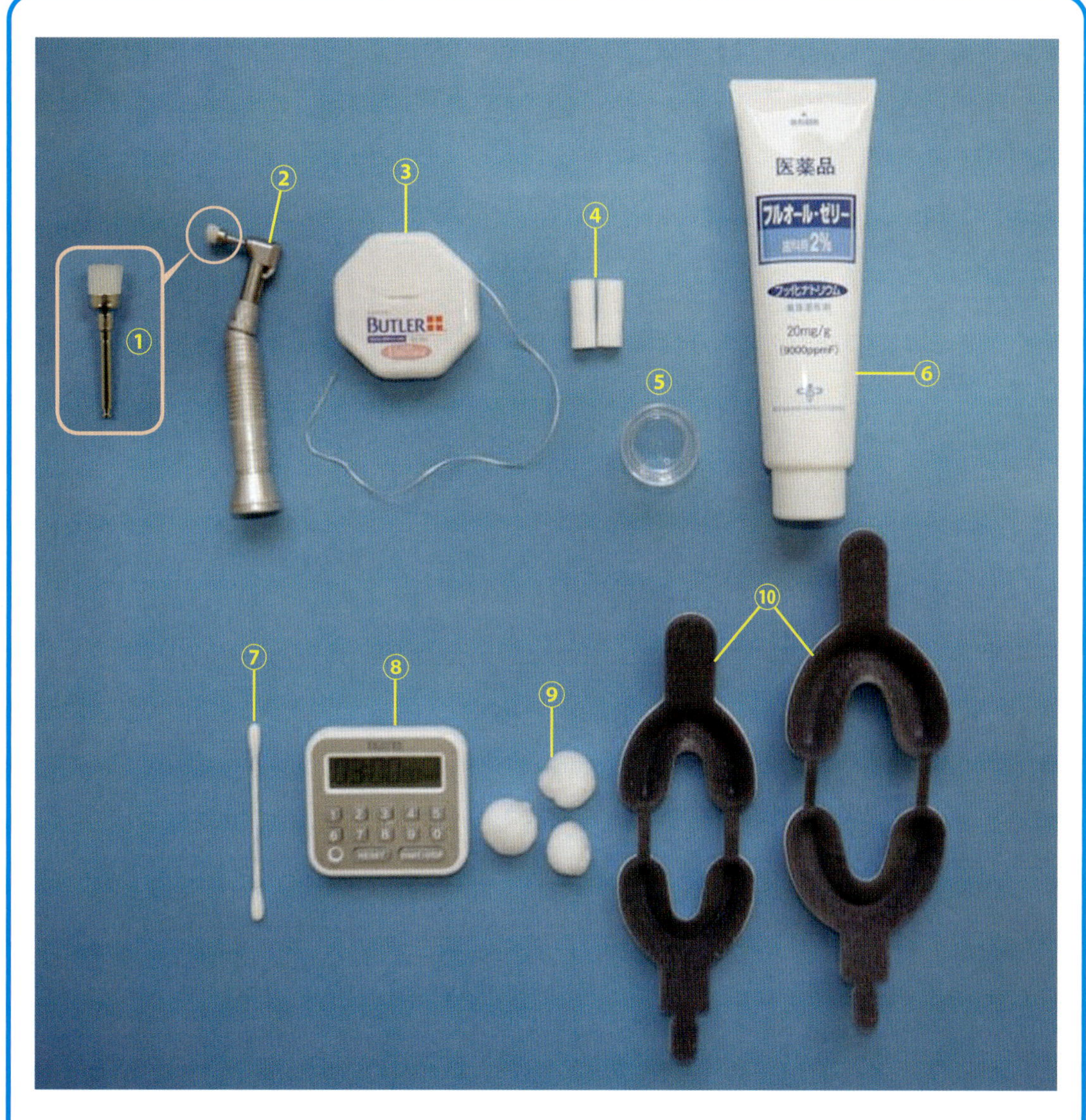

①ポリッシングブラシ　②コントラアングルハンドピース　③フロス
④ロールワッテ　⑤計量カップ　⑥フッ化物ゲル
⑦綿棒　⑧タイマー　⑨拭き取り用綿球
⑩トレー

フッ化物塗布（一般法）

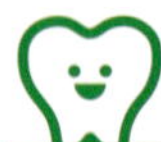

診療手順

術者手順（歯科医師・歯科衛生士）

診療補助および留意点（歯科衛生士）

1 歯面清掃

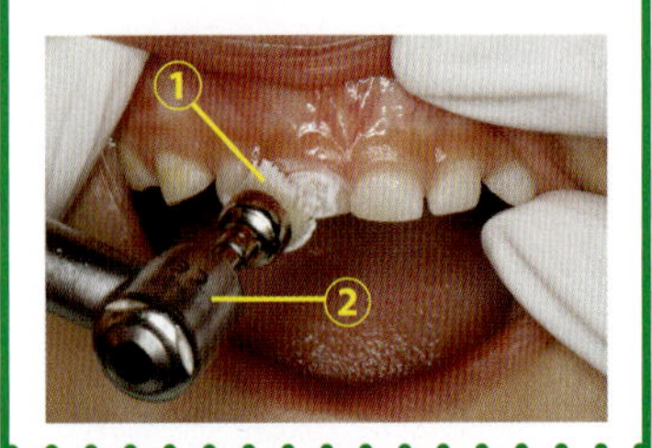

術者手順：低研磨の歯磨剤を用いて、ポリッシングブラシ（①）で歯面を清掃する。

診療補助および留意点：ポリッシングブラシ（①）をコントラアングルハンドピース（②）に装着する。

2 歯面の乾燥

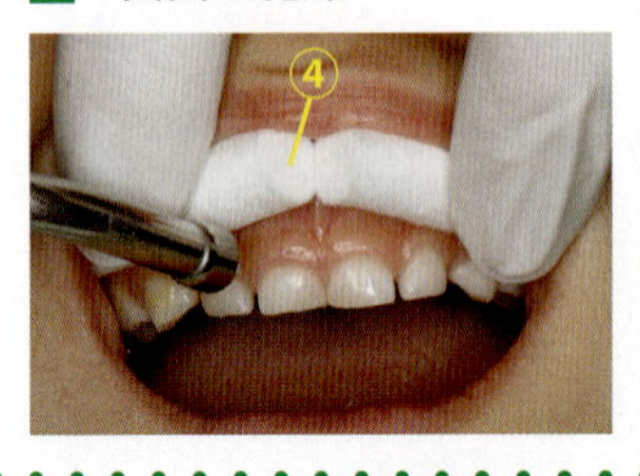

術者手順：簡易防湿下でエアーシリンジを用いて歯面を乾燥する。

診療補助および留意点：ロールワッテ（④）を用意する。

3 フッ化物の塗布

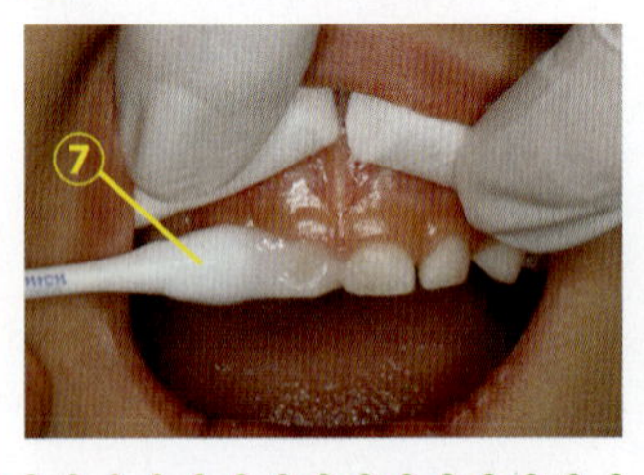

術者手順：綿棒（⑦）または綿球を用いて歯面にゲル（⑥）を塗布し、3～4分間歯面が湿潤状態を保つようにする。
小窩裂溝や隣接面では圧接するようにして、隅々まで塗布する。

診療補助および留意点：計量カップ（⑤）にゲル（⑥）を適量入れ、綿棒（⑦）または綿球を浸ける。
タイマー（⑧）で塗布時間を計る。

4 余剰なフッ化物の除去

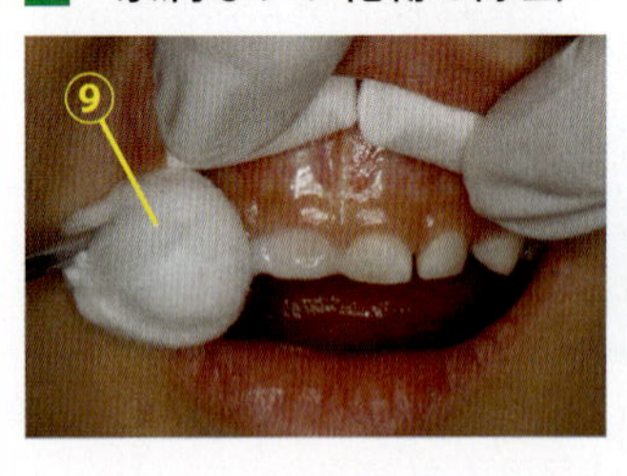

術者手順：余剰なゲルを綿球（⑨）で拭き取る。

診療補助および留意点：拭き取り用の綿球（⑨）を用意する。

フッ化物塗布（トレー法）

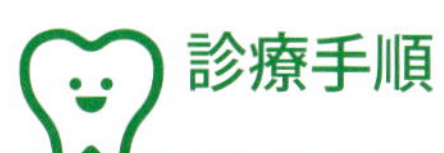
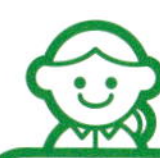

診療手順	術者手順（歯科医師・歯科衛生士）	診療補助および留意点（歯科衛生士）
1 歯面清掃 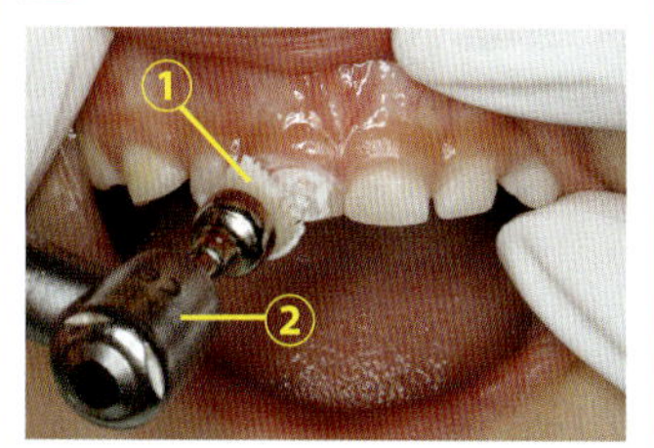	低研磨の歯磨剤を用いて、ポリッシングブラシ（①）で歯面を清掃する。	ポリッシングブラシ（①）をコントラアングルハンドピース（②）に装着する。
2 歯面の乾燥 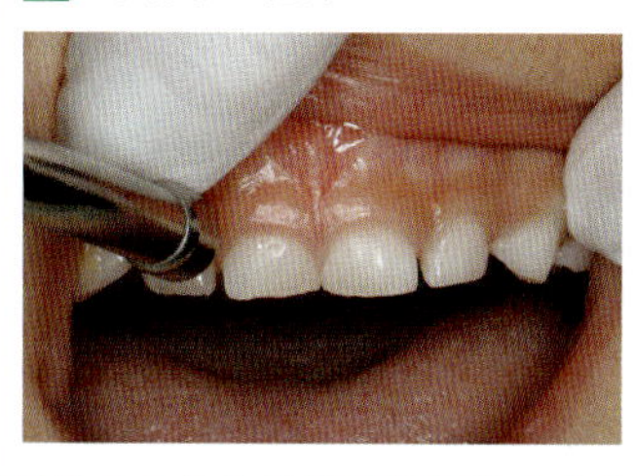	エアーシリンジを用いて歯面を乾燥する。	
3 トレーの装着 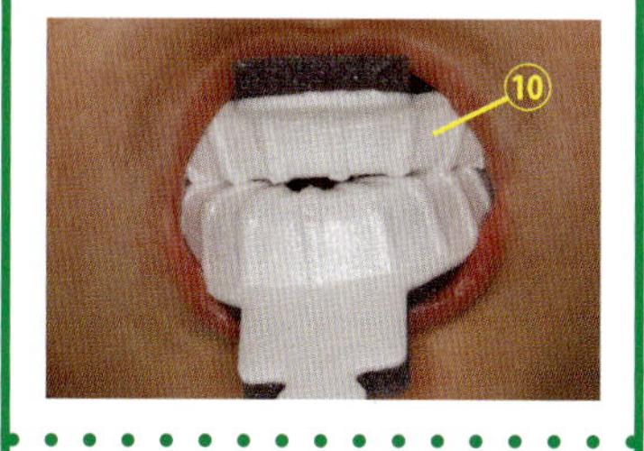	トレー（⑩）を口腔内に挿入し、歯列に圧接して3～4分軽く咬ませる。	トレー（⑩）にゲル（⑥）を適量均一に塗る。
4 余剰なフッ化物の除去 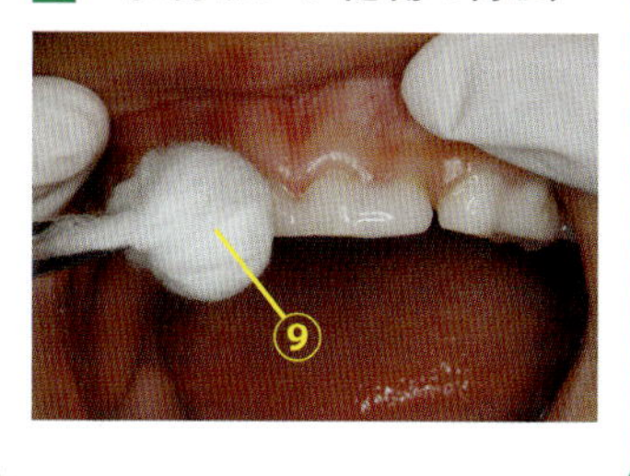	トレーを除去し、余剰なゲルを綿球（⑨）で拭き取る。	拭き取り用の綿球（⑨）を用意する。

③ 予防塡塞（フィッシャーシーラント）

う蝕になりやすい小窩裂溝などを塡塞材で封鎖し、その部位のう蝕の発生を防ぐ方法である（**図9**）。特に、萌出直後の幼若永久歯の臼歯ではエナメル質の裂溝形態が複雑で深いことから、フッ化物歯面塗布と併用して予防塡塞を行うことによって高いう蝕予防効果が期待できる。予防塡塞材はレジン系材料を用いたものと、グラスアイオノマーセメント系材料を用いたものに分けられ、それぞれに特徴がある。

フィッシャーシーラント
フィッシャー（fissure）は日本語で裂溝のことである。また、すき間などに埋めて密閉する材料のことをシーラント（sealant）という。

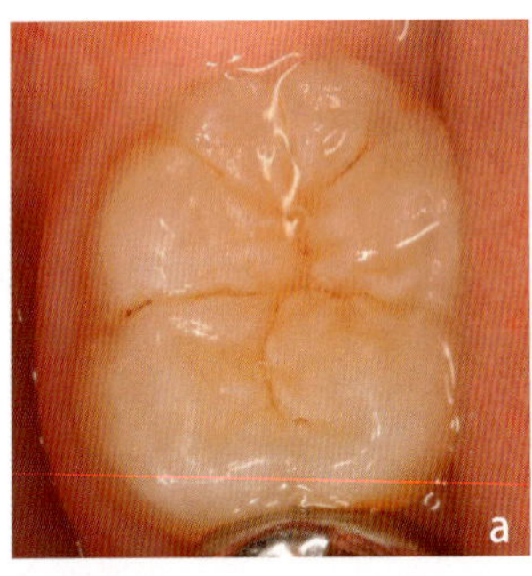

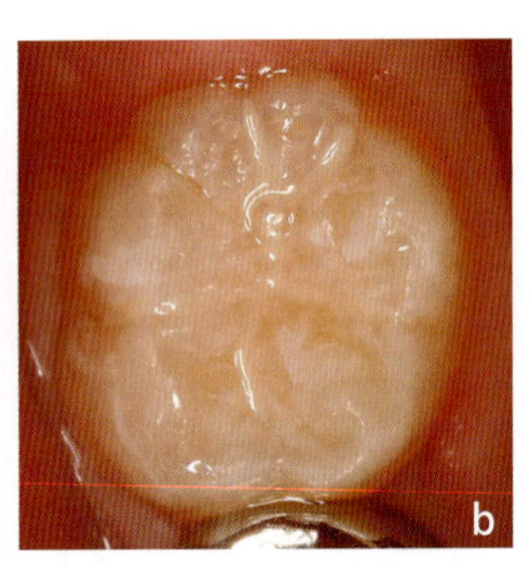

図9　乳歯う蝕の進行抑制を目的として予防塡塞を行った例
使用前（a）および使用後（b）

1）適応

・臼歯咬合面および咬合面から伸びている頰側・舌側面の裂溝
・上顎切歯舌面の盲孔
・異常結節によってできる溝
・癒合歯の癒合部分にできる溝

2）レジン系材料とグラスアイオノマーセメント系材料

（1）レジン系

レジン系の材料を用いる場合は、完全に防湿をすることが長期間維持のために不可欠である。したがって、ラバーダム防湿が可能な歯、すなわちほぼ萌出の完了した歯のみに応用できる。

（2）グラスアイオノマーセメント系

ラバーダム防湿ができない萌出途上の歯にも応用できる。ただし可能な場合はラバーダム防湿を行うのが望ましい。ラバーダムをせずに用いる場合、定期健診時に脱離の有無をチェックして、必要があればすぐに再塡塞するのがよい。

4 予防塡塞（フィッシャーシーラント）の術式と診療補助（レジン系材料を用いた場合の術式例）

使用機材

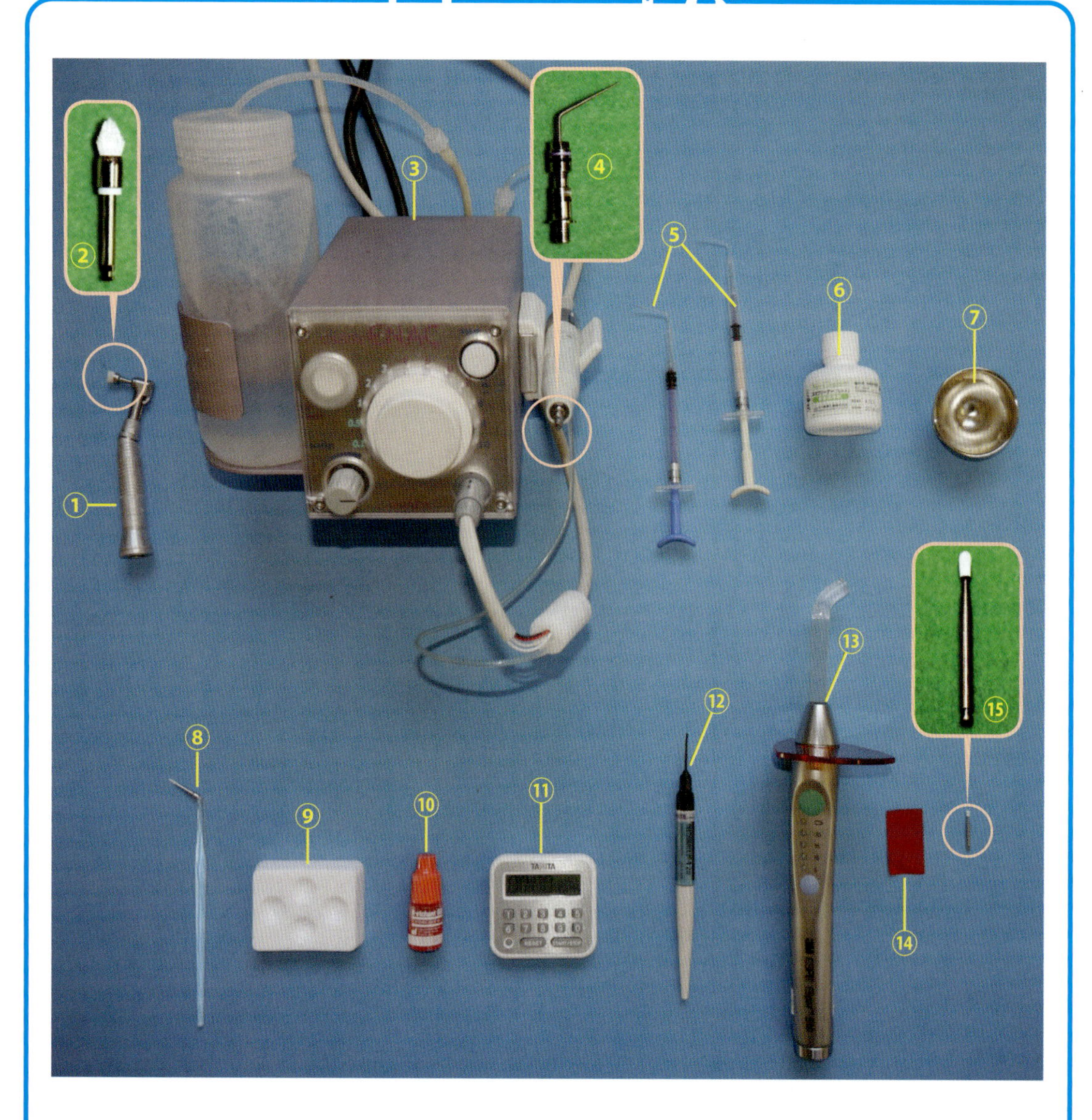

①コントラアングルハンドピース　②ポリッシングブラシ　③超音波発振装置
④小窩裂溝用チップ　⑤ミニュムシリンジ　⑥次亜塩素酸ナトリウム水溶液
⑦過酸化水素水　⑧小筆　⑨薬杯
⑩エッチング材　⑪タイマー　⑫塡塞材
⑬光照射機　⑭咬合紙　⑮研磨用バー

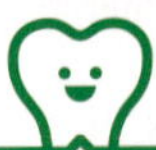

診療手順

術者手順（歯科医師・歯科衛生士）

診療補助および留意点（歯科衛生士）

1 ラバーダム防湿

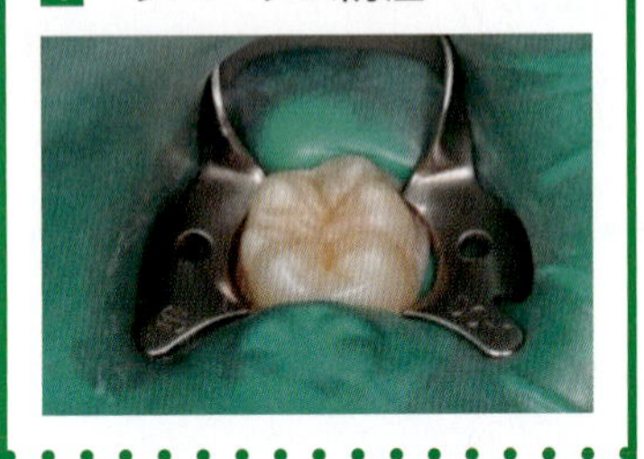

患歯へラバーダム装着を行う。

ラバーダムシートへの穿孔は適正な位置に行う。ラバーダムシート装着時はシートを保持し、術野を明瞭にする。
フレーム装着時もシートは保持する。

2 機械的歯面清掃

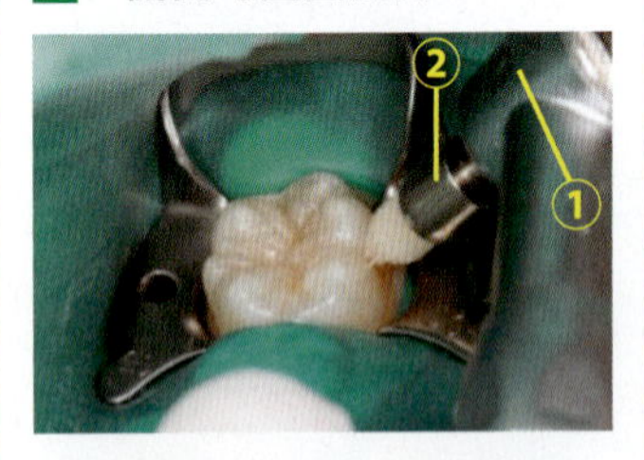

ポリッシングブラシ（②）を用いて、歯面を清掃する。

コントラアングルハンドピース（①）にポリッシングブラシ（②）を装着する。

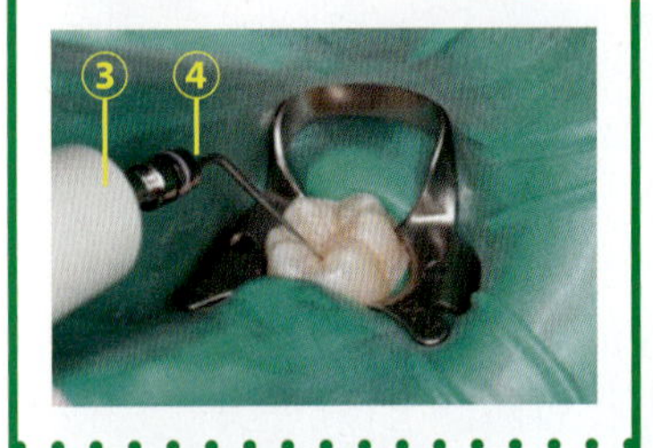

超音波発振装置（③）を用いて、深い裂溝内の清掃をする。

超音波発振装置（③）に小窩裂溝用チップ（④）を装着する。
バキューム操作を行う。

3 化学的歯面清掃

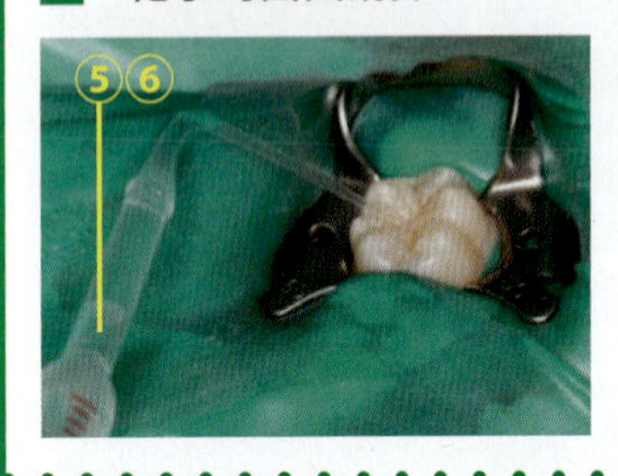

次亜塩素酸ナトリウム水溶液（⑥）と過酸化水素水（⑦）を用いて交互洗浄する。
水洗・乾燥をする。

シリンジ（⑤）に次亜塩素酸ナトリウム水溶液（⑥）と過酸化水素水（⑦）を用意する。
シリンジの受け渡しの際、シリンジの先を患児に向けないよう渡す。
バキューム操作を行う。

4 歯面の酸処理

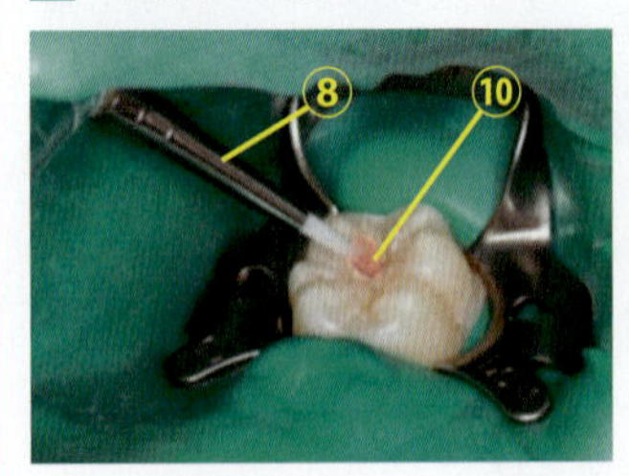

小筆（⑧）を用いて、裂溝部にエッチング材（⑩）（40％リン酸ゲル）を塗布する。
30～60 秒放置後、水洗・乾燥する。

薬杯（⑨）にエッチング材（⑩）を用意し、小筆（⑧）とともに手渡す。
酸処理時間をタイマー（⑪）で計る。
酸処理後、バキューム操作を行う。

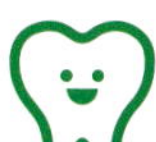

診療手順	術者手順（歯科医師・歯科衛生士）	診療補助および留意点（歯科衛生士）
5 塡塞材の塗布 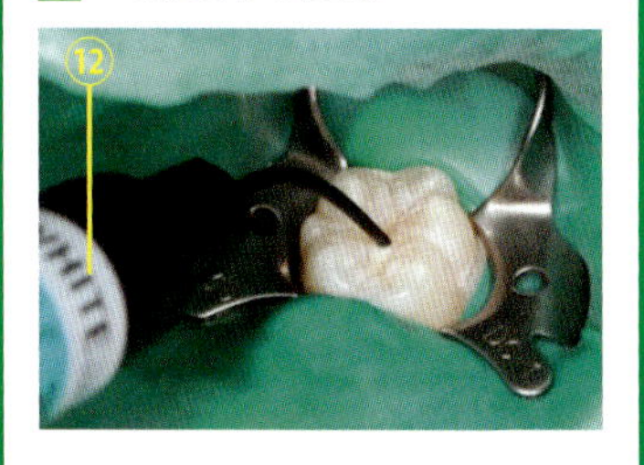 	塡塞材（⑫）を裂溝部に塗布する。 塡塞材の気泡を探針で除去する。 探針で細い裂溝にも塡塞材（⑫）を塡入する。（余剰があれば小綿球で除去する。）	塡塞材（⑫）、探針を手渡す。（余剰を除去する場合は紡錘形の小綿球をピンセットで把持して手渡す。）
6 塡塞材の硬化 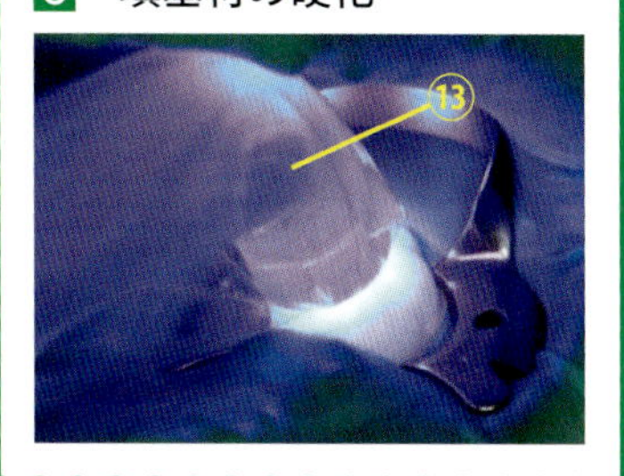 	光照射（⑬）を行って、塡塞材（⑫）を硬化させる。	光照射機（⑬）にノズルカバーを装着して手渡す。 照射機の光を、患児や付き添いの保護者が直視しないよう配慮する。
7 硬化の確認 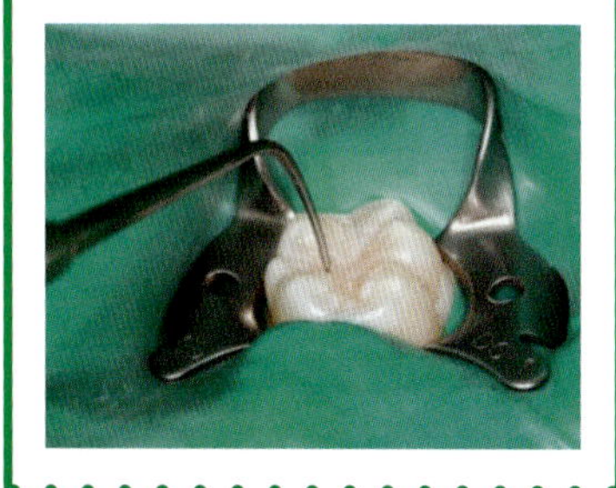	十分に硬化しているか、気泡が入っていないかを探針で確認する。 ラバーダムを除去する。	硬化の確認のため、探針を手渡す。 確認後、バキューム操作を行う。 フォーセップスを手渡し、除去したラバーダムを受け取る。
8 咬合の確認 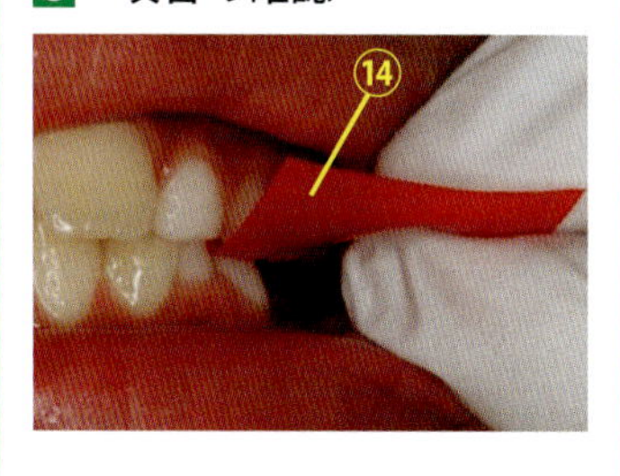 	咬合紙（⑭）で咬合の確認をし、必要があれば研磨用バーを用いて調整する。	咬合紙（⑭）を手渡す。 必要があればコントラアングルハンドピース（①）と研磨用バー（⑮）を用意する。
9 処置完了 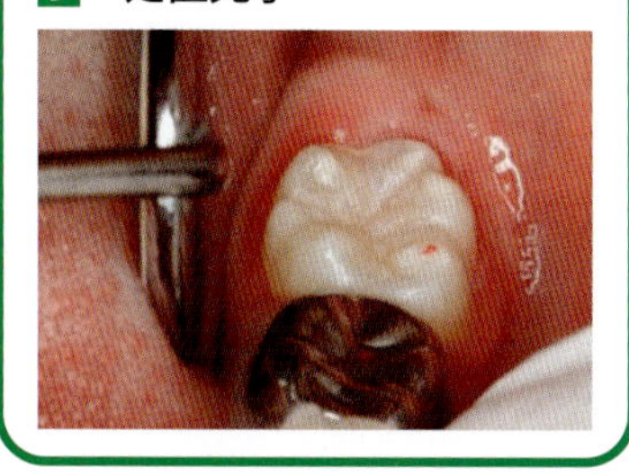		

5 バランスのとれた食事もう蝕予防のひとつ

永久歯胚の形成は、胎児期から始まっているものもあり、また、永久歯の石灰化は出生時から順次進んでいく。そのため、健全な永久歯が形成されるためには、早期からバランスのとれた食事を続けることが重要である。口の中に萌出している乳歯や永久歯に対してフッ化物応用や予防塡塞を行うだけでなく、萌出する前の永久歯のために食事内容に注意を払うことも、う蝕になりにくい歯をつくることにつながる。

6 患児と保護者への小児歯科教育（母親教室）

1 母親教室の重要性

母親教室

乳歯や幼若永久歯のう蝕をはじめとする歯科疾患から小児を守るには、保護者（特に子どもの養育に最も関わることが多い母親）が小児の歯に関して正しい知識をもつことが不可欠である。う蝕がどのようにして発生するのか、家庭でどのような注意をすればいいのかなどについて、適切な知識や技術を伝達する場が母親教室である。歯科医院に定期的に来院して検診を受けることも必要ではあるが、それだけでなく家庭で保護者が子どもの口腔の管理を行わなければ、う蝕予防を図ることはできない。

また、すでにう蝕が発生している小児についても、疼痛や腫脹に対する応急処置が必要な場合を除き、う蝕治療に先んじて母親教室を行うべきである。小児にう蝕が発生しやすく、進行しやすいという特徴をふまえると、家庭において必要な子どもの歯に関する注意点や知識をもたずにう蝕治療を行っても、すぐに新しいう蝕が発生してしまうからである。

2 母親教室の内容

集団指導
個別指導

母親教室は大きく分けて集団指導と個別指導から構成される。集団指導では数組の親子を対象に、う蝕を中心として歯科疾患の原因と予防法についてスライドなどを使って説明がなされる（図 10）。個別指導では、それぞれの小児について、母親が同席のもとでブラッシング指導、食生活習慣の指導が行われる。小児の年齢や成長程度、生活環境によって、個別指導の内容も合わせる必要がある。

低年齢児では、保護者への指導が中心となるが、口腔保健管理に必要な項目に優先順位をつけることで、保護者も継続実施しやすくなることが多い。特に、多発う蝕や口腔衛生管理が不十分な場合には、その事実だけを強調しても逆効果であり、なぜこのような結果に至ったのか、経過について十分に情報収集をし、そのなかから、各家庭で取り組みやすい課題から保護者に働きかけることが重要である。

学齢期では、患児本人の協力や口腔保健の必要性が理解できるようになるので、年齢とともに本人への直接指導の割合を増やしていくが、本人任せではなく、保護者との協力も引き続き大切である。患児の理解度に合わせて、視覚化や数値化をすることで、本人の口腔衛生管理の具体的な目標が示され、モチベーションアップにつなげやすくなる。

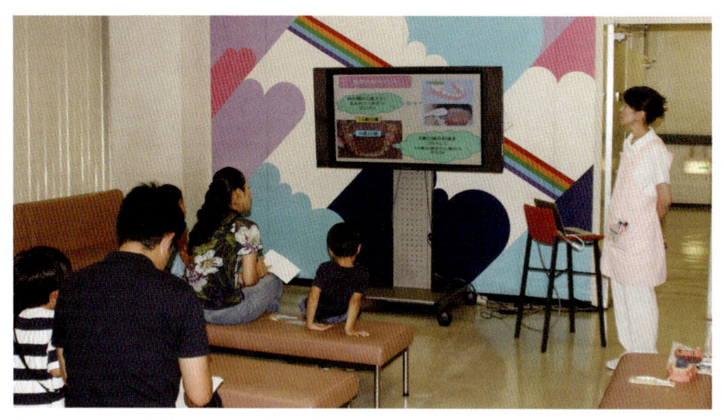

図 10　母親教室における集団指導

7　う蝕の進行抑制

小児にう蝕が発生してしまっても、低年齢であったり、慣れていなかったりするために歯科治療を受けるための十分な準備が整っていないと考えられる場合には、治療が行えるようになるまでの間、う蝕の進行を遅らせる（または停止させる）ことが、その後のスムーズな歯科治療を行うために重要である。以下に示すフッ化ジアンミン銀塗布や暫間的修復に加え、食習慣指導・生活習慣指導を組み合わせてこまめに診察を行い、う蝕の進行停止を図る。

1　フッ化ジアンミン銀

主に、治療のできない低年齢児のう蝕進行抑制を目的に開発された薬剤で、正確には38%のフッ化ジアンミン銀を含む溶液である。

フッ化ジアンミン銀

構造式は $[Ag(NH_3)_2F]$ で、この中に含まれる銀イオン（Ag^+）が歯質の分解を抑制するはたらきをもつ。なお、フッ化ジアンミン銀の利用は「う蝕進行抑制」の手段であり、他のフッ化物のように「う蝕予防」の手段ではないことに留意する。

1）臨床上の注意点

急速に進行しやすい乳歯う蝕に対する暫間的処置として効果がある一方で、銀化合物の沈着のためにう蝕に罹患した歯質が黒変する（**図 11**）。審美性を損なうため、塗布にあたっては保護者に十分な説明を行い、了承を得ることが必要である。また、乳歯にのみ使用し、永久歯には使用できない。

また、フッ化ジアンミン銀は、乳歯う蝕の進行抑制のために一時的に塗布するものであるため、小児の歯科治療への協力度が向上した場合はコンポジットレジン修復などのう蝕治療を行う。

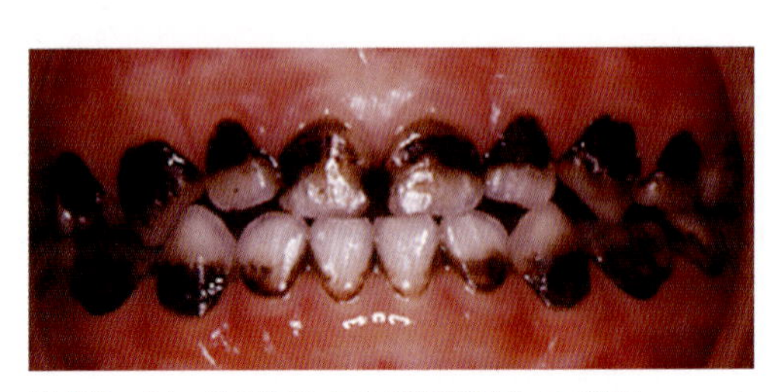

図 11　フッ化ジアンミン銀を塗布した歯面

MEMO

フッ化ジアンミン銀のう蝕進行抑制効果

近年は低年齢児のう蝕治療についても、保護者から審美性の観点からの希望があることが多い。フッ化ジアンミン銀は歯質が黒くなるために保護者に敬遠されがちだが、う蝕の進行抑制という面では非常に優れた効果がある。フッ化ジアンミン銀を塗布し、かつ、ブラッシングの状態や間食の摂取状態が改善されていれば、う蝕はほとんど進行しなくなる。そのため、保護者の同意があるのであれば、最初から無理をしてう蝕治療を行うよりも、フッ化ジアンミン銀の塗布後、小児が歯科治療に協力的になった時点で修復治療を行うほうがよい。

2 暫間的修復

暫間的修復

一時的にグラスアイオノマーセメントを充填する方法は、非侵襲的修復療法（atraumatic treatment：ARTテクニック）と呼ばれる。

治療への協力が得られない場合に、手用切削器具を用いてう蝕歯質や食物残渣を簡単に取り除いたうえで、グラスアイオノマーセメントを一時的に充填する方法である。う蝕は完全に除去されていないが、セメントによって歯髄への不快刺激を遮断でき、う窩への細菌侵入を防ぐ。また、セメントからのフッ素徐放性も期待でき、う蝕の進行を抑制できる有効な方法である（**図 12**）。

（櫻井敦朗、安部晴美）

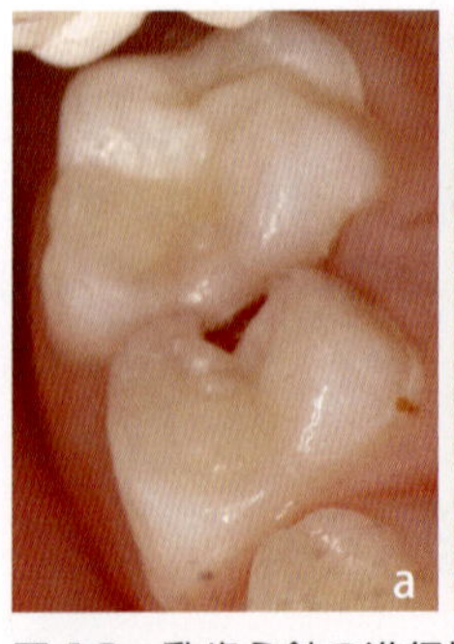

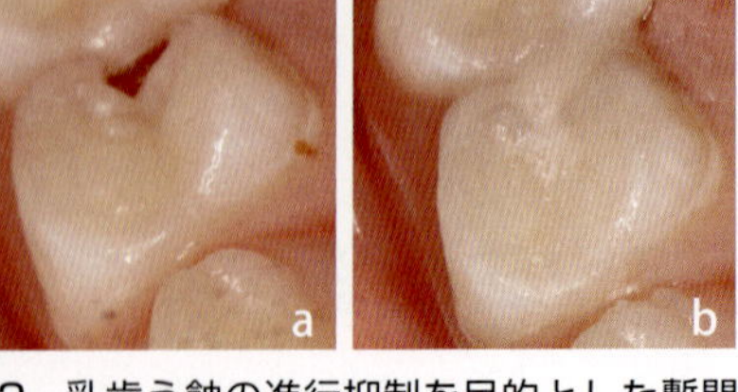

図 12　乳歯う蝕の進行抑制を目的とした暫間的修復の例
a：処置前、b：処置後。

歯科衛生過程

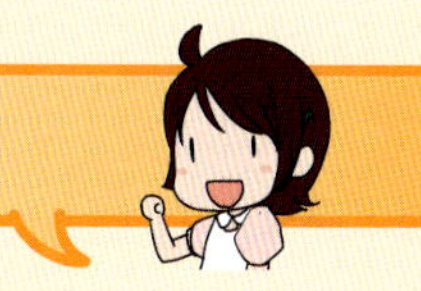

事例　う蝕多発傾向者

対象者：２歳２か月、男児。

現病歴：１歳６か月児歯科健康診査で歯の汚れを指摘され、歯磨きの指導を受けて、母親が頑張って磨いていた。次第に仕上げ磨きを嫌がって暴れることが多くなり、本人に任せてしまっていたところ、１か月前より前歯が黒っぽくなってきていることに母親が気づき、歯科医院を受診した。

既往歴：なし

家族歴：特記すべき事項なし（父、母、本人〈第一子〉）

全身所見：独歩可能。会話は２語文。ぶくぶくうがいは試したことがないが、口に水を含んで飛ばすことはできる。

現症：B┼B 隣接面が黒変している。D┼D 咬合面も茶褐色に変色している。
全歯に歯垢の付着がみられる。

情報収集

〈主観的情報（S）〉

主訴：上顎乳前歯の黒変。歯磨きがうまくできない。

現病歴：１か月前より、前歯が黒っぽくなってきていることに母親が気づいた。

医科的既往歴：なし

服薬：なし

生活習慣：保護者による仕上げ磨きはできず、本人磨きとなっている。
食事は３回食、普通食（幼児食）を問題なく食べられている。間食内容は、菓子類を好み、飲料もジュース類が多くお茶は好きではない。就寝時には、哺乳瓶での授乳を続けている。

心理・社会・行動面：①本人は歯磨きに限らず、何でも自分でやりたがることが多い。
②母親は、第一子なので、息子との関わりに悩むこともあるが、健康診査などでは特に心配はないといわれている。
③仕上げ磨き実施時に暴れる。

〈客観的情報（O）〉

コミュニケーション能力：２語文

診断名：B┼B C_2　D┼D 咬合面 C_1
歯口清掃状態不良。全歯に歯垢の付着がみられ、不潔性歯肉炎発症といえるかどうかギリギリのレベル。

対象者から得られた情報を、ヒューマンニーズ概念モデルを用いて、情報の整理（歯科衛生アセスメント）を行い、その内容から歯科衛生上の問題を明確化して歯科衛生診断を行う（**表 6**）。この事例は２歳２か月で、歯磨きや食内容などの口腔衛生管理は、基本的には保護者の責任のもと行われなくてはならない。歯科衛生診断は、

①原因句：定期健診の未受診、仕上げ磨きの未履行
　診断句：う蝕進行状態
②原因句：仕上げ磨きの未履行
　診断句：歯肉炎のリスク
③原因句：保護者への教育の機会不足
　診断句：乳幼児の口腔管理に関する保護者の知識不足
④原因句：幼児期口腔管理の知識不足
　診断句：口腔管理不足

とした。

表 6　歯科衛生アセスメント・歯科衛生診断－優先順位の決定

欠落したニーズ	アセスメント			歯科衛生診断	優先順位	理由
	情報（S）	情報（O）	解釈・分析	歯科衛生診断文		
生物学的に安定した歯・歯列（硬組織の健康）	・上顎乳前歯の黒色変化	・$\underline{B+B}$ 隣接面 C_2 ・$\overline{D\|D}$ 咬合面 C_1	１歳６か月健診で汚れを指摘されたにもかかわらず、その後の健診も受診しておらず、仕上げ磨きが不十分なため、カリエスに至ったと考えられる	原因句：定期健診の未受診　仕上げ磨きの未履行 診断句：う蝕進行状態	1	治療を優先とする
頭頸部の皮膚、粘膜の安定（軟組織の健康）		・全顎の GO	保護者による仕上げ磨きが未履行で本人任せになっている　そのため、口腔清掃が不十分であることが原因と考えられる、歯肉辺縁に軽度の炎症症状がみられる	原因句：仕上げ磨きの未履行 診断句：歯肉炎のリスク	4	口腔の健康管理が定着すれば解決する
概念化と理解（口腔健康に関する知識）	・歯磨きは本人任せ ・間食は菓子類 ・ジュースの常飲 ・就寝時の哺乳瓶使用	・全顎の歯垢付着 ・本人とのコミュニケーションは２語文	母親は子どもの口腔に関心があるが、１歳６か月児歯科健康診査以降、他者からのアドバイスを受けておらず、具体的な予防手段を保護者が理解できていない。第一子のため不安も重なり、実行に移せないでいる状況である	原因句：保護者への教育の機会不足 診断句：乳幼児の口腔管理に関する保護者の知識不足	2	保護者に知識面をしっかり理解してもらい、幼児への口腔管理を行ってもらうため
口腔の健康に関する責任（口腔健康に関する行動）	・本人が歯磨きしている ・保護者は仕上げ磨きをしていない ・仕上げ磨きのとき暴れる ・口に水を含んで飛ばすことはできる	・全顎歯垢付着	自身での歯磨きは積極的に行動を起こしているが、母親の第一子の育児に対する不安や、仕上げ磨きを嫌がり暴れる子どもへの仕上げ磨きの方法などの知識が不足しているため、口腔清掃は本人任せとなり、口腔管理ができていない 間食でのお菓子、ジュース類の常飲も重なり、口腔衛生状態が低下している	原因句：幼児期口腔管理の知識不足 診断句：口腔管理不足	3	知識の理解のもと、技術の提供をステップごとに習熟してもらう

歯科衛生診断の項目ごとに、長期目標および短期目標を立て、歯科衛生計画を立案し、介入実施後、歯科衛生評価を行う（**表 7a、b、c、d**）。

表7a 歯科衛生計画立案・実施・評価 **優先順位1位**

歯科衛生診断1：定期歯科健診の未受診と仕上げ磨きの未履行に関連したう蝕の進行状態				
長期目標	早急なう蝕の治療と定期健診の遂行		実施	評価
短期目標	①歯科治療を開始する	E-P 歯科治療の早期受診を促す C-P O-P 来院状況を確認	○月○日 治療実施	当日指導 治癒
	②定期健診の受診	E-P 保健センターの健診以外に歯科医院への検診を勧める C-P 次回までの目標を明確にしてアポイントをとる O-P 次回来院時目標達成度	○月×日	次回来院時

表7b 歯科衛生計画立案・実施・評価 **優先順位2位**

歯科衛生診断2：保護者の教育の機会不足に関連した幼児の口腔管理に関する保護者の知識不足				
長期目標	保護者が幼児の口腔管理に関する知識を身につける		実施	評価
短期目標	①歯磨きの重要性を理解する	E-P 幼児期の口腔内と仕上げ磨きの必要性について説明 C-P 保護者に幼児の口腔内の観察方法を実施してみせる O-P 保護者の反応と理解度を確認	○月○日	当日の反応
	②就寝時の哺乳瓶使用の為害性を知る	E-P 就寝時の授乳の為害性を説明し中止できるか話してみる C-P 具体的な就寝時授乳中止の方法を説明（内容を白湯にする、一度開始したら後戻りをしない…他） O-P 次回来院時状況を確認	○月○日	当日の理解度
	③仕上げ磨きを嫌がる原因と解決手段を知る	E-P 嫌がる原因について挙げ、本人の理由を見つける C-P 嫌がる原因をなくすための具体的な方法を模索する O-P 次回来院時状況を確認	○月○日	当日の理解度

表7c 歯科衛生計画立案・実施・評価 **優先順位3位**

歯科衛生診断3：保護者の幼児期口腔管理の知識不足に関連した幼児の口腔管理不足				
長期目標	保護者が幼児の口腔管理を身につける		実施	評価
短期目標	①仕上げ磨きが実施できる	E-P 口腔周囲筋脱感作療法などからはじめ、1日1回は歯ブラシで仕上げを行う C-P 口腔周囲筋脱感作療法、小帯排除、歯ブラシの圧力や、動かし方を指導 O-P 次回実施状況確認	○月○日	当日指導 次回来院時
	②哺乳瓶の使用がなくなる	E-P 哺乳瓶内を白湯にしたことでやめられるよう指導 C-P 嫌がっているが哺乳瓶の中身を白湯にする O-P 数日でやめられる	○月△日	次回来院時
	③甘味摂取のコントロールができる	E-P 甘味摂取とう蝕の関係について説明 C-P 具体的な甘さについて例（写真・絵本など）を挙げて選択できるようにする O-P 実施状況を確認	○月○日 ○月×日	当日指導 次回来院時

表7d　歯科衛生計画立案・実施・評価　**優先順位4位**

歯科衛生診断4：仕上げ磨きの未履行に関連した歯肉炎のリスク				
長期目標	歯肉炎のリスクが消失する		実施	評価
短期目標	①仕上げ磨きを実施する	E-P　仕上げ磨きができるようになれば直ることを説明 C-P　歯磨圧や歯ブラシの当たる位置を確認 O-P　歯肉炎症軽減	◎月□日	次々回来院時

※ C-P（ケア計画　care plan）
カウンセリングやスケーリングなどの歯科衛生過程による患者への直接的行為の計画。
※ E-P（教育計画　educational plan）
歯科保健に関する指導や健康教育など、歯科衛生士が患者に行う教育関連の計画。
※ O-P（観察計画　observation plan）
歯科衛生士のケアや指導によって、患者の状態が変化したか観察する計画。

乳幼児期の事例に関しては、保護者への指導が重要であるが、特に養育環境など関連する情報収集を丁寧に行うことで、より家庭で実践しやすい管理計画を立案し、継続的な実施に結び付けることが大切である。

（弘中祥司、内海明美）

Column

水道水フッ素化と米軍基地

各地域の自治体がフッ化物を上水道に添加し、上水道を利用する多数の住民のう蝕発生を抑制する方法を水道水フッ素化と呼ぶ。実施している地域のフッ素濃度は、0.8ppm程度である。局所的ではなく全身応用を行う方法であり、歯冠形成中の永久歯胚に効果がある。本文中で取り上げたフッ化物の利用法のなかでも、最もう蝕抑制効果の高い方法とされており、現在世界で3億人以上がフッ素化された水道水を利用している。しかし、日本国内では、各地に点在する米軍基地内を除き実施されていない。フッ化物を過剰摂取した場合、中毒や歯のフッ素症（エナメル質の白斑や実質欠損）が生じうることが、日本では懸念されているためである。

一方、アメリカ国内では安い費用で高いう蝕抑制効果が期待できるという考えから、多くの自治体が水道水のフッ素化を行っており、多数のアメリカ人が居住する基地内でもフッ素化された水道水が利用されている。なお、第二次世界大戦後、米軍統治下にあった沖縄でも、日本返還の1972年まで多くの地域で水道水のフッ素化が行われていた。水道水へのフッ化物添加については、国内外で賛成および反対の立場からさまざまな議論がなされており、一致した見解は得られていないのが現状である。

文献

1）Caufield PW, et al：Initial acquisition of mutans streptococci by infants：evidence for a discrete window of infectivity, J Dent Res, 72：37-45, 1993.
2）Fujiwara T, et al：Caries prevalence and salivary mutans streptococci in 0-2-year-old children of Japan, Community Dent Oral Epidemiol, 19：151-154, 1991.
3）近藤清志：第一大臼歯のう蝕罹患に関する研究－萌出過程におけるう蝕罹患様相について－，日大歯学，58：85-95，1984.
4）眞木吉信：う蝕予防－年齢に応じたフッ化物応用の新しい知識－，吉田昊哲ほか編，小児歯科は成育医学へ－今を知れば未来がわかる，デンタルダイヤモンド社，東京，2011，98-99.
5）Sjögren K et al：Effect of a modified toothpaste technique on approximal caries in preschool children, Caries Res, 29：435-41, 1995.
6）飯田博子：フッソバーニッシュとは，吉田昊哲ほか編，小児歯科は成育医学へ－今を知れば未来がわかる，デンタルダイヤモンド社，東京，2011，98-99.
7）長縄弥生：歯科衛生士の基礎力を高めよう！－問題志向型で考える、領域を越えた連携のコツ－，障歯誌，36：72-77，2015.

第17章 やってみよう

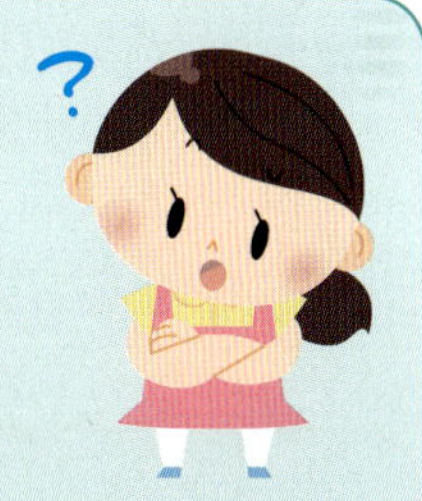

以下の問いに○×で答えてみよう（解答は巻末）

1．ミュータンスレンサ球菌の定着時期は、小児のう蝕発生リスクに大きく影響する。
2．小児の歯ブラシの持ち方は、年齢にかかわらずペンを持つような握り方がよい。
3．保護者による仕上げ磨きは、フォーンズ法で行うのがよい。
4．歯垢染色剤を用いたブラッシング指導は、定期的に繰り返して行うのがよい。
5．三食をしっかり摂ることは、有効なう蝕予防の手段である。
6．間食はう蝕の発生リスクを上昇させるので、控えるべきである。
7．フッ化物洗口は、３歳未満の低年齢児にも利用することができる。
8．フッ化物局所塗布では、0.2％フッ化ナトリウム溶液が用いられる。
9．予防塡塞においてレジン系材料の利用は、ラバーダム防湿が可能な歯に限られる。
10．母親教室は、通常う蝕治療終了時に行われる。

第18章

リコール（定期健診）

18

おぼえよう

①リコールの目的は、歯科医院での専門的な管理を通じて口腔領域の健全な発育を図ることである。
②リコールの目的を達成するには、歯科医療従事者の努力と患者や保護者の積極的な協力が不可欠である。
③リコールの間隔は一般的には3～6か月であるが、個々の患者の状況に応じて決定する。
④リコールの検査項目には、口腔清掃状態および食生活の把握、歯、口腔軟組織、修復物、歯列・顎の成長状態、口腔習癖の有無などが挙げられる。

1　リコールの目的

リコール

リコール（定期健診）とは、子どもの成長が終了するまで一定期間ごとに来院させ、継続的な口腔領域の管理を行うことである（**図1**）。乳歯列期や混合歯列期でのう蝕や口腔習癖などの異常の発生は、顎骨の成長阻害や歯列不正を引き起こす危険性を増加させる。このため、リコールを通じて口腔領域の健康な状態の維持を図り、もし新たな異常が発見されたら早期に治療を行い、その後、う蝕などの管理を継続することが健全な永久歯列の獲得のためには重要となる。以上のように、小児歯科におけるリコールの目的は、歯科医院での専門的な管理を通じて口腔領域の健全な発育を図ることであると定義される。

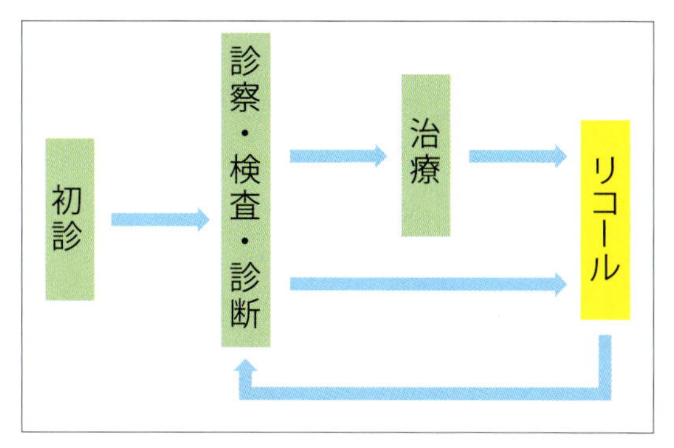

図1　リコールの流れ

2 リコールの管理

リコールの目的を達成するには、歯科医療従事者の努力だけでは不十分であり、患者や保護者の積極的な協力が不可欠である。このため、患者や保護者にはリコールの意義とその必要性を理解させたうえでの同意を得ることが重要である。リコールに対する説明を行う際に指導用の冊子を渡し、それを使用することは保護者の理解を深めるために有効である（**図2**）。

リコールの日程は治療終了後に決定することが多く、次回の来院日までに数か月の間隔があるため忘れてしまうことが考えられる。このため、健診日が近くなってから保護者への通知を行うことが望ましい。通知方法には電話やハガキなどがよく用いられている。ただ、電話による通知では、患者宅が不在の場合や伝言などにより、連絡がうまく伝わらない可能性がある。その点、ハガキを用いたほうが、リコールに同意した保護者へ通知が届きやすく確実であるといえる。また、ハガキには次回来院時に持参してもらう物や患者への依頼事項などを記載し送付できるといった利点がある（**図3**）。

患者への通知漏れを防ぐため、患者氏名、保護者氏名、郵便番号、住所、電話番号、生年月日、リコール予定日などの情報を管理することが必要である。これらの情報はノートなどに記入し管理を行ってもよいが、さまざまな用途に対応したソフトが販売されており、多くの情報を管理するのに優れていることからパソコンを用いると便利である。また、患者情報の管理には、個人情報保護の関連から十分な注意が必要である。

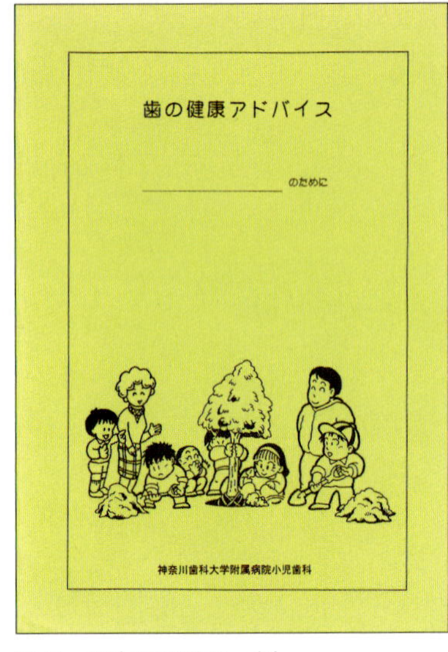

図2　配布用冊子の一例

定期検診のお知らせ

その後お口の状態はいかがですか？

定期検診の時期が近づいて来ました。

＿＿月中に来院されますよう，電話にてご予約をおとりください。

＊**歯ブラシ**と**ハンカチ**をお持ちください。

＊唾液検査を行うため，予約時間の**2時間前**から，歯磨き，うがい，飲食は避けてください。

定期検診は保険適応外です。

20　年　月　日
神奈川歯科大学附属病院　小児歯科
Tel　046-822-8886　（直通）

月	(P)	Dr.	DH.

図3　リコール通知ハガキの一例

3　時期と間隔

小児歯科におけるリコールは、乳幼児期から口腔諸器官の発育が終了する20歳頃までとされている。しかし、患者が自身の健康を守る意義を理解し、望ましい行動が身につくまでは年齢にかかわらず継続する必要がある。リコールは通常3か月～6か月の間隔で行うことが一般的であるが、すべての患者で画一的に行うのではなく、個々の患者の口腔内環境を考慮して決定する。すなわち、保護者へのアンケート（**図4**）やう蝕活動性試験などを行った結果、う蝕の発症リスクが高いと判断される場合は来院間隔を短くし、口腔衛生指導の頻度を増やしたほうがよい。

う蝕活動性試験

また、萌出直後の歯は耐酸性能が低くう蝕感受性が高いため、歯が萌出する時期にはリコール間隔を短くしたほうがよい。さらに、混合歯列期の歯列咬合の変化が著しい時期や咬合誘導装置を装着している場合も、来院間隔を短くすることが望ましい[1]。小児の口腔内では、短期間で病巣の形成や咬合関係の変化を生じるため、リコールの間隔を6か月以上あけるべきでない[2]。

定期診査アンケート(継続)

プロトコールNo(　　　　)
カルテNo(　　　　)

記入年月日:　　年　　月　　日
氏名:
年齢:　　　歳　　記入者:　　　　続柄:

1.前回の定期診査より今日までのお子様の健康状態についてお聞きします
1)何か病気をしましたか　　いいえ・はい(いつごろ　　、病名　　)
(経過　治った・現在も治療中)
2)現在のお子様の健康は　　(良い・ふつう・悪い(具体的に　　)
3)現在常用している薬はありますか　いいえ・はい(薬品名　　、病名　　)

2.歯の状態についてお聞きします
1)前回の定期診査から
今日まで変わったことはありますか　　いいえ・はい
どこが(　　)
いつごろ(　　)
どうした(　　)
2)お口の周りの癖についてお聞きします
何か噛んだり、しゃぶったりすることはありますか　　いいえ・はい
どのように(　　)

3.歯磨きについてお聞きします
1)以前に比べてお子様は
よく歯磨きをするようになりましたか　　いいえ・はい
2)以前指導した内容を
お子様はご自宅で実践していますか　　いいえ・はい
具体的に何をしていますか
(　　)
3)お子様は自分で1日に何回歯磨きしますか　　朝・昼・夜・
就寝前　　分前・間食後
しない
4)お子様の歯磨きを手伝いますか　　いいえ・はい
必ずする　　誰が
5)お子様の歯磨きに対する対応は　　進んで行う・言えば行う・嫌がる

裏面に続く　　神奈川歯科大学附属病院　小児歯科

4.食事についてお聞きします
1)現在の食欲はどうですか　　良い　ふつう　悪い
2)食事の好き嫌いはありますか　　いいえ・はい
好きなもの(　　)

5.間食についてお聞きします
1)時間は決まっていますか　　いいえ・はい
(時間　　回数　　)
2)どのようなものを与えていますか　　(食品　　)
(飲料　　)
3)甘いものをほしがりますか　　いいえ・はい
たとえば(　　)
4)それをあげますか　　よく　・時々　・いいえ
5)食べた後、お口のお手入れをしますか　　いいえ・はい
うがいをする・歯磨きをする
その他(　　)

6.保護者の方にお聞きします
1)普段からお口のなかをよく見ていますか　　いいえ・はい
2)今日の定期診査に際して、何かご希望はありますか　○をつけてください
a)虫歯についてみてほしい
b)歯並びについてみてほしい
c)フッ素を塗ってほしい
d)歯磨き法を指導してほしい
e)虫歯の原因について知識を深めたい
f)食事、間食指導を受けたい
g)磨けていない部分があるか見てほしい
h)その他

7.その他、ご希望、ご意見ありましたらお書きください

神奈川歯科大学附属病院　小児歯科

図４　リコール時アンケート用紙の一例

4　診察・検査項目

1　口腔清掃指導と食生活指導

口腔清掃指導

口腔清掃状態の検査は歯垢染色液などを用いて行い、年齢に応じた口腔清掃指導を行う（**図５**）。特に、低年齢児は自身でのプラークコントロールが困難であるため、保護者による仕上げ磨きに対する指導が中心となる。８歳過ぎまでは保護者による仕上げ磨きが必要であるが、小学生の小児では仕上げ磨きを嫌がることが多くなり、やめてしまう保護者が少なくない。このため、本人による口腔清掃が十分に行えると判断できるまでは、仕上げ磨きの実施状況の確認を行うことは重要である。また、第一大臼歯の萌出時期にはその萌出状態を確認してもらい、状況に応じた清掃方法を指導する必要がある。

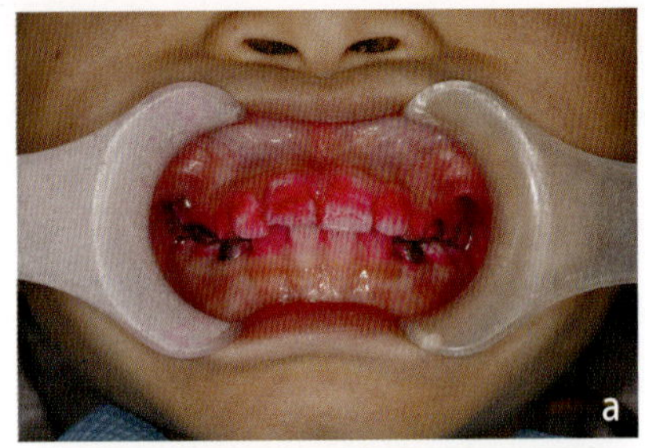

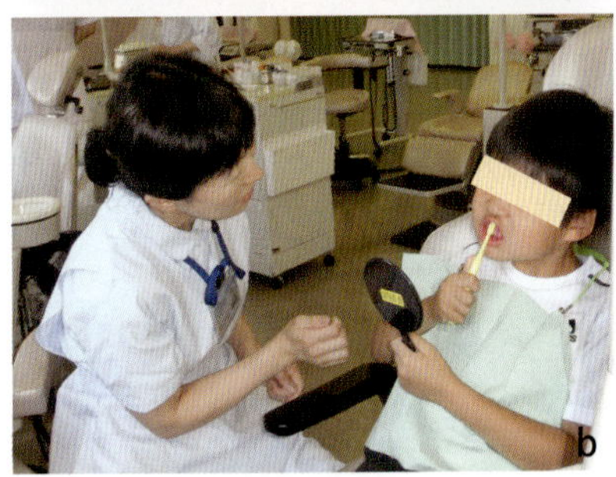

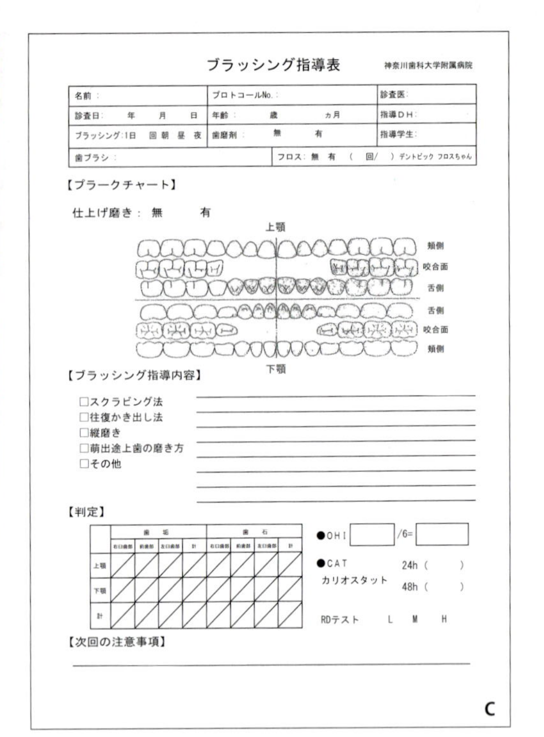

ブラッシング指導表　神奈川歯科大学附属病院

名前：	プロトコールNo.：	診査医：
診査日：　年　月　日	年齢：　歳　ヵ月	指導DH：
ブラッシング：1日　回 朝 昼 夜	歯磨剤：　無　有	指導学生：
歯ブラシ：	フロス：無　有　（　回/　）デントピック フロスちゃん	

【プラークチャート】

仕上げ磨き：　無　　有

上顎　頬側　咬合面　舌側　舌側　咬合面　頬側　下顎

【ブラッシング指導内容】

□スクラビング法
□往復かき出し法
□縦磨き
□萌出途上歯の磨き方
□その他

【判定】

	歯垢				歯石			
	右臼歯部	前歯部	左臼歯部	計	右臼歯部	前歯部	左臼歯部	計
上顎								
下顎								
計								

●OHI　　/6=

●CAT　カリオスタット　24h（　）　48h（　）

RDテスト　L　M　H

【次回の注意事項】

c

図 5　口腔清掃指導の一例
a：染め出し後の口腔内写真
b：歯科衛生士による口腔清掃指導
c：記録用紙の一例

食生活指導

食生活指導では、日頃の食事や間食状況を把握することが重要である。具体的には、三度の食事をしっかりと摂っているか、間食の頻度や種類はどのようなものであるか、習慣的な飲み物は何であるかなどが挙げられる。食生活に問題がみられれば原因を追究し改善を図る必要がある。また、乳幼児期の患者の場合は、離乳の状況についても問診を行うことが重要であり、卒乳や離乳に関する指導を行うこともある。

2 歯

う蝕、外傷、咬耗などによる歯質の欠損や色調の変化の有無を検査する。う蝕や外傷には、それぞれ好発年齢や好発部位があるため、検査時には留意すべきである。

3 口腔軟組織

歯肉では発赤や腫脹の有無、瘻孔や膿瘍などが形成されていないかを確認する。また、頬粘膜、舌や口唇では色調および形態の異常や潰瘍形成の有無などを検査する。さらに、上唇小帯や舌小帯の付着位置の確認を行う。小帯付着異常が疑われる場合は、口唇や舌の運動障害の有無についても検査する。

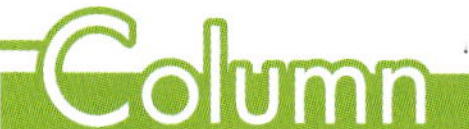

食後の歯磨きについて

近年、食後すぐに歯磨きをすると歯を溶かしてしまうとの説がさまざまなメディアを通じて報道された。このため、患者からの歯磨きを行うタイミングについての質問を受けることが少なくない。食後すぐの歯磨きを否定する報道は、2004（平成16）年に海外紙で発表された論文が根拠となっているようである。この論文で行われた実験は、酸性の飲料物である炭酸飲料水（pH2.9）に象牙質の切片を90秒間浸した後、口腔内にて一定時間（0、10、20、30、60分間）放置させ、それぞれの切片に対して歯磨きを行った際の摩耗状況を比較したものである。その結果、口腔内での放置時間が30分未満の切片では、歯ブラシにより有意に大きな摩耗が認められたと報告されている[3)]。

ただ、実際の口腔内では、食物由来の酸性物質は唾液により中和される。さらに、歯の表面は実験で用いた象牙質よりも耐酸性能の高いエナメル質で覆われている。これらのことから、一般的な食事で摂取される酸による歯に対する影響はほとんどないと考えられる。実際、日本小児歯科学会では、食後すぐに歯磨きを行い、早期にプラークと口腔内に残る糖質を除去することにより、う蝕関連細菌による酸産生を抑制し歯の脱灰を防ぐことのほうが重要であるとの見解を示している[4)]。

4 修復物

修復物の破折、脱離や色調の変化などの有無を確認し、異常が認められる場合は再度修復処置を行う。

5 歯・歯列・咬合・顎の発育

歯数の確認、萌出および脱落歯の有無や歯列咬合の状態を検査する。これらの異常のほとんどは自覚症状を伴わないため見過ごされやすい。特に、歯の交換期ではリコールの際に入念な検査が必要であり、状況に応じて来院間隔を短くすることを検討する。もし、異常が発見されれば早期に適切な対応をとることが必要である。

また、咬合誘導装置を装着している場合はその効果を確認し、適切な時期に撤去することが重要である（**図9**）（「第16章2-①-1）クラウンループ保隙装置」p.180参照）。

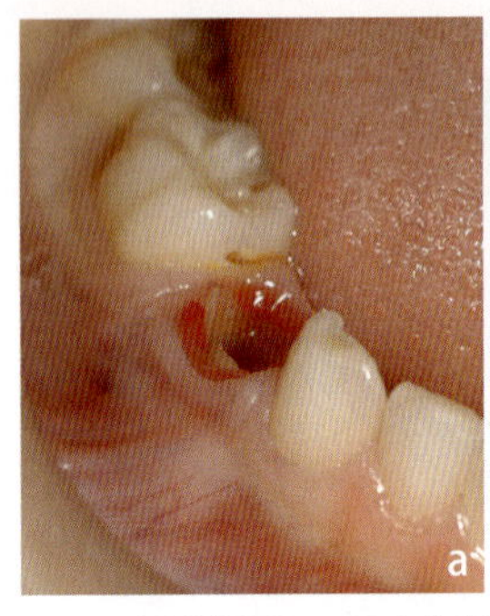
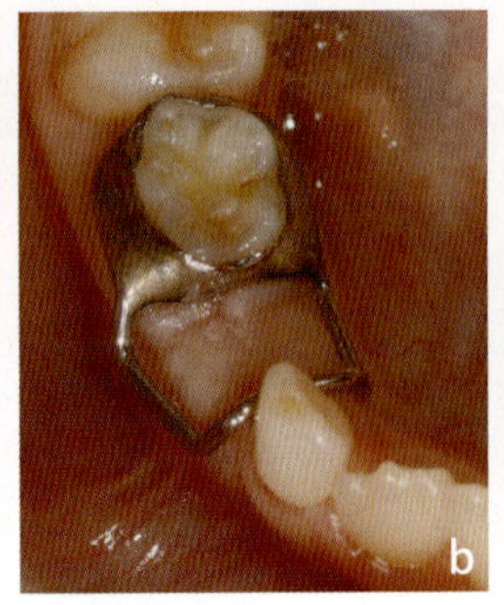
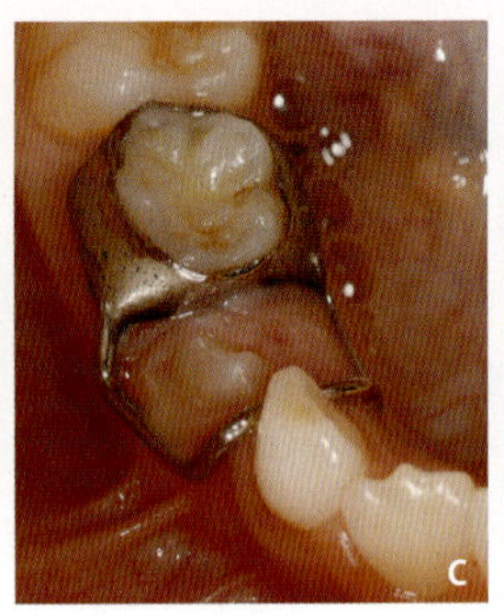
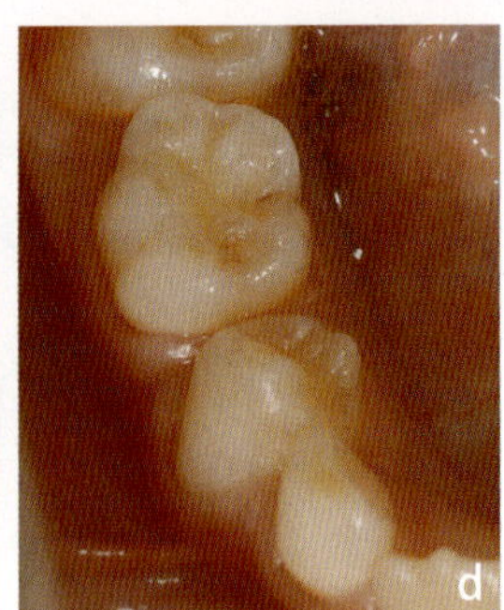

図9　保隙装置にて永久歯萌出スペースの管理を行った一例
a：抜歯前の口腔内写真（6歳2か月）
b：バンドループ装着時の口腔内写真
c：バンドループ撤去時の口腔内写真（9歳4か月）
d：装置撤去後3か月の口腔内写真（9歳7か月）

Column

保護者に気づいてほしい口腔機能の異常

子どもが無意識にお口を“ぽかん”と開けている姿はよくみられ、見た目の印象が悪いものと広く認識されている。このため、保護者はその姿に対して注意を行うことがあるが、口腔機能の異常と捉えられずに安易に放置されているものも少なくないと思われる。“お口ぽかん”は臨床的には口唇閉鎖不全症として定義されており、口呼吸との間に関連があることが示唆されている[5]。

ヒトの呼吸様式は鼻呼吸を基本としているが、口呼吸の疑いのある子どもが一定数存在している。鼻呼吸では呼気中の異物が直接体内に入ることを防ぎ、取り込む空気の加湿および加温ができるが、口呼吸にはこれらの働きがない。このため、日常的な口呼吸がアレルギー疾患などの全身疾患の発症に関与するとの報告がある[6]。また、口呼吸による口腔内の乾燥が慢性化すると、歯の着色や口臭などがみられるようになるだけでなく、う蝕や歯肉炎などの歯科疾患が重症化することが示されている[7]。さらに、小児期の口呼吸は歯列咬合および顎顔面の成長発育に悪影響を及ぼすことが報告されている[8]。このように、さまざまな疾患との関連性が示唆される“お口ぽかん”は、歯科医院で行う口腔筋機能療法（MFT）などにより改善することが多いため、保護者が気づき歯科医院で相談してほしい口腔機能の異常であるといえる。

6 口腔習癖

習癖除去装置

吸指癖、咬爪癖、咬唇癖、弄舌癖などの有無を確認する。不正咬合の原因となる習癖が発見されれば改善するように指導を行い、状況に応じて習癖除去装置の装着も考慮に入れて対応する（「第16章4 口腔習癖への対応」p.184参照）。また、口呼吸を行っている場合は、歯列不正に加えてう蝕や歯肉炎などの原因にもなるため、鼻疾患の有無の確認を含めて対応を検討する必要がある。

（保田将史、木本茂成）

文献

1）新谷誠康ほか編：小児歯科学 ベーシックテキスト，第2版，永末書店，京都，2019，190.
2）高木裕三ほか編：小児歯科学，第4版，医歯薬出版，東京，2011，336.
3）Attin T, et al：Brushing abrasion of softened and remineralised dentin：an in situ study, Caries Res, 38（1）：62-66, 2004.
4）日本小児歯科学会：食後の歯みがきについて，http://www.jspd.or.jp/contents/main/proposal/index09.html（2017.06.29 アクセス）
5）坂東智子：口腔閉鎖機能と口呼吸の関連性，九州歯科学雑誌，60（1）：9-23，2006.
6）Izuhara Y, et al：Mouth breathing, another risk factor for asthma：the Nagahama Study, Allergy, 71（7）：1031-1036, 2016.
7）西川聖二ほか：口呼吸が関連した歯肉炎の長期観察症例，日歯周病会誌，37（1）：175-184，1995.
8）飯野靖子ほか：口呼吸と顎顔面の成長変化との関連－模型及び正面頭部X線規格写真分析，Orthod Waves，60（1）：18-24，2001.

第18章 やってみよう

以下の問いに○×で答えてみよう（解答は巻末）

1．う蝕の罹患経験のない者にリコールによる管理は必要ない。
2．リコールの目的を達成するには患者および保護者の協力が必要である。
3．小児歯科におけるリコールは1年ごとに行うことが一般的である。
4．リコールの時期を決定するのにう蝕活動性試験は有用である。
5．保護者による仕上げ磨きが必要であるのは小学校入学までであると指導する。
6．リコールの診察・検査項目には、歯だけでなく軟組織や口腔習癖の確認も含まれる。

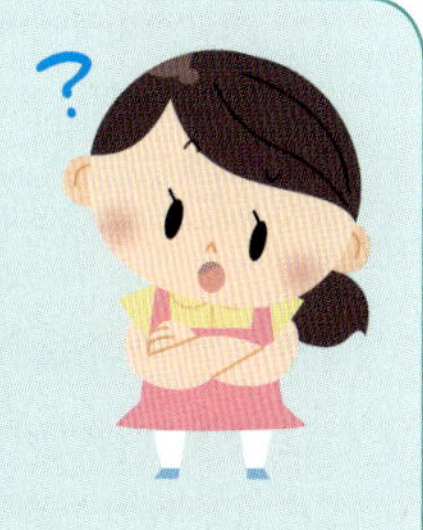

第19章 障害児の歯科治療

19

おぼえよう

①障害は環境因子や個人因子に影響される。
②障害の特性および合併症に気をつける。
③行動調整法の選択を誤ると、誤学習をしてしまうことになりかねないので注意を要する。
④摂食嚥下機能障害は早期にみつけて対応しないと、二次障害を引き起こす。

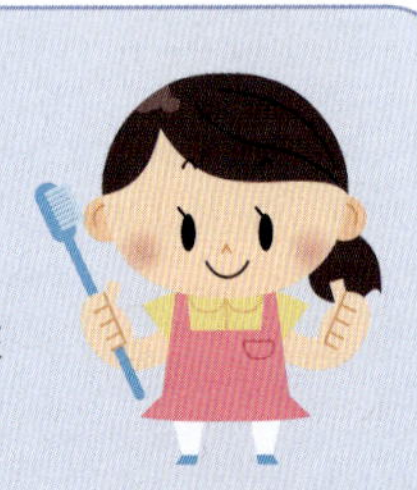

1　障害の概念

1 定義

国連の障害者権利宣言で障害者とは、「先天的か否かにかかわらず、身体的または精神的能力の不全のために、通常の個人または社会生活に必要なことが、自分自身では完全にまたは部分的にできない人」と定義されている。わが国では、2011（平成23）年に障害者基本法が改正（**表1**）され、障害とはその障害だけでなく、障害および社会的障壁により制限される状態にあるという文言が組み込まれた。

社会的障壁

表1 障害者基本法 第2条（2011年）

第1号：障害者 身体障害、知的障害、精神障害（発達障害を含む）その他の心身の機能の障害があるものであって、障害及び社会的障壁により継続的に日常生活又は社会生活に相当な制限を受ける状態にあるものをいう
第2号：社会的障壁 障害がある者にとって日常生活又は社会生活を営む上で障壁となるような社会における事物、制度、慣行、観念その他一切のものをいう

2 疾患と障害の概念と構造

WHOは1980年に国際障害分類（ICIDH）を発表し、障害を機能・形態の障害（impairment）、能力不全（disability）、社会的不利（handicap）という3つのレベルで説明できるようにした。しかし、障害イコール社会的不利につながるなどマイナスのイメージが強いことや、環境によって障害が異なり変化することなどから、2001年に国際生活機能分類（ICF）が採択された。ICFでは、人が生きていくこと全体を「生活機能」としてとらえ、この「生活機能」が何らかの原因で制限されていることを障害としている。生活機能は「心身機能・身体構造」、「活動」、「参加」で表し、相互に影響を与える因子として「個人因子」と「環境因子」が加わっている（**図1**）。

国際障害分類

国際生活機能分類

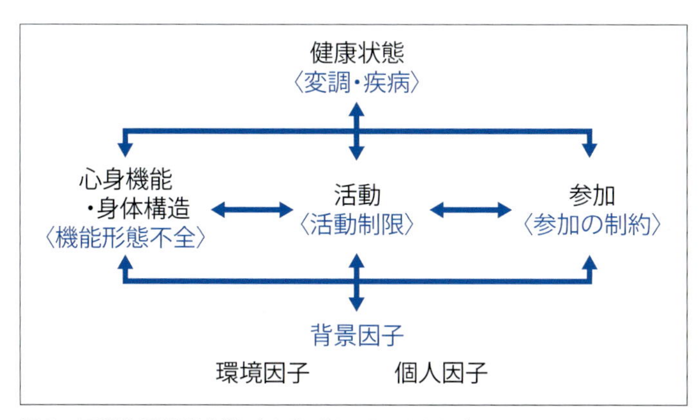

図1 国際生活機能分類（ICF）（WHO, 2001）

2　障害とその特性

1 発達障害

1）知的能力障害（知的障害、精神発達遅滞）

（1）定義および障害特性

わが国では、「知的機能の障害が発達期（おおむね 18 歳まで）に現れ、日常生活に支障が生じているため、何らかの特別の援助を必要とする状態にあるもの」（厚生労働省）と定義されている。従来、知能指数（IQ）70 ～ 75 未満とIQ のみで分類されてきたが、最近では知的機能および日常生活能力に応じて程度を分けている。知的能力障害の原因としては、出生前、周産期、出生後の要因がさまざまあるが多くは原因不明である。

（2）口腔内の特徴および歯科治療時の注意点

口腔清掃を行うことの理解が低いと、十分なブラッシングが行えずにう蝕や歯周疾患に罹患しやすくなる。また、障害の状況によっては自らブラッシングをすることが難しく、保護者や介護者による介助磨きの必要性があるにもかかわらず、それを嫌がるために多数歯う蝕や重度の歯周疾患を認めることも多い。

歯科治療に関しては、発達年齢との関連が深いと報告されている。コミュニケーションをとることが難しい場合も多く、知的能力の程度を把握したうえで、系統的脱感作法や TSD 法を基本にスモールステップで診療を行うように心がける。

発達年齢

2）自閉性障害（自閉スペクトラム症）

（1）定義および障害特性

自閉症は、1943 年にカナー（Kanner）によって小児分裂病として精神疾患に分類され報告された障害である。その後、概念が変化し高機能があるかないか、知的能力障害の有無など、症状やその程度がさまざまで連続性があることから、虹のスペクトラムのようにとのことで自閉スペクトラム症となった。

（2）口腔内の特徴および歯科治療時の注意点

自閉スペクトラム症に特有の口腔内の特徴はないものの、こだわりが強い場合や自傷行為がある場合などには、歯肉の退縮や頻回な歯磨きによる摩耗、歯ぎしりによる咬耗などがみられることがある。口腔清掃に理解を示すことができずに口腔内の環境が不良になりやすいが、逆に強い興味をもって良好な状態を維持しようと努力することも多い。

歯科治療時の対応は、症状や程度が多様なためにさまざまな配慮を要する。

聴覚過敏では突然の音に対して、触覚過敏では急な接触や理解を求めない抑制などによってパニックを引き起こすことがあるので注意を要する。また、こだわりの強い場合は、治療順序の一貫性に配慮を欠くとパニックになる。行動様式や情報処理能力が多様なため、その行動特性を把握することが重要となる。特に視覚からの情報が優位とされており、歯科治療場面、予定などを目でみてわかりやすく構造化しながら対応することが重要である。絵カードなどの視覚情報を活用によるよい効果は多く報告されている（**図2**）。また、コミュニケーション支援ボードなども用いられる。

絵カード

一方、こだわりや過敏による食行動にも多くの問題がみられる。特定の食物しか食べたがらない偏食、食べるべきではないものの異食、食事中や食後の反芻、飲料物へのこだわりなどが認められ、これらの食行動が口腔疾患の原因となる場合もあるため、十分な情報を把握しておくことが重要といえる。

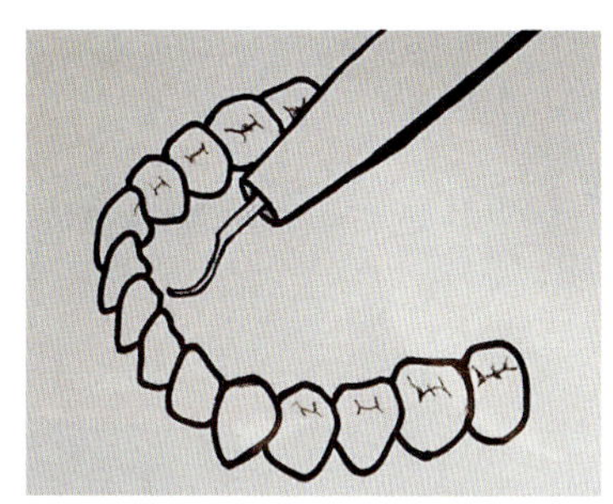
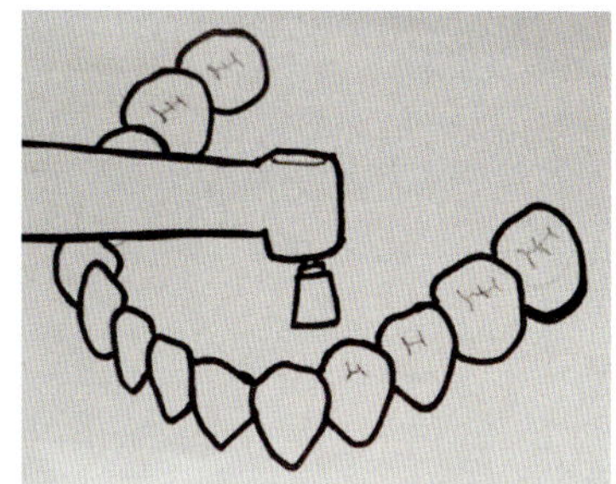
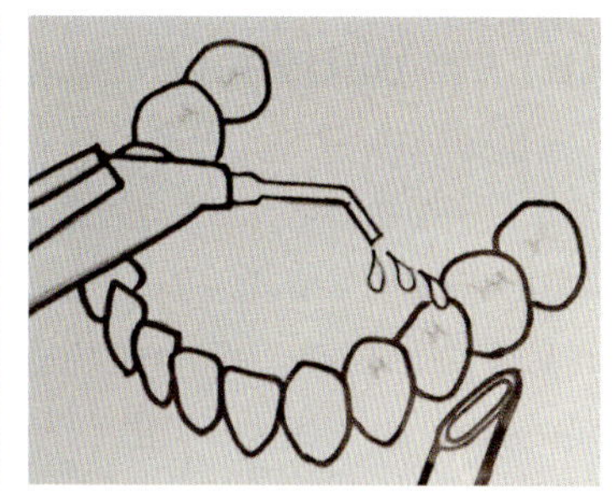

図2　自閉スペクトラム症の視覚支援のための絵カード例

3）注意欠陥多動性障害（注意欠如・多動症）〈ADHD〉

（1）定義および障害特性

注意欠陥多動性障害とは、「不注意と多動性・衝動性を主な特徴とする発達障害の概念の一つである（厚生労働省）」、「年齢あるいは発達に不釣り合いな注意力、及び／又は衝動性、多動性を特徴とする行動の障害で、社会的な活動や学業の機能に支障をきたすものである。また、12歳以前に現れ、その状態が継続し、中枢神経系に何らかの要因による機能不全があると推定される（文部科学省）」と定義されている。ADHDと診断される小児は5％程度と言われている。

（2）口腔内の特徴および歯科治療時の注意点

ADHD特有の口腔内の症状はない。

歯科治療場面で診療椅子に長時間座ることが困難であったり、しっかり説明しても聞き入れてもらえないなどの拒否行動を示すことがあるが、それらは不適応行動ではなく障害特性であるとの認識から寛容な態度で接することが望ましい。

4）ダウン（Down）症候群

（1）定義および障害特性

21 番目の染色体が 3 本存在することによるものである。症候群はさまざま存在するが最も臨床場面において接することが多い症候群である。**表2**に示すような全身的特徴や合併症を認める。

表2　ダウン症候群の全身的な特徴と合併症

全身的な特徴	合併症
・低身長、短い手足 ・頸椎の亜脱臼 ・特徴的な顔 　・扁平後頭 　・内眼角贅皺 　・眼瞼裂斜上 　・扁平な鼻根と鼻背（鞍鼻）	・先天性心疾患（50%） ・消化器の奇形（20 ～ 30%） ・白血病 ＊ 40 歳以上にアルツハイマー発症率高い

（2）口腔内の特徴および歯科治療時の注意点

中顔面の発育不良

口腔内の特徴を、**表3**に示した。特に、中顔面の発育不良があるためにその領域である耳、鼻、上顎などが影響され、小さい耳、上顎劣成長、低い鼻といった顔面の変化として表出する。咬合に関しては反対咬合を呈する確率が高い。低緊張のため舌が弛緩しやすく、安静時の舌突出がみられることが多い。

表3　ダウン症候群の口腔の特徴

- ・矮小歯、円錐歯
- ・短根歯
- ・乳歯の晩期残存
- ・歯の萌出遅延
- ・狭口蓋（見かけ上の高口蓋）
- ・反対咬合
- ・溝状舌
- ・舌の弛緩（見かけ上の巨舌）
- ・歯周疾患になりやすい

心疾患

治療に際して、心疾患の合併には注意をしなければならない。多くは出生後早期に手術をするため、問題ない場合が多いが、予後不良な場合や経過観察中の場合には観血処置時に抗菌薬の前投薬などの配慮が必要なため、主治医への対診は欠かせない。人懐っこい性格なために対応が容易と考えられやすいが、一度嫌な思いをすると頑固な一面が表出するため、以後の対応に苦慮することがある。以前に比較して寿命が格段に延びたために、欠損補綴の対応の必要性が高くなっているが、義歯の装着は困難なことが多い。欠損補綴の処置を必要としないためにも、早期からの歯周疾患に対する予防を心がける。摂食場面において、嚥下時や食物処理時に舌突出が認められる場合には、咀嚼機能の発達に影響するため、幼少期からの摂食嚥下リハビリテーション実施が重要となる。

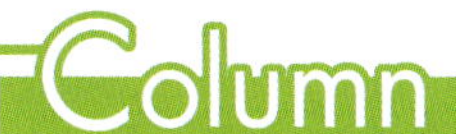

発達障害とは？

従来、発達障害は、精神発達、運動発達、言語発達などが遅れている者に対して用いられていた呼称で、発達期に発症する知的能力障害や脳性麻痺、ダウン症候群などあらゆる障害を総称していた。しかし、2004 年にわが国では、発達障害者支援法が施行され、自閉スペクトラム症や学習障害、ADHD などを発達障害として定義した。この概念は、海外にはなく、日本特有のものといえる。

2 神経・運動障害

1）脳性麻痺

（1）定義および障害特性

厚生労働省の研究班が定義した「受胎から新生児期の間に生じた脳の非進行性病変に基づく、永続的なしかし変化しうる運動および姿勢の異常である。この症状は満２歳までに発現する。進行性疾患や一過性運動障害、または将来正常化するであろうと思われる運動発達遅延は除外する」が用いられる。脳性麻痺の原因は、出生前、周産期、出生後に分類されるが、周産期医療の進歩により、最も多かった周産期が原因の脳性麻痺は減少している。その一方で、新生児医療の進歩から低出生体重などが原因の場合は増加している。脳性麻痺の分類としては、痙直型が最も多く、次いでアテトーゼ型が多い。その他に固縮型、失調型、低緊張型、混合型がある。

痙直型
アテトーゼ型

（2）口腔内の特徴および歯科治療時の注意点

口腔内の特徴としては、エナメル質形成不全、V 字歯列弓、上顎前突、開咬、嚥下障害など筋の緊張バランスの問題から生じる特徴が多い（**図３**）。

エナメル質形成不全
V 字歯列弓

歯科治療時には、姿勢に配慮してリラクゼーションを心がける。側彎や固縮、過緊張や低緊張など姿勢のバランスを保つことが困難なため、配慮を要する。また、残存する原始反射に気をつけなければならない。原始反射の種類としては、非対称性緊張性頸反射、緊張性迷路反射、嘔吐反射、咬反射などがあるが、治療中にそれらの反射を抑制するためにはボバースの反射抑制姿勢（**図４**）が推奨されている。

ボバースの反射抑制姿勢

さらに、嚥下障害を合併している割合も高いため、診療中にむせが頻繁に認められる場合や誤嚥性肺炎の既往がある場合には、より注意しなければならない。そのため、注水下の歯科治療時には、確実なバキューム操作が要求される。呼吸障害を合併している場合には、酸素の準備をしておくとともに、モニタリングを行いながら診療する。

一方、言語障害を伴うために理解力が低いと思われやすいが、知的能力障害を合併する割合は50%といわれており、幼児語を用いた声掛けなどを行わないように気をつける。

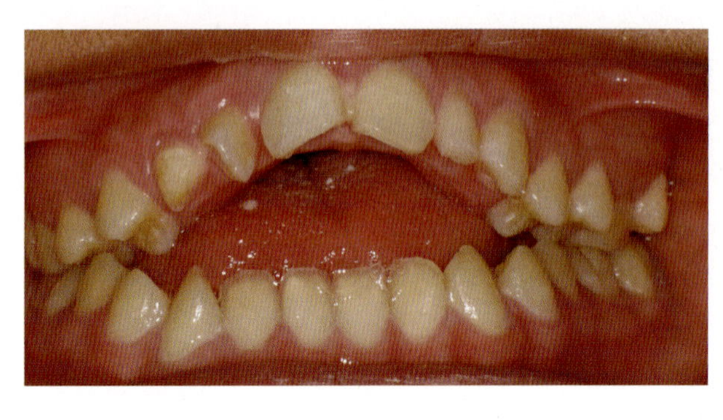

図3　脳性麻痺における口腔内の特徴（上顎前突、開咬、V字歯列弓）

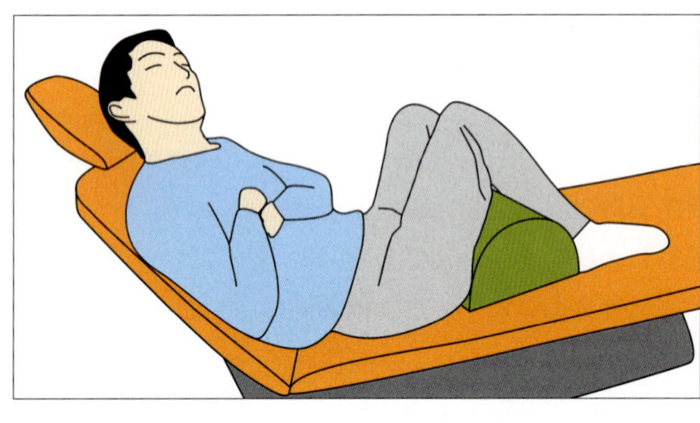

図4　ボバースの反射抑制姿勢

2）筋ジストロフィー

（1）定義および障害特性

骨格筋の壊死・再生を主病変とする遺伝性筋疾患の総称である。近年、いまだに不明なものも多いが、原因となる責任遺伝子や病態の解明が進んでいる。臨床で接することの多いものとしては、デュシェンヌ型、福山型、筋強直型が多い。筋の疾患なので初期は何もなく経過していくが、徐々に進行して歩行困難になるなど少しづつ筋力が低下してくる。

（2）口腔内の特徴および歯科治療時の注意点

口腔の特徴としては、筋力や筋機能の低下によって口唇閉鎖不全、舌の弛緩や萎縮、咀嚼筋の低下、下顎歯列弓の拡大、下顎角の開大、開咬などを呈する。

歯科治療の際には、進行の程度による姿勢維持の困難性、口腔機能の低下による嚥下障害の合併、呼吸筋の低下から循環動態の変化などに対する配慮などが必要となる。また、ステロイド療法やビスホスホネート製剤の使用を行っていることが多いため、抜歯や観血処置には主治医に対診を行う。

ステロイド療法

3）てんかん

（1）定義および障害特性

WHOによると「さまざまな原因でもたらされる慢性の脳疾患で、脳の神経細胞の過剰な発射に由来する反復性の発作を主徴とし、多種多様な臨床症状と検査所見を伴う」とされている。てんかん発作は大きく分けて、部分発作と全般発作に分けられる。部分発作は発作時の意識障害の有無によって分類される。発作時に意識障害を伴わないものを単純部分発作、伴うものを複雑部分発作、部分発作から全般化するものを二次性全般化発作という。それに対し、全般発作は意識消失を伴い、運動症状が両側性にみられるものをいう。

（2）口腔内の特徴および歯科治療時の注意点

歯肉増殖

フェニトイン服用者では歯肉増殖（「第８章 2-②-2)-(5) 歯肉増殖」p.80 参照）を認める場合があるが、てんかんが歯肉増殖の直接の原因ではない（**図５**）。口腔内が不良な場合や口呼吸などの炎症因子によって歯肉増殖が生じやすいとされるが、詳細な発症機序はわかっていない。また、歯肉増殖による仮性ポケットが生じることで、口腔清掃状態が一層、不良になりやすいために、さらに増殖しやすくなると考えられている。著明に増殖すると歯列不正の原因となったり、咀嚼や嚥下などの摂食嚥下機能も障害される。

てんかん発作

歯科治療においては、てんかん発作に対する配慮が必要であるが、症状は多様である。多くは数秒で消失する小発作であるが、なかには大発作につながり、生命が危険となる可能性もあるため、主治医との対診は不可欠といえる。また、事前に服薬によるてんかん発作のコントロール状態を把握しておくことも重要である。発作が生じた場合は、口腔内の器具をすべて除去して、衣服を緩めて安静にする。発作の状態によっては、ユニットから落下する危険性もあるので注意する。５分以上発作が続くようであれば、救急の要請も視野に入れて対応する。

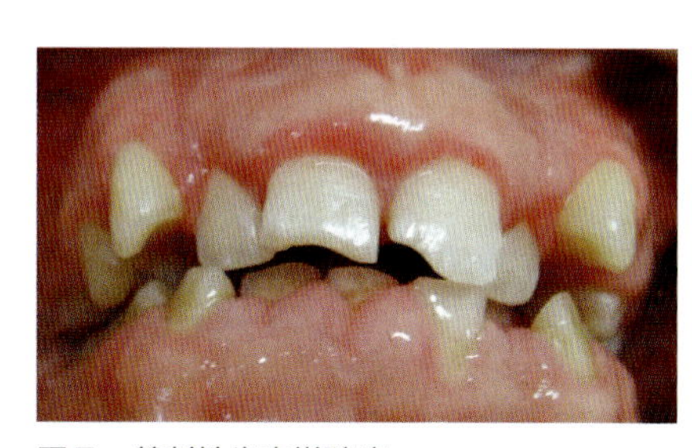
図５　薬剤性歯肉増殖症

③ 感覚障害

１）視覚障害

（１）定義および障害特性

視力や視野に障害があり、生活に支障をきたしている状態をいう。視覚からの情報を全く得られない「盲」、視覚補助の道具や字を大きくするなどの工夫によって情報の得られる「弱視」がある。WHO は、全く見えないわけではないが生活に困っている人たちをロービジョンと

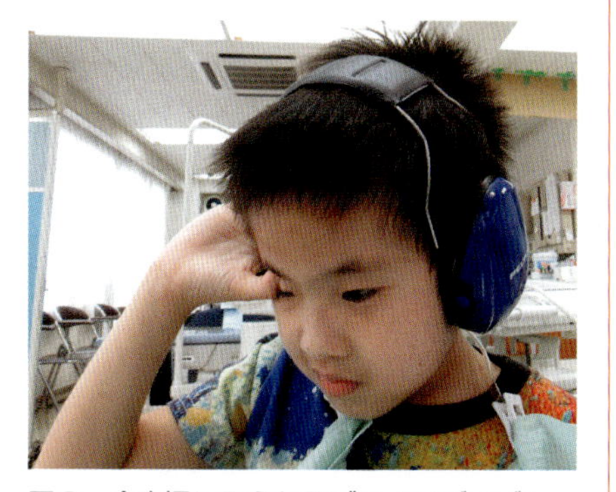
図６　全盲児にみられるブラインディズム
（患者および保護者の承諾を得て掲載）

呼んでいる。全盲児では、ブラインディズムという自らの指を目に押し当てたり、口の中に入れたりなどの行動がみられる（**図6**）。

ブラインディズム

（2）口腔内の特徴および歯科治療時の注意点

視覚障害者特有の口腔内の症状はない。

ユニットへの導入の際には、手を引っ張るのではなく、肩あるいは腕をつかませてゆっくりと歩くようにする。口腔内に器具を挿入する際には、必ず声掛けをしてから行うようにする。

2）聴覚障害

（1）定義および障害特性

外部からの音の情報を脳に送る器官のどこかに障害がある状態で、聴力が100dB以上を「ろう」、30～100dBを「難聴」という。

（2）口腔内の特徴および歯科治療時の注意点

聴覚障害者特有の口腔内の症状はない。

コミュニケーション法としては、手話、口話、筆談がある。小児の場合、手話、口話に慣れてない場合もあるため、保護者が介在するケースが多いと思われる。筆談の際には、難しい言葉は使わずに漢字にはフリガナを振る、単語のみを記載して容易に理解できるように工夫をする。顔の表情なども大切なため、マスクを外してコミュニケーションをとるように心がける。

3　行動調整法

行動調整法には、心理学的アプローチ、生理学的アプローチ、薬物学的アプローチがあり、それらを適宜応用して診療を遂行していく（**図7**）。多くは薬物を用いないで意識下で診療を行うことが多いが、行動調整困難な場合には薬物を用いた行動調整法を用いる。どのような行動調整法を選択するかは、患者の状態をしっかり把握したうえで、保護者あるいは介護者に十分に説明し同意を得たうえで選択するべきである。決して術者の技量不足から薬物による行動調整法を選択するべきではない。

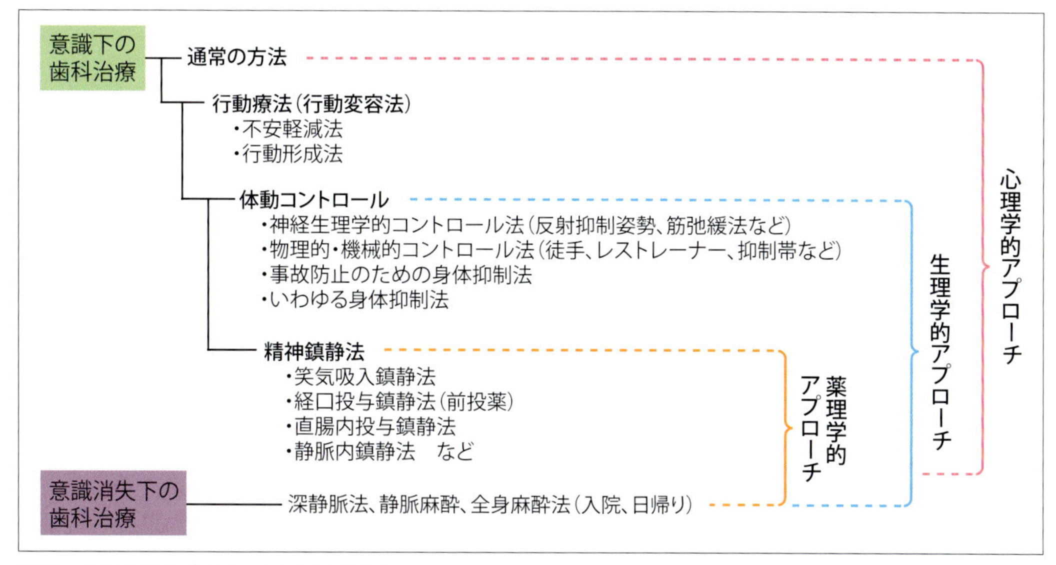

図7　障害者歯科で応用される行動調整法
（宮城　敦，森崎市治郎：行動調整の基本，行動調整の実際，森崎市治郎ほか編，障害者歯科ガイドブック，医歯薬出版，東京，1999，173-183．より引用改変）

1 薬物を用いない行動調整

Tell-Show-Do法、系統的脱感作法、モデリング法、10カウント法など、定型発達児の対応と同様の多くの方法が用いられるが、それらを障害の特性に応じて適宜選択していく。その対応法を誤ると効果がないだけではなく、負の学習をしてしまい逆効果となることがある。たとえば、ハンドオーバーマウス法やタイムアウト法などは応用禁忌であったり、自閉スペクトラム症では実際に器具を見せてTell-Show-Do法を行うよりは、写真や絵を使って見せるほうが効果的となるなど、障害特性に応じた対応が必要となる（「第7章4 行動変容技法（行動療法）」p.64参照）。

Tell-Show-Do法
系統的脱感作法
モデリング法

障害児の歯科治療中に突然口を閉じてしまうことは珍しいことではない。器具を咬みこんでしまい、歯の破折や脱臼、器具が口腔内で破損してしまうなどの危険を伴う。そのため、診療時に開口保持器を用いて診療を行うことは多い。あくまでも開口を保持することが目的で、口を開けたがらない小児に無理やりこじ開けるように使用するものではない（「第9章3-②-2）小児歯科における特徴的な器材の取り扱い」p.96参照）。

開口保持器

治療中に安定した姿勢を保持できない場合や、不安などから体動を認める場合、レストレーナーやベルトといった抑制具を使用して治療を行うこともある。この場合、術者の技術不足のために抑制具を選択することは、身体抑制による強制治療といえ、適切な対応とはいえない。抑制具の使用は、患者の安全、安心を目的とした抑制治療であり、その目的を十分に本人や保護者に伝えてから治療に応用するべきである。

レストレーナー

2 薬物を用いた行動調整法

薬物を用いた行動調整法には、意識を残した状態で行う鎮静法などと、意識が消失した状態で行う全身麻酔法がある。経口投与による鎮静法なども行われるが、薬物の作用発現や作用時間の問題から、術後すぐに帰宅できないなどの欠点がある。笑気吸入鎮静法では、鼻呼吸を意識的にすることが困難な場合には適応できないことがある。静脈内鎮静法は、鎮静レベルの調整が可能なことや導入･覚醒が迅速なことから、障害者歯科診療において多く用いられている。全身麻酔も日帰り麻酔が主流となっており、行動調整が困難で、う蝕が多歯に及ぶ場合の包括治療としては有効である。

静脈内鎮静法

全身麻酔

4 摂食嚥下機能障害

出生後、哺乳を経て離乳食を開始するが、すぐに咀嚼に移行するわけではなく、成人嚥下を獲得して、捕食機能、押しつぶし機能、すりつぶし機能、自食機能を獲得していく（**表4**）。摂食嚥下機能の発達は、本能ではなく学習獲得されていくものであるが、先天的な障害や疾患によって、通常では学習すべきことを学ぶ機会がなかったり、少ないために感覚体験不足から誤った摂食行動へと導かれ摂食機能障害となる。それら摂食機能障害が続くと、開咬、上顎前突、狭窄歯列などの二次障害や形態異常へと移行してしまう。この過程は障害児に限ったことではなく、定型発達児も同様である。そのため、摂食嚥下機能障害を早期に発見することは、小児のライフコースを診ていくうえで欠かせないことである。

二次障害

また、適切な機能訓練を指導しても、不適切な姿勢や摂食嚥下機能に適さない食物形態のままでは効果がなくなってしまう。摂食嚥下リハビリテーションが必要な場合には、食環境指導、食内容指導を整理したうえで訓練を行っていく。

食環境指導

食内容指導

代表的な摂食嚥下機能障害を列挙するが、特に嚥下障害においては窒息や誤嚥性肺炎につながり、生命にかかわることなので見過ごすことはできない。

窒息

誤嚥性肺炎

表4　摂食機能の獲得段階

1．経口摂取準備期
2．嚥下機能獲得期
3．捕食機能獲得期
4．押し潰し機能獲得期
5．すり潰し機能獲得期
6．自食準備期
7．手づかみ食べ機能獲得期
8．食具食べ機能獲得期

1 嚥下障害

通常、嚥下動作を行う場合には顎が安定した状態で口唇は閉鎖され、舌尖が口蓋前方部に接して順次舌が前方から後方に向かって口蓋に接することによって、食塊を咽頭へと移送していく。これらの嚥下動作の獲得が困難となる場合を嚥下障害という。一方、乳児期は反射で営まれている。顎と舌が一体となって動き、舌も突出してリズミカルな舌の蠕動様運動で嚥下しており、これを乳児型嚥下という（「第2章2-④-3）嚥下」p.11参照）。離乳期以降に以下に示した乳児様嚥下、舌突出嚥下、逆嚥下などの嚥下様式が認められる場合が嚥下障害である。どこまでが乳児様嚥下でどの状態が舌突出嚥下、どこからが逆嚥下という明確な境はないが、いずれも窒息や誤嚥の危険があるために適切なアプローチが必要である。

乳児様嚥下
舌突出嚥下
逆嚥下

1）乳児様嚥下

哺乳期や離乳期にみられる乳児型嚥下は正常運動であるが、離乳期を過ぎても乳児型嚥下の様式で嚥下している状態。

2）舌突出嚥下（図8）

嚥下時に舌の突出が認められる嚥下様式。舌を突出することによって中咽頭部を開大させて食塊を落とし込むようにして移送して嚥下する。そのため、タイミングがずれることによって、窒息や誤嚥の危険が高まる。嚥下時だけでなく、安静時や食物処理時にも突出することがある。

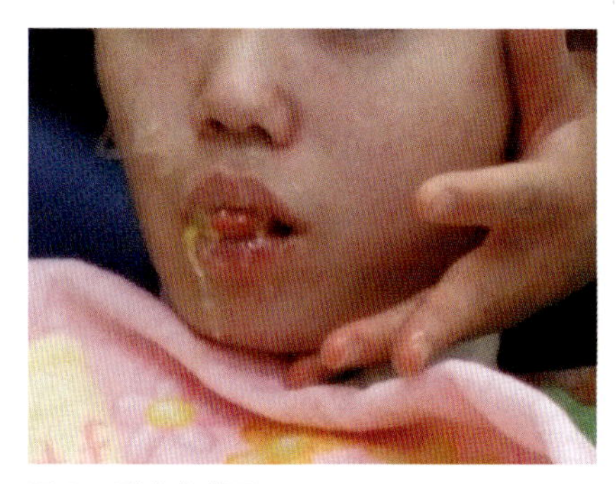
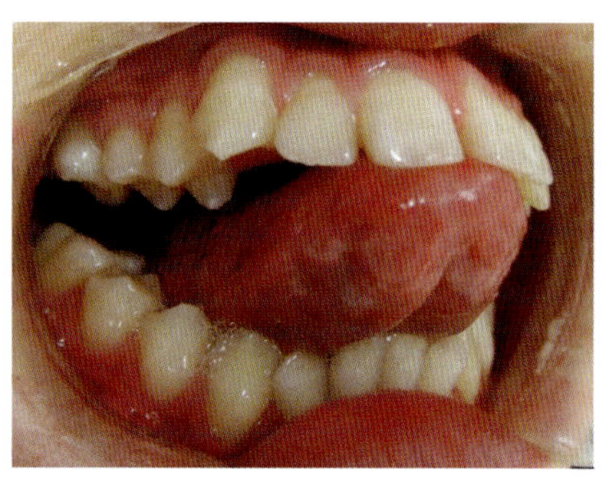

図8　舌突出嚥下

3）逆嚥下

嘔吐時のような動作で嚥下する様式。大きく開口した状態で舌を前方に突出させることにより中咽頭部を大きく広げて口腔内の食塊を落とし込むようにして嚥下する。

2 捕食障害（図9）

摂食動作を行っている間、口唇は外界から食物を口腔内に取り込むために開き、取り込んだ後は嚥下動作の終了まで閉鎖した状態である。食物を口唇で取り込む、あるいは前歯を使って大きな食物を咬じりとって食べることを捕食というが、この働きはただ食物を取り込むだけではない。取り込まれた食物の処理の手順は、主に摂取した食物の物性を口腔内の触圧受容器などが感知することで決定する。物性の感知を行う触圧受容器が口腔の前方部に多く存在しているため、捕食は適切な摂食嚥下機能を発揮させるために重要な役割を担っているといえる。

しかしながら、口唇を使わずに歯で食物をそぎ取るように口腔内に取り込んだり、口唇が開いたまま閉鎖せずに咀嚼をするなどの症状を呈する場合、食物の物性に応じた摂食嚥下機能を営めない。

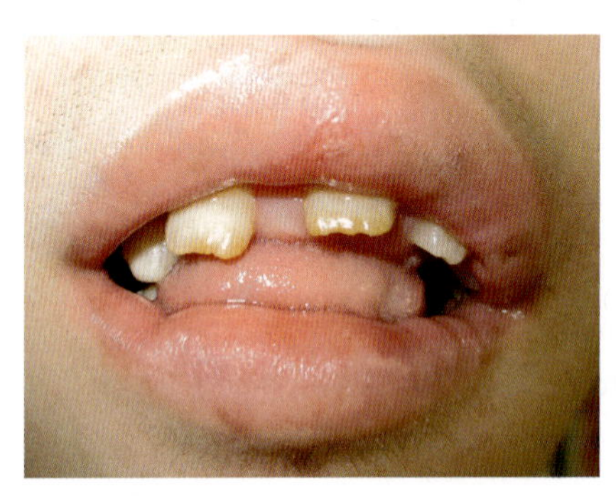

図9　捕食障害

捕食

3 咀嚼障害

口腔内に取り込まれた食物を臼歯間で咀嚼する際、舌と頬粘膜で保持しなければならない。歯の萌出や多数歯う蝕などに問題がある障害児に加え、咬合状態に問題ない場合でも口腔周囲筋のアンバランスによって咀嚼障害が生じる。たとえば、脳性麻痺における筋のバランスの不良、筋ジストロフィーにおける筋力低下による咀嚼障害などである。

しかし、最も多いのは、十分な咀嚼機能を持ち合わせているのにもかかわらず丸飲みをする場合であり、俗にいう「あまり噛まないで飲みこむ子」と表現される対象である。知的能力障害、Down 症候群や自閉スペクトラム症などの発達障害で認められることが多い。低年齢で咀嚼機能が発達していない時期から、硬すぎる食物を提供され続けることで、咀嚼できないために丸飲みを覚えてしまう。いったん丸飲みを獲得すると、咀嚼を促すことが困難な場合が少なくない。一見、咀嚼の発達には問題がないと思われている発達障害児においても、定型発達児と同様な月齢で摂食機能が発達しているとは限らないため、離乳期には月齢に応じた対応ではなく、摂食嚥下機能の獲得段階に応じて適切な食形態の提供を含む対応を行い、丸飲みを予防することが大切である。

丸飲み

（野本たかと）

Column

摂食障害と摂食機能障害

本文中に提示した摂食機能障害とは、舌や頬、顎運動など筋のアンバランスや体験不足などによって生じた嚥下障害、捕食障害や咀嚼障害などの機能障害を総称している。それに対し、摂食障害とは、過食症や拒食症など何らかの原因による心因性の問題が原因となり、食行動が変化した状態を指す。思春期や青年期の女性に多く、低栄養による痩せ（痩身）となる。近年では、低年齢化している傾向にあり、肥満とともにわが国の栄養上の大きな課題として捉えられている。

食事は健康的な心身の発達にとても大切である。小児歯科に関係する医療関係者は、子供の成長をライフコースで育むことができる。したがって、食育の観点から栄養面にくわえ情緒の発達を健康的に育みながら、摂食障害の予防に関する啓発活動を行うことが重要であろう。

文献

1）日本障害者歯科学会編：スペシャルニーズデンティストリー障害者歯科，第２版，医歯薬出版，東京，2017.
2）緒方克也，柿木保明ほか編：歯科衛生士講座 障害者歯科学，永末書店，京都，2014.
3）田角　勝，向井美惠編著：小児の摂食嚥下リハビリテーション，第２版，医歯薬出版，東京，2014.
4）金子芳洋編：食べる機能の障害－その考え方とリハビリテーション，医歯薬出版，東京，1987.
5）向井美惠，山田好秋編：歯学生のための摂食・嚥下リハビリテーション学，医歯薬出版，東京，2008.

第19章 やってみよう

以下の問いに○×で答えてみよう（解答は巻末）

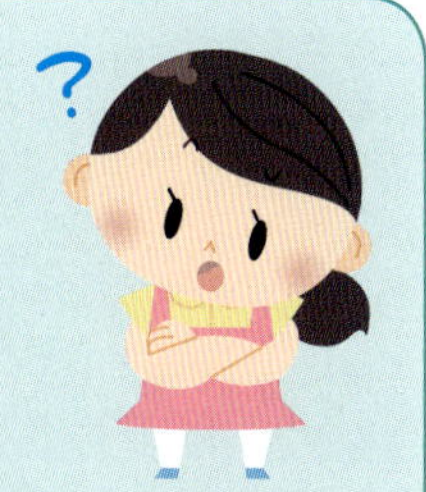

1．障害者とは、その障害により生活に制限を受ける人をいう。
2．自閉スペクトラム症者は、聴覚からの情報が優位なため大きな声で説明するほうがよい。
3．Down症候群は下顎前突を呈することが多い。
4．Down症候群の合併症で最も多いのは腎疾患である。
5．脳性麻痺は遺伝性の疾患である。
6．てんかん発作が生じた場合には、まずは口腔内の器具をすべて除去する。
7．聴覚障害者とのコミュニケーションには、手話が最も有効である。
8．障害者の歯科治療で、タイムアウト法は有効である。

索引

やってみようの解答

章	問題の番号											
	1	2	3	4	5	6	7	8	9	10	11	12
1	×	○	○	○	×							
2	×	○	○	○	×	×	○	○	×	×		
3	○	×	○	○	×	○						
4	○	×	×	○	×	×	○	○	○	×		
5	○	×	○	×	○	×	○					
6	×	×	○	○	×	×						
7	×	○	○	○	×	×						
8	×	○	○	○	×	○	×	○	○	×	×	○
9	×	×	○	×	○	○						
10	×	×	○	○	○	○						
11	○	×	○	×	×	×	○					
12	○	○	×	○	×							
13	○	○	×	×	○	×						
14	×	○	×	○	○							
15	×	○	×	×	○	×	○	○	○			
16	○	○	×	○	○	×	○	×				
17	○	×	×	○	○	×	×	×	○	×		
18	×	○	×	○	×	○						
19	×	×	○	×	×	○	×	×				

この度は弊社の書籍をご購入いただき、誠にありがとうございました。
本書籍に掲載内容の更新や訂正があった際は、弊社ホームページ「追加情報」にてお知らせいたします。下記のURLまたはQRコードをご利用ください。

https://www.nagasueshoten.co.jp/extra.html

歯科衛生士講座　小児歯科学　　ISBN 978-4-8160-1342-3

© 2018. 4. 3　第1版　第1刷
2021. 2.12　第1版　第2刷

編集主幹　新谷誠康
発行者　永末英樹
印刷　株式会社 サンエムカラー
製本　新生製本 株式会社

発行所　株式会社　**永末書店**

〒602-8446　京都市上京区五辻通大宮西入五辻町 69-2
（本社）電話 075-415-7280　FAX 075-415-7290　（東京店）電話 03-3812-7180　FAX 03-3812-7181
永末書店 ホームページ　https://www.nagasueshoten.co.jp